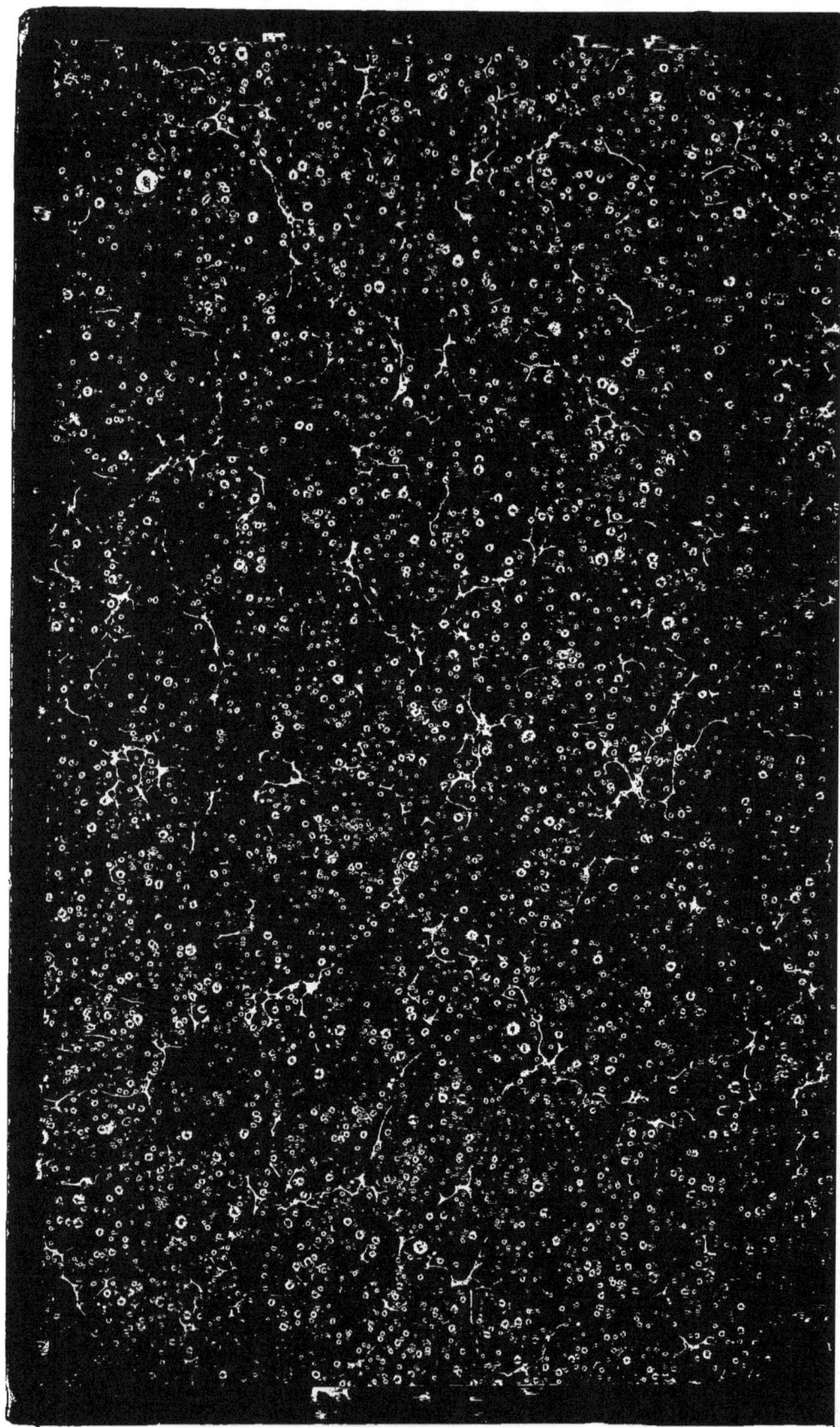

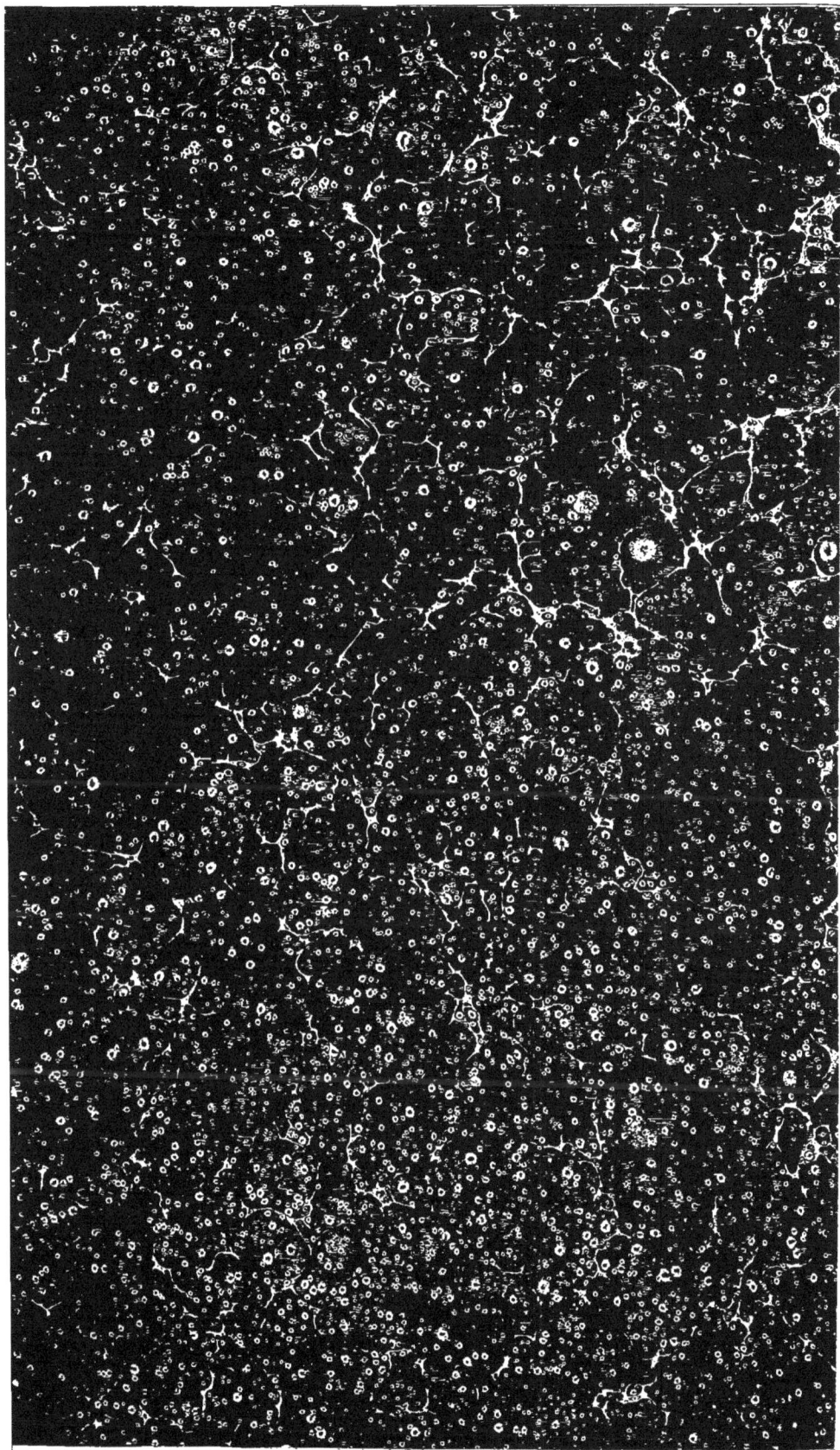

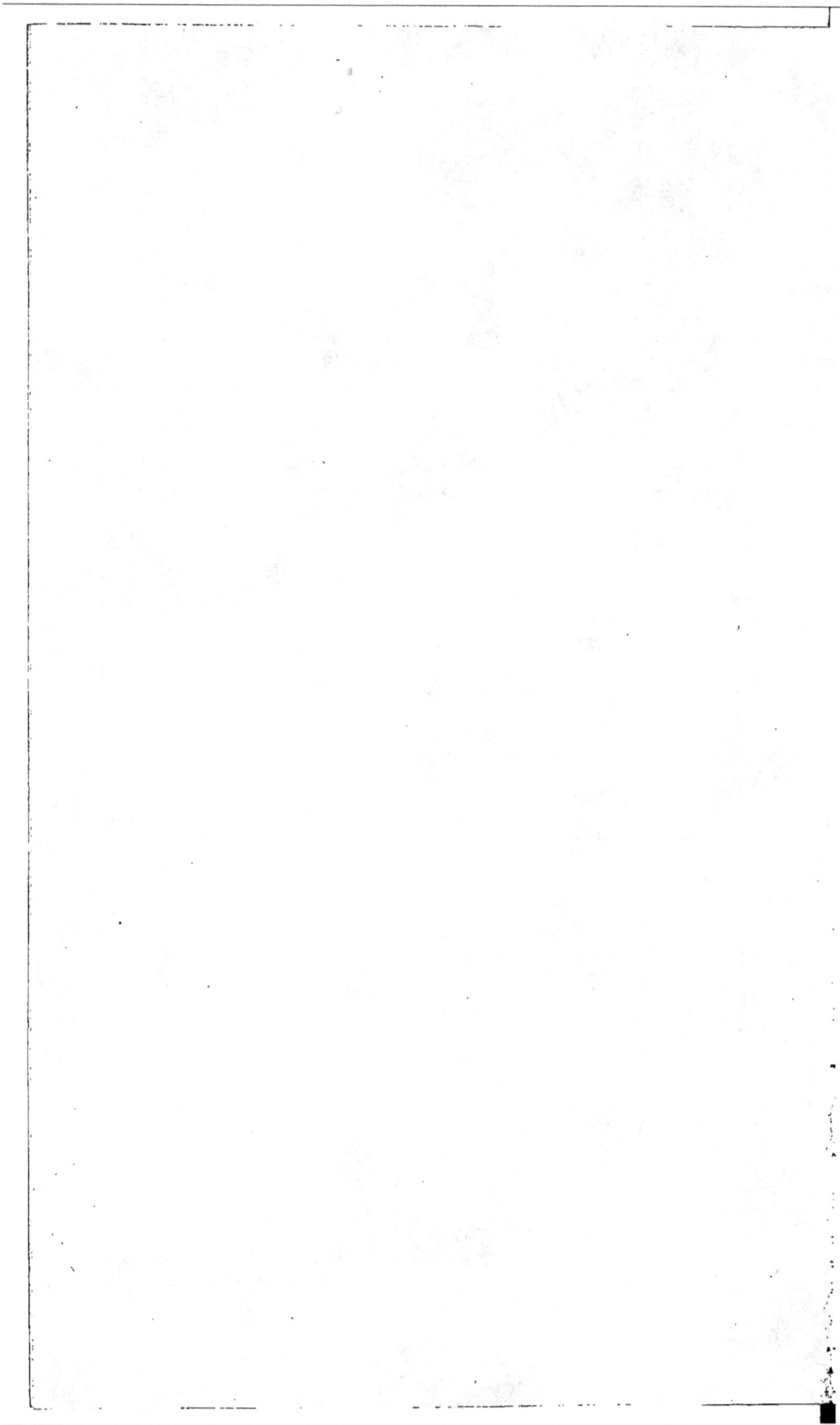

# TRAITÉ

DE

# PATHOLOGIE GÉNÉRALE.

**III**

Paris. — Imprimé ar E. Thunot et Cᵉ, rue Racine, 26.

# TRAITÉ

## DE

# PATHOLOGIE GÉNÉRALE

PAR

## M. Éd. MONNERET

AGRÉGÉ DE LA FACULTÉ DE MÉDECINE DE PARIS,
MÉDECIN DE L'HÔPITAL NECKER.

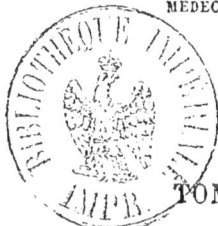

### TOME TROISIÈME.

**SÉMÉIOLOGIE. — PRONOSTIC. — ÉTIOLOGIE.**

**2ᵉ partie.**

## PARIS

CHEZ BÉCHET JEUNE, LIBRAIRE-ÉDITEUR,

RUE MONSIEUR-LE-PRINCE, 22,

Ci-devant place de l'École-de-Médecine.

—

1861

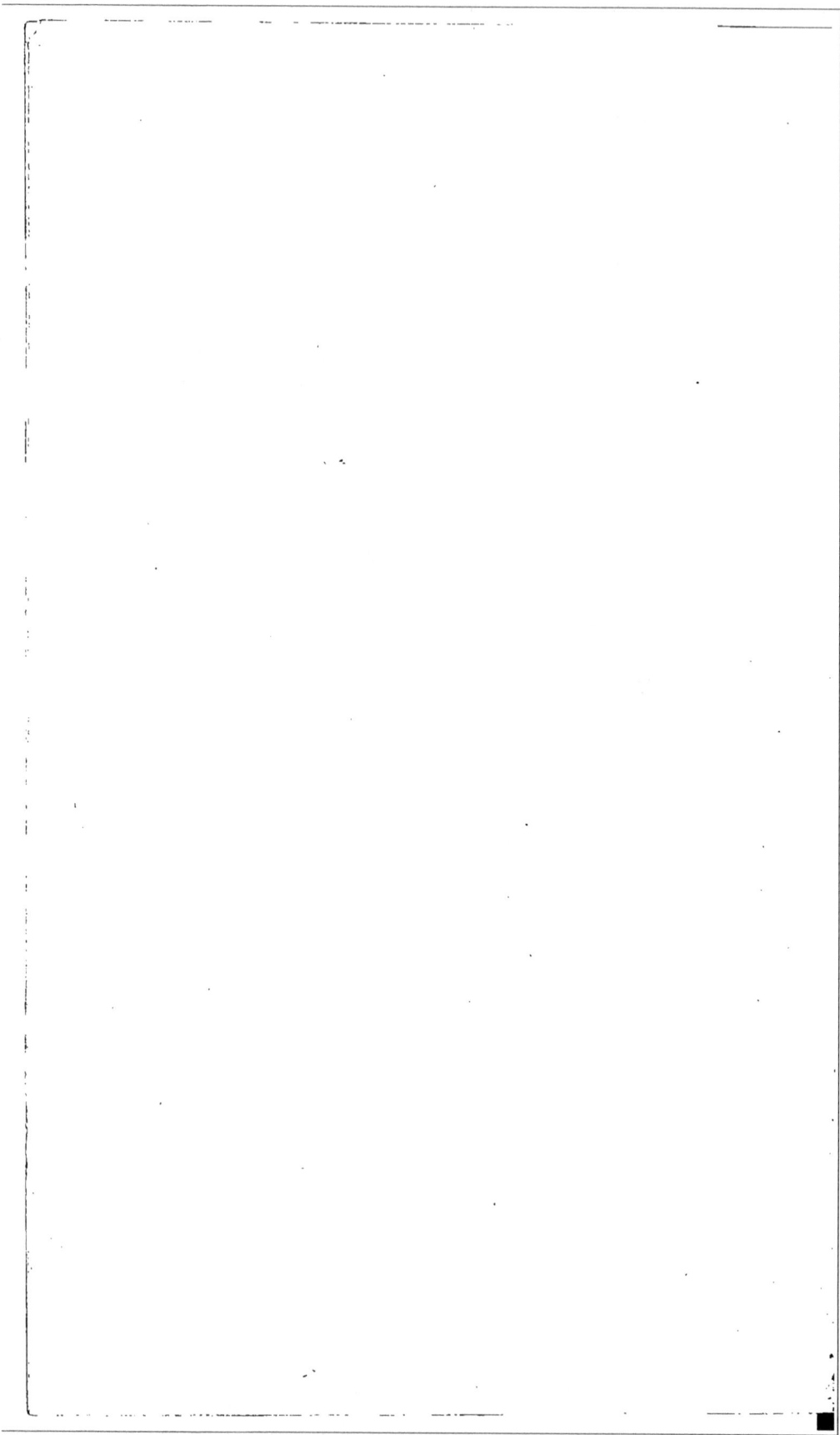

# CHAPITRE VIII.

### SYMPTÔMES FOURNIS PAR LES TROUBLES DE LA CALORIFICATION.

La production de la chaleur dans le corps de l'homme comme dans celui des animaux, est le résultat général et définitif de toutes les fonctions. On verra plus loin que ce sont précisément les maladies générales, c'est-à-dire celles qui troublent tous les grands systèmes, qui s'accompagnent aussi des altérations les plus marquées de la température. *De la place que doit occuper l'étude de la température en séméiologie.*

Dans la première partie de cet ouvrage, nous avons envisagé la température comme élément essentiel de maladies (voyez t. II, p. 1); nous y renvoyons le lecteur. Nous nous proposons maintenant d'étudier les altérations qu'elle subit, en nous attachant surtout aux symptômes, et aux signes diagnostiques que l'on peut en tirer.

La calorification humaine, mal comprise jusqu'à ce qu'on eût saisi le rapport qui existe entre elle et les causes physico-chimiques qui la produisent, n'apparut d'abord aux observateurs anciens que comme un fait élémentaire, primordial, appartenant au corps humain, au même titre, que la sensibilité, l'intelligence ou telle autre faculté vitale. Ils n'ignoraient pas que la *chaleur innée* était altérée dans un grand nombre de maladies, mais ils ne pouvaient soupçonner l'existence des actions moléculaires que la chimie et la physique modernes nous ont révélées, et dont les troubles influent d'une manière si puissante sur la calorification. C'est dans cette voie nouvelle que, depuis Dehaen et Borsieri, se sont engagés un *Opinion antique sur la chaleur corporelle.*

grand nombre d'observateurs, tant en France que dans les pays étrangers.

Choix
des instruments
calorimétriques.

On s'est d'abord servi et l'on se sert encore d'un thermomètre ordinaire pour mesurer la température. On peut dire qu'il est suffisant pour l'étude clinique des maladies et peut y rendre de très-grands services ; mais il est défectueux comme instrument de précision, et lorsqu'il s'agit d'éclairer les points obscurs et litigieux de la calorimétrie physiologique et pathologique. Dans ce cas, il faut employer des instruments plus parfaits, tels que le thermomètre métastatique de M. Walferdin ou l'appareil thermo-électrique (1). C'est ainsi seulement qu'on a pu s'assurer que tous les organes du corps n'ont pas la même température ; que le sang des veines hépatiques est plus chaud que celui des autres parties du corps, et le sang des cavités droites plus que celui des cavités gauches, contrairement à ce que l'on croyait quand on considérait le poumon comme un vaste foyer de chaleur. Nous ne voulons pas insister sur ces faits qui appartiennent à la physiologie ; ils prouvent seulement qu'on ne peut arriver à élucider les parties encore douteuses de la pathologie qu'à la condition de recourir à des moyens d'exploration en rapport avec les progrès de la physique et de la chimie modernes.

*Division.* Nous commencerons par décrire les modifications de la température dans les maladies en général ; nous les poursuivrons ensuite dans quelques groupes nosologiques.

(1) Voir sur ce sujet l'excellent ouvrage de M. Gavarret, *De la chaleur produite par les êtres vivants,* ch. I, in-12, Paris, 1855, et le livre de M. Cl. Bernard, *Leçons sur les propriétés physiologiques et les altérations pathologiques des liquides de l'organisme,* t. I, in-8°, Paris, 1859.

*De la température dans les maladies.* En général, quel est l'état de la température aux différentes périodes des maladies et dans ses rapports avec les autres troubles fonctionnels?

La période d'invasion est caractérisée par une élévation faible mais très-sensible et surtout persistante de la température. Dans la période d'augment , elle s'accroît encore d'une manière marquée ; tantôt elle atteint rapidement un degré élevé, comme dans la pneumonie et le rhumatisme, tantôt elle monte graduellement, et le nombre des degrés est en rapport avec l'intensité du mal.

De la température dans les maladies.

1° Aiguës à leurs différentes périodes.

Quand la maladie est parvenue à sa période d'état, la température atteint un maximum qu'elle ne dépasse plus, mais au-dessous duquel elle peut s'abaisser pour l'atteindre de nouveau une ou plusieurs fois. On observe à cette époque, comme du reste à toutes les autres, deux espèces très-différentes de variations de température. L'une régulière, quotidienne, est marquée par un accroissement le soir, par une diminution le matin. La différence qui est d'un, de deux degrés et même plus, est d'autant plus grande que l'exacerbation est plus tranchée ; elle est faible ou nulle dans la forme parfaitement continue des maladies, qui est excessivement rare et qui se transforme aisément en rémittente. L'autre variation est celle dont nous avons parlé d'abord, et qui tient à un symptôme prédominant, à la marche naturelle, au traitement ou à la diète.

Période d'augment.

Oscillations quotidiennes.

Dans la période de déclin, on voit d'ordinaire la température baisser graduellement et lentement ; cette marche naturelle des maladies est d'un heureux augure. Au contraire, on a lieu de soupçonner que le mal s'accroît en étendue ou se complique lorsque la température s'élève

Période de déclin.

après s'être abaissée, ou qu'elle ne revient pas à son degré normal.

**Convalescence.** La convalescence a pour caractère le retour de la calorification à son degré physiologique. Si elle reste plus élevée, c'est que la maladie n'est pas entièrement guérie. Cependant la diète excessive ou prolongée à laquelle on soumet, à tort, un si grand nombre de malades, peut entretenir momentanément une température extra-normale. M. Chossat a observé ce phénomène chez les animaux soumis à l'abstinence. D'une autre part aussi, l'asthénie des fonctions et l'anémie diminuent la résistance au froid ou plutôt l'énergie de la calorification, en sorte que les convalescents ont une grande tendance à se refroidir.

**Agonie.** Nous avons déjà parlé de l'élévation de la température pendant l'agonie. M. Thierfelder, qui a fait d'importantes recherches sur la chaleur dans la maladie, a trouvé, à ce moment, la température la plus élevée (43°,2). M. Andral avait déjà fait cette remarque. (*Cours de pathologie générale ;* année 1841.)

C'est aux approches de la mort et dans les derniers jours de la maladie qu'on observe les variations les plus fortes et le défaut de rapport le plus marqué entre la respiration, la circulation et la température.

**Maladies chroniques.** Il serait peu rationnel de parler de la température dans les maladies chroniques; elles sont trop dissemblables par leur siége et leur nature pour qu'on puisse en traiter d'une manière générale. Si l'on a noté que la température sérale est plus élevée que la matinale, c'est que la plupart de ces maladies sont fébriles, et que l'exacerbation a lieu précisément le soir.

**4° Des rapports** *Des rapports qui existent entre les altérations de tempé-*

*rature et le trouble de certaines fonctions.* Celles qui doivent surtout nous occuper sont la circulation, la respiration et l'innervation. Un fait essentiel qu'il importe de mettre en évidence, c'est que la température générale du corps, prise dans l'aisselle, n'est autre chose que la température générale et moyenne du sang, de même que la température du sang des veines sus-hépatiques et de celui qui est contenu dans le cœur droit et gauche représente exactement la température de ces organes. En d'autres termes, la température d'un solide est donnée par celle du liquide qui circule dans ses capillaires, c'est-à-dire par le sang : on peut conclure de l'un à l'autre. On s'est assuré un grand nombre de fois qu'il en est ainsi chez les animaux ; ce qui ne veut pas dire que ce soit le sang qui donne aux organes leur chaleur propre, mais bien les changements moléculaires qui se passent dans les vaisseaux capillaires, sous l'empire de l'innervation et de la vie.

qui existent entre le trouble de la calorification et la circulation.

On s'est aperçu, dès la plus haute antiquité, que l'accélération du pouls accompagnait souvent l'élévation de la température, et l'on a fait de ces deux phénomènes le caractère essentiel de la fièvre. Nous en avons parlé ailleurs avec tous les détails nécessaires ; il nous suffit de rappeler que trois groupes nosologiques, les inflammations, les exanthèmes et les fièvres, sont nettement caractérisés par l'augmentation de la température générale du corps. (Voyez *Fièvre*, t. II, p. 16 et suiv.) Chaque fois que l'on constate avec la main, ou mieux encore avec le thermomètre, une élévation sensible et soutenue de la température, on peut affimer qu'il existe une des maladies dont nous venons de parler.

Accroissement de la température dans les fièvres ; sa valeur diagnostique.

Le développement simultané et très-fréquent de la Non-concordance

de la température
avec
la circulation. chaleur fébrile, et l'accélération du pouls, dans un grand nombre de maladies, a fini par faire croire que les modifications que subissent la circulation et la température se font toujours dans le même sens, c'est-à-dire que si la température s'élève, le pouls s'accélère; que si elle s'abaisse, le pouls se ralentit. Cette proposition, trop généralement acceptée, manque d'exactitude, même lorsqu'il s'agit des maladies dont nous venons de parler. La théorie physico-chimique qui attribue la production de la chaleur à la combustion intra-pulmonaire a donné crédit à cette opinion sur la concordance de la température, de la respiration et de la circulation ; mais aujourd'hui elle est ruinée par les recherches qui ont été faites sur les causes de la chaleur animale.

Nous avons dit, dans une autre partie de ce livre (voyez *Respiration*), que la température normale chez l'adulte étant 37,13, la respiration 72 et la respiration 20, il faut par conséquent 3,60 pulsations pour une respiration et 2 degrés de température. Or les observations ont montré que la température et la respiration, par exemple, ne s'élèvent pas dans le rapport voulu par les chiffres indiqués. Du reste, ce sont seulement des fractions de degrés qui correspondent au pouls et aux respirations. De nombreux travaux ont été entrepris pour savoir si la fréquence du pouls s'élève parallèlement avec la température. Il est vrai que celle-ci suit souvent les mêmes courbes que la circulation et la respiration ; elles ont mêmes maxima et minima ; mais dans un nombre assez considérable de cas, les variations ne sont qu'approximatives, et dans une troisième catégorie, les trois courbes sont indépendantes les unes des autres. On trouve pour un degré de température tantôt deux, tantôt quinze pulsations et plus ; d'autres fois elles sont en moins. Dans la même journée, les variations sont souvent très-grandes et ne se font pas toujours dans le même sens (1). La comparaison des courbes tracées par les auteurs qui ont étudié ce sujet démontre que s'il y a parfois une corrélation partielle et momentanée dans les variations que subissent les fonctions circulatoire, respiratoire et la calorification, on n'y trouve pas un véritable parallélisme. Ce que nous disons là s'applique non-seulement aux affections fébriles, mais au choléra, aux névroses et à des maladies de nature différente.

L'étude des rapports de la température avec la respiration montre que ses mouvements peuvent être très-accelérés, sans que la chaleur du corps la circulation s'écartent de leur type normal. On trouve de fréquents exemples de ce défaut de corrélation dans les maladies du système nerveux, telles que l'hystérie, la chlorose, les fièvres graves, la fièvre typhoïde surtout.

De la température dans ses rapports avec l'innervation.

Un trouble considérable de la sensibilité a donné lieu pendant longtemps à une erreur que la calorimétrie seule a pu faire cesser : on a cru que la sensation de froid qu'éprouvent les malades au début des fièvres et surtout dans le premier stade des fièvres intermittentes est bien réel, et que la température du corps est abaissée. M. Gavarret a prouvé que la température, loin d'être plus basse, dépasse toujours d'un ou de plusieurs degrés le chiffre physiologique. Il en est de même pendant la durée du frisson,

Troubles de la sensibilité. Sensation de froid.

(1) Voyez sur ce sujet la thèse de M. Spielman, *Des modifications de la température animale dans les maladies fébriles aiguës et chroniques,* n° 373, Strasb., 1856, et surtout la dissertation de M. Er. Hardy, *De la température animale dans quelques états pathologiques et de ses rapports avec la circulation et la respiration,* mars, Paris, 1859.

de la pneumonie, de la phthisie, de la fièvre typhoïde. Dans le stade de chaleur, la température s'élève encore, mais faiblement, et le maximum se trouve ou à la fin du frisson ou au commencement du stade de chaleur elle va ensuite en diminuant.

Dans le choléra, la température s'abaisse souvent d'un à trois degrés, pendant la période algide, et le malade n'a pas conscience de ce refroidissement très-réel ; souvent même il accuse une chaleur intérieure fort pénible. Ainsi donc, à côté des cas où la température est élevée, s'en trouvent d'autres dans lesquels la sensation de froid est nulle, remplacée même par une sensation contraire, et où cependant la température est abaissée. Il faut en conclure que cette sensation purement subjective n'est pas la représentation réelle du phénomène physique. Pour l'expliquer, on a fait plusieurs hypothèses qui ne s'accordent pas avec les faits. Il nous semble qu'ils rentrent dans la catégorie de ceux qui appartiennent au trouble de l'innervation cérébro-spinale, et qu'on peut les rapprocher de l'illusion et de l'hallucination des organes des sens ou des appétits bizarres et dépravés.

De l'influence des flux. Les sueurs ont-elles de l'influence sur la température ? Dans la fièvre d'accès, celle-ci s'abaisse sensiblement pendant le stade de sueur, et il paraît en être de même dans les autres maladies , chez les phthisiques et dans la période algide du choléra, au moment où la peau est couverte d'une sueur visqueuse. L'évaporation cutanée doit être pour quelque chose dans la production de ce phénomène. Les autres évacuations, comme celles qui se font par l'intestin, dans la diarrhée et la dysenterie, intense, par le rein dans le diabète, s'accompagnent d'abaissement de la température. Malgré les nombreuses recherches dont la calorimétrie a été le sujet, nous ne trouvons aucun document certain sur le rapport qui existe entre ces flux et la température. On a rapporté à la déperdition énorme de liquide l'abaissement de la température qu'on observe dans le choléra ; mais tant d'autres causes agissent qu'on ne doit y voir qu'un effet de la maladie.

*Des altérations de température comme symptôme de maladie.* La température peut être, 1° normale ; 2° augmentée ; 3° diminuée. Au point de vue de la clinique, ces divisions ont une grande importance.

Altération de température comme signe de maladie.

1° *Température normale.* Il semble qu'on peut établir en loi générale fondée sur les expériences physiologiques de Krimer, Wilson, Chossat et d'autres, que l'intensité de l'innervation cérébro-spinale ou d'une branche nerveuse, a une influence marquée sur la température qu'elle tend à élever. L'état pathologique ne confirme pas cette donnée physiologique ; les névroses et les névralgies ne produisent aucune modification sensible de la chaleur naturelle. Ce signe négatif est même le caractère essentiel de tout ce groupe nosologique.

1° Température normale : dans les maladies du système nerveux.

On serait aussi porté à croire que l'accroissement de la quantité des globules sanguins ou de la fibrine s'accompagne d'une calorification plus grande. Cependant les faits ne viennent pas à l'appui de cette supposition ; ni la pléthore ni l'état opposé, la chloro-anémie, ne modifient d'une manière appréciable la température du corps. Si elle est augmentée dans l'inflammation, ce n'est pas à cause de l'accroissement de la fibrine, puisque cette altération du sang n'existe ni dans la fièvre typhoïde, ni dans les exanthèmes, dans lesquels cependant le thermo-

mètre s'élève de quatre ou cinq degrés, au delà de la limite normale.

La température reste naturelle : 1° dans les maladies
caractérisées par des congestions sanguines non inflammatoires ; 2° dans les inflammations légères, limitées à
une surface peu étendue ou siégeant sur des tissus doués
d'une faible vitalité ; 3° dans les affections organiques
comme le tubercule et le cancer, tant qu'ils n'ont pas
provoqué dans les tissus ambiants un travail phlegmasique
intense, et capable d'amener la fièvre ; 4° dans les maladies du cœur, lors même que la gène de la circulation est
considérable.

2° Augmentation de la température :   2° *Accroissement de la température.* Il peut servir à
caractériser trois groupes nosologiques : 1° les inflam-
mations ; 2° les exanthèmes ; 3° les fièvres. Nous devons
nous demander quelle peut être la cause de cette lésion
de température dans les maladies qui n'ont de commun
que l'appareil fébrile. Est ce l'accélération de la circulation qui en est la cause? On pourrait soutenir avec des
arguments non moins décisifs que celle-ci, dépend de
l'accroissement de la température. Nous resterons dans
le doute sur ce point obscure qui a été l'objet de nombreuses controverses parmi les physiologistes, et qu'il
serait impossible de résoudre avec les données fournies
par l'étude des maladies. En effet, nous voyons la température s'accroître en même temps que le nombre des
pulsations dans les phlegmasies ; tandis que dans d'autres
conditions morbides, l'accélération du pouls existe sans
que la température dépasse l'état normal ; quelquefois
même, comme dans le choléra, elle est diminuée, quoique
le pouls présente une fréquence extrême. On a dit que
l'intensité de l'impulsion cardiaque concourait à déve-

lopper la température bien plus que le nombre des battements du cœur (1). Ce qui semble confirmer cette opinion, c'est le refroidissement ou tout au moins la faible caloricité, chez les sujets dont le cœur est atteint d'une de ces nombreuses lésions qui diminuent la tension du sang dans les artères, et par conséquent dans tous les capillaires. Dans le choléra, cette énergie est bien diminuée, et l'abaissement de la température est très-grande.

dans les fièvres;

L'élévation de la température est, comme nous l'avons dit ailleurs, le meilleur et le seul signe de la fièvre. Partout où on la rencontre, on peut être sûr qu'il existe un état fébrile, excepté dans le cas où la digestion, le mouvement, la course, la puerpéralité, expliquent l'augmentation de la température physiologique. Elle peut servir à indiquer si la fièvre est continue, exacerbante ou inter-

dans les fièvres d'accès;

mittente (Voy. *Fièvre*, t. II). Nous dirons même que c'est au moyen de la calorimétrie seule qu'on peut s'assurer positivement de ce fait, et aussi découvrir l'époque où l'exacerbation et la rémission sont à leur maximum. Il peut encore être utile de constater la chaleur fébrile dans le cas où un froid très-intense vient à se manifester. Un accroissement rapide de température qui irait à 39 ou 40 degrés ne laisserait aucun doute sur l'existence d'une fièvre simple ou pernicieuse d'origine paludéenne.

dans les inflammations.

Dans l'inflammation, ces divers degrés d'élévation de température indiquent l'intensité et la période de la maladie. Si le thermomètre monte à chaque exploration, on est sûr que la phlegmasie acquiert plus d'intensité et qu'elle est en progrès.

(1) Voyez sur ce sujet les recherches de M. Cl. Bernard, ouvr. cité, t. I, p. 225 et suiv.,

Il faut avoir égard au traitement mis en usage si l'on veut faire la part exacte de la température, dans les maladies. Un grand nombre de médicaments, comme l'émétique, l'ipécacuanha, la digitale, etc., diminuent, et souvent avec une grande promptitude, la chaleur animale. Quant aux émissions de sang, les résultats sont variables ; le plus ordinairement elles abaissent la température. D'autres médicaments l'élèvent.

*Augmentation partielle de la température.* Il ne faut pas s'en laisser imposer par la sensation de chaleur ou de froid que les malades accusent dans un membre ou dans une partie du corps ; nous savons qu'elle est due bien souvent à un simple trouble de la sensibilité et non à une lésion réelle de la température. C'est donc le thermomètre en main qu'il faut chercher et constater les changements qui s'y manifestent. Rien n'est plus difficile que de prendre exactement une température partielle sur un membre ou une partie découverte ; on ne doit même accepter qu'avec une grande réserve les résultats fournis par des recherches de ce genre. En procédant ainsi, on trouve cependant que la température s'élève dans un membre enflammé, atteint d'anévrisme, de phlébite, de lymphangite, de panaris, de phlegmon, etc. Cet accroissement, en général très-minime, dépasse la température de la partie similaire opposée ; mais dans tous les cas, le degré qu'elle indique est, sinon inférieur, du moins égal, et *jamais supérieur* à la température moyenne du corps prise dans l'aisselle. Après l'accouchement, toutes les parties situées dans le petit bassin offrent une élévation sensible de température. On sait que chez les brebis qui viennent de mettre bas, elle peut s'élever de 39 à 40 degrés 1/2 (Gavarret).

*Augmentation partielle de la température.* — marginal note

**Diminution de la température générale.** — marginal note

3° *Diminution de la température générale dans les mala-*

*dies.* Le nombre des affections dans lesquelles on constate un abaissement de température est fort restreint. Chez le nouveau-né, la calorification est faible ; cependant sa température diffère peu de celle de l'adulte ; mais la diminution de la chaleur tend à se montrer dans toutes les maladies qui frappent cet âge.

L'abaissement de la température est le symptôme essentiel d'un groupe naturel de maladies que nous avons désignées sous le nom *maladies algides.* Nous ne pouvons rien ajouter de plus à ce que nous avons dit dans les pages consacrées à leur étude ( t. II , ch. IV, p. 52). Rappelons seulement que la période algide du choléra est caractérisée par une diminution de 2 ou 3 degrés au plus, et même que, dans un nombre considérable de cas, la température est normale ; la terminaison en est alors heureuse.

Choléra.

Le sclérème a pour symptôme essentiel un refroidissement considérable qui se manifeste dès le début avant tout autre signe, et qui peut être de 13 à 14 degrés centigrades (+ 23 à + 37). La circulation se ralentit dans la même proportion (104 à 87).

Sclérème.

Cet abaissement s'observe encore : 1° dans les maladies du cœur lorsqu'un obstacle ou toute autre lésion empêche le sang de se rendre librement dans les capillaires ; 2° dans quelques maladies du poumon qui gênent la circulation cardiaque pulmonaire et l'hématose, telles que l'emphysème extra-vésiculaire, une vaste destruction du poumon par les tubercules, un épanchement séreux ou purulent considérable, les diverses espèces d'asphyxie ; 3° dans les maladies qui apportent un grand trouble dans l'innervation cérébro-spinale (hémorrhagie intense, hydrocéphale ) ; 4° dans l'empoisonnement par certains

Maladies dans lesquelles on observe une diminution de la température.

agents, tels que le venin de la vipère, l'ergot de seigle, le tartre stibié, l'acide arsénieux ; 5° dans la faiblesse congénitale des nouveau-nés.

La *diminution partielle* de la température ne s'observe que dans le cas où l'artère principale d'un membre ou son nerf ont été liés ou altérés de manière à ne plus pouvoir remplir leurs fonctions.

*Variations de température.* Quelques maladies, la méningite cérébrale des enfants, par exemple, s'accompagnent de variations assez grandes et fréquentes de température. Les troubles de la circulation et de la respiration se font dans le même sens. Cet état ataxique de la température ne peut tenir qu'à la marche irrégulière et vacillante de la maladie, au développement de quelques complications, à l'imparfaite résolution des accidents locaux ou à la cause spécifique, épidémique ou autre qui la détermine.

# CHAPITRE IX.

### SYMPTÔMES TIRÉS DES TROUBLES DE L'APPAREIL DIGESTIF.

L'étude des phénomènes morbides, physiques, chimiques et dynamiques, qui ont leur siége dans l'appareil digestif, est devenue une des parties les plus importantes et les plus neuves de la symptomatologie. Les recherches physiologiques modernes, fondées sur des découvertes anatomiques nombreuses, et éclairées en outre par les sciences physiques et chimiques, ont créée, pour ainsi dire de toute pièce, une nouvelle symptomatologie des organes de la digestion. Que ceux-ci qui vantent trop exclusivement les œuvres de l'antiquité veuillent bien établir une comparaison entre la séméiotique ancienne et celle qui représente la médecine actuelle; s'ils sont exempts de préjugés, ils s'empresseront de reconnaître que la seconde l'emporte de beaucoup sur la première. Entachée de toutes ces erreurs que les théories iatro-chimiques avaient enfantées, la pathologie des organes de la digestion était à peine ébauchée, au commencement de ce siècle. Pinel, dont la sagacité et la sage critique ont rendu des services qu'on a trop rapidement oubliés, indiqua les vrais caractères d'un certain nombre de maladies. Broussais porta toute son attention sur les maladies du tube digestif et en fit le principal fondement de sa doctrine. C'est, grâce aux discussions animées qui s'engagèrent à ce sujet, que les médecins comprirent l'importance des maladies de cet appareil. Bientôt l'étude des liquides de l'économie, et surtout les expériences innombrables qui furent instituées pour connaître les fonctions de chaque glande, de chaque partie du tube digestif et de ses annexes, amenèrent la découverte de faits entièrement nouveaux.

On peut, dans l'étude des phénomènes de la digestion, suivre deux ordres différents : dans l'un, purement physiologique, on ne se préoccupe que des actes de même nature, tels que la mastication, la déglutition, les vomissements, la défécation, qui s'opèrent à l'aide de l'action synergique de plusieurs muscles différents et placés souvent loin les uns des autres. Les phénomènes chimiques, tels que l'insalivation, la sécrétion du suc gastrique, de la bile pancréatique, enfin la chymification, constituent les autres actes essentiels de la digestion.

L'autre ordre consiste à étudier les symptômes dans chaque section de l'appareil digestif, c'est-à-dire à chercher les altérations de structure et de fonction qui ont leur siége : 1° dans la cavité buccale ; 2° dans le pharynx et l'œsophage ; 3° dans l'estomac ; 4° dans le duodénum; 5° dans les intestins ; 6° dans le rectum et l'anus. Cette méthode mixte, c'est-à-dire tout à la fois anatomique et physiologique, l'emporte sur les autres. Nous la suivrons de préférence, parce qu'elle permet de saisir et de rapprocher les symptômes qui ont même siége, même cause et même nature. Il nous sera facile d'ailleurs de rattacher chaque ordre de phénomène à des fonctions bien déterminées.

### § I. Symptômes fournis par la cavité buccale.

Symptômes fournis par la cavité buccale :

Les symptômes qui ont leur siége dans la cavité buccale se rapportent : 1° aux lèvres ; 2° aux gencives ; 3° aux dents ; 4° aux joues ; 5° à la voûte palatine ; 6° à la langue ; 7° aux sécrétions glandulaires.

Il faut chercher, dans chacun de ces organes, les symptômes communs et les troubles fonctionnels : ainsi que les altérations de forme, de volume, de couleur, de consistance, de continuité, de sécrétion et de mouvement.

1° Par les lèvres ;

1° **Lèvres.** Des signes d'une grande valeur proviennent de l'inspection des lèvres ; nous indiquerons rapidement les principaux, afin de montrer au praticien comment il peut utiliser des phénomènes qui semblent, au premier abord, de peu d'importance. Formées d'un tissu cellulaire abondant et riche en vaisseaux, d'une membrane muqueuse, de glandes et de muscles, les lèvres constituent un organe complexe, dans lequel les maladies produisent des altérations variées.

*a. Leur volume* est modifié.

*Tantôt accrue* d'une manière considérable pendant plusieurs mois et même plusieurs années (scrofule), sous l'influence de la gêne de la circulation générale (maladie du cœur, asphyxie, strangulation) ou locale (glossite, angine, tumeurs de la face), d'une phlegmasie simple, spécifique, transmise aux lèvres, etc. (stomatite simple, mercurielle, syphilitique, phlegmon, érysipèle gengival, piqûre d'insectes). Symptômes tirés du volume des lèvres :

Les lèvres sont petites, amincies dans la contracture spasmodique.

*b. Couleur.* Les lèvres sont plus ou moins décolorées, blanchâtres dans l'anémie et la chlorose ; d'un rouge vif et vermeil dans la scarlatine ; bleues, livides, dans les maladies du cœur, l'emphysème, le choléra et la cyanose ; elles présentent des taches, des ecchymoses bleues et de petites tumeurs dans le purpura, le scorbut, l'ictère grave ; des plaques noirâtres, gangréneuses, dans la fièvre typhoïde. de leur couleur ;

*c. Continuité et consistance des tissus.* Elles peuvent être altérées par des lésions de nature très-diverse : 1° par des bulles d'herpès (*herpes labialis*), dans les fièvres éphémères, gastriques, bilieuses et toutes les pyrexies ; 2° par de petites érosions superficielles, arrondies, qui ont leur siége dans les glandes mucipares et occupent la face interne des lèvres, de l'inférieure principalement (aphthes ulcéreux et inflammatoires) ; 3° par des fissures situées sur une des commissures ou sur toutes deux, grisâtres, à bords durs, et accompagnées d'adénites sous-maxillaires (ulcères syphilitiques secon- de la lésion de continuité ;

daires, rarement primaires); 4° par des ulcérations à peu près semblables, causées et entretenues par une dent cariée ; 5° par un ramollissement gangréneux d'abord superficiel, et qui finit par comprendre toute l'épaisseur de la lèvre inférieure ou supérieure (stomacace ou gangrène de la bouche chez les enfants , fièvre typhoïde, charbon, pustule maligne, stomatite mercurielle) ; 6° par des couches de muguet ou des fausses membranes diphthéritiques recouvrant une partie ou la presque totalité de la face interne des lèvres (toutes les affections chroniques à leur période ultime, scarlatine, diphthérie) ; 7° par des taches brunes ou jaunes qui proviennent des matières vénéneuses irritantes, avalées ; c'est ce qui a lieu dans l'intoxication saturnine, après l'absorption du plomb.

de la lésion de sécrétion;

*d. Lésion de sécrétion.* Le poli de la membrane muqueuse labiale est presque toujours altéré dans les affections aiguës et même chroniques, par les produits morbides que sécrètent les muqueuses. La *sécheresse des lèvres* qui accompagne la dessiccation des autres parties de la cavité buccale se rencontre dans tous les états morbides caractérisés par la fièvre, dans les maladies générales et les phlegmasies (péritonite, dysentérie, entéro-colite, etc.). Le plus ordinairement la sécrétion est viciée, et son produit, auquel se mêlent du sang, les débris d'épithélium et des matières étrangères, forme alors ces enduits jaunes et bruns auxquels on a donné le nom de *fuliginosités* (pyrexies, inflammations, maladies générales marquées par l'ataxo-adynamie, affections hémorrhagiques, délire, etc.).

du mouvement des lèvres,

*e. Mouvements des lèvres.* Ils sont altérés d'une manière remarquable, dans les maladies. Les lèvres sont *amincies* et serrées convulsivement (délire, convulsions, face grippée, émotion morale, crainte et fureur); *relevées* vers les commissures, dans le rire (folie, délire, hallucination); et ce mouvement accompagné d'une expression sinistre du visage (rire sardonique). Elles sont fortement tirées, en haut et d'un côté, dans les convulsions toniques et cloniques; abaissées dans la paralysie de la face.

2° **Gencives.** On retrouve sur les gencives les mêmes symptômes que sur les lèvres. Ainsi, les colorations blanche, noire, fuligineuse, hémorrhagique, se rattachent aux maladies que nous avons déjà signalées. Les symptômes qui ont leur siége sur les gencives et qu'on peut considérer comme des signes importants de maladie sont : 1° les différents degrés de *rougeur inflammatoire, ulcérative* qui précèdent et accompagnent l'éruption dentaire; 2° le *ramollissement* avec tuméfaction et exhalation sanglante; il est commun dans les cachexies, surtout scorbutique, cancéreuse, scrofuleuse, syphilitique, etc. Les mêmes altérations se retrouvent dans les maladies des dents, du périoste dentaire et chez les vieillards, etc. 3° Une coloration noire en forme de liséré, entoure le collet de chaque dent et constitue le signe caractéristique de l'intoxication saturnine aiguë et chronique. 4° Au lieu de cette coloration, on observe quelquefois une teinte bleuâtre, livide, qui dépend de la malpropreté et du ramollissement atonique des gencives : elle ne doit pas être confondue avec la couleur noire plombique. 5° De petites fausses membranes minces, pultacées, formées par une simple desquammation épithéliale, recouvrent la face antérieure des gencives inférieures, au niveau des incisives surtout, dans un grand nombre de maladies aiguës et chroniques (fièvre typhoïde, pneumonie,

*Signes tirés des gencives.*

*Rougeur.*

*Ramollissement.*

*Colorations morbides.*

548 SYMPTOMES BUCCAUX.

phthisie. 6° On trouve fréquemment une substance
blanche, molle et pultacée, disséminée par point ou par
plaque, sur les gencives et les autres parties de la membrane muqueuse, dans la période ultime des maladies
chroniques (phthisie, diarrhées, métro-péritonite, etc.).
7° Notons enfin la *coloration brune*, fuligineuse, hémorrhagique, dans les fièvres graves, les exanthèmes et tous
les états ataxo-adynamiques.

Symptômes
fournis
par les dents.

3° **Dents.** L'absence et le nombre des dents, leur mode
d'usure, fournissent des signes précieux qui servent à
caractériser l'âge des malades, l'habitude de fumer et
les accidents de la dentition. Il faut rechercher si les
dents sont altérées, lorsqu'il existe des névralgies
faciales ; noter leur coloration brunâtre chez les sujets
atteints de fièvre typhoïde, leur chute ou leur ébranle-
ment dans les affections scorbutiques, syphilitiques, dans
la stomatite mercurielle. Les lésions du mouvement des
mâchoires donnent lieu au claquement et au grincement
des dents pendant le frisson des fièvres, dans les maladies
cérébrales (méningite simple ou tuberculeuse).

Symptômes
fournis
par l'examen
des joues.

4° **Joues.** Elles sont le siége des mêmes colorations pathologiques, que les lèvres et les gencives. On y remarque :
1° des aphthes simples, ulcéreux ; 2° des ulcérations grisâtres dues à la carie dentaire, à la malpropreté, à l'usage
du tabac fumé ou mâché ; 3° l'ulcération syphilitique
secondaire ; 4° la gangrène de toute l'épaisseur de la
joue, etc.

Voûte palatine.

5° **Voûte palatine.** Sa coloration est d'un rouge vif et
pointillée dans la scarlatine ; elle est couverte de pustules
dans la variole ; d'une teinte pâle, dans l'anémie, les cachexies ; violacée dans les maladies du cœur, l'emphysème
et la gêne de la circulation générale. On y remarque aussi

des perforations scrofuleuses ou syphilitiques et d'autres produites par la morve chronique. Elles font communiquer les fosses nasales avec la bouche et fournissent des signes certains pour reconnaître la nature de ces diverses maladies.

6° **Langue.** Avant que la structure et les fonctions des divers organes qui servent à la mastication et à l'insalivation buccale fussent bien connues, avant surtout, que la pathologie des organes digestifs qui est de création toute récente, eût révélé l'importance des symptômes, dont la bouche est le siége, on négligeait cette étude. Tout d'un coup, sous l'empire de la doctrine exclusive de l'irritation, elle prit une importance exagérée. On est revenu depuis à une appréciation plus juste et plus vraie des symptômes. On a pu se convaincre par l'observation, et contrairement à ce qu'on avait avancé, qu'ils ne peuvent servir, que dans des cas rares, au diagnostic des maladies de l'estomac et de l'intestin. On verra plus loin qu'ils sont même plutôt en rapport avec les maladies générales qu'avec les maladies gastro-intestinales.

Symptômes tirés de l'étude de la langue.

La langue est formée de tissus différents, à l'aide desquels elle accomplit des actes physiologiques complexes. Il se passe en elle des troubles 1° de circulation, 2° de sécrétion, 3° de sensibilité, 4° de mouvement, qui indiquent l'existence de maladies situées dans des organes plus ou moins éloignés.

Divisions des symptômes linguaux.

1° *Trouble de circulation.* Organe éminemment vasculaire, la langue participe, par l'intermédiaire de ses vaisseaux, à tous les changements morbides qui peuvent se passer dans la circulation générale. La *pâleur* de la membrane muqueuse linguale, surtout à sa face inférieure et au niveau du frein, indique l'anémie et par conséquent

Symptômes fournis par la circulation linguale. Pâleur de la langue.

les maladies organiques qui la produisent (cancer, tubercules, albuminurie, etc.)

A. Rougeur particlle.

La *rougeur* est le signe de l'hyperémie des capillaires. Cette rougeur est *partielle ou générale*. A, *partielle*, elle détermine une injection du pourtour ou de la pointe de la langue. Les papilles filiformes et coniques, d'une part, fongiformes de l'autre, c'est-à-dire leurs vaisseaux, sont souvent le siége exclusif de la rougeur, qui se manifeste alors, sous forme de petits points élevés, saillants, coniques ou arrondis semblables aux granulations brillantes qu'on aperçoit sur la fraise. Quelquefois elles constituent de très-fines villosités qui s'érigent, se hérissent et donnent à la langue l'aspect hérissé, tomenteux, qu'elle a chez le chat, surtout quand l'épiderme se détache et laisse à nu le derme. On observe la rougeur papillaire dans des maladies très-différentes, mais surtout dans les fièvres continues les exanthèmes, la pléthore; pendant l'excitation physiologique qui accompagne la préhension des aliments et la mastication, dans les maladies aiguës et chroniques de l'estomac (ramollissement, cancer, ulcère chronique), On voit souvent les papilles s'hypertrophier et offrir une turgescence qui persiste pendant toute la durée de la maladie, dans les affections de l'estomac.

B. Rougeur générale; 1° dans les fièvres, et les inflammations.

B. La *rougeur générale* peut tenir à une hyperémie aiguë, comme dans les maladies que nous venons de citer et spécialement dans les pyrexies, la fièvre typhoïde et l'inflammation. Dans la scarlatine, la langue offre à l'extrémité un pointillé rouge qui tranche avec l'enduit blanc étendu sur son limbe. Plus tard, dans la période de desquammation, elle devient d'un rouge vif dans toute son étendue, au moment où la membrane muqueuse se dépouille de son épithélium; c'est alors aussi que les papilles se dessinent sous forme de villosités rouges et saillantes. La même rougeur s'observe dans les inflammations de poitrine, des organes génitaux chez la femme, ou des viscères riches en vaisseaux sanguins; chaque fois, en un mot, que la circulation générale s'accélère et que la température s'élève, la langue est disposée à se sécher, et son système vasculaire à s'hyperémier. Dans tous ces cas la membrane muqueuse est rouge, surtout sur ses bords et à sa pointe; en même temps elle est chaude et sèche. Le malade a conscience de cette sécheresse, qui est un symptôme du même ordre que celui qui se passe à la peau.

Nous ne ferons que signaler la rougeur vive qui accompagne l'hyperémie dans la stomatite érythémateuse, simple, mercurielle et celle qui précède les exsudations pseudo-membraneuses de la diphthérie.

Une autre hyperémie qui détermine une rougeur générale, uniforme de la membrane muqueuse, est celle qu'on observe dans les maladies du cœur ou du poumon qui ralentissent le cours du sang et gênent aussi l'hématose, et dans les altérations du sang, comme chez les cho, riques, les scorbutiques. La langue est alors d'un rouge livide, sans sécheresse, souvent avec des enduits variables; sa température normale ou plus basse. *Rougeur générale par gêne de la circulation ou par altération du sang.*

Nous rapportons aux maladies du sang les exsudations sanglantes qui se font à la surface de la langue, tantôt en quantité assez considérable, comme dans le scorbut, les maladies du foie, la fièvre jaune, ou en très-petite quantité, comme chez les malades atteints de fièvre typhoïde, d'angines graves, de diphthérie. Il se forme alors sur la face supérieure de la langue un enduit jaune ou noirâtre plus ou moins épais, tantôt humide, tantôt solide, *Hémorrhagie; enduits brunâtres que forme le sang.*

qui donne naissance à des croûtes brunes plus ou moins épaisses, à la chute desquelles on aperçoit la membrane muqueuse dépouillée et lisse : telle est la cause la plus ordinaire des fuliginosités linguales dans les pyrexies.

**Troubles de la sécrétion linguale.**

2° *Altération de la sécrétion.* Les sécrétions de tout genre, qui se font dans les glandes propres de la langue et dans celles qui versent leur produit dans la cavité buccale, s'altèrent durant le cours des maladies, et il en résulte des changements dans l'humidité naturelle de la langue.

**Humidité.**

*Humidité linguale.* A l'état normal, la langue est toujours couverte d'une couche de liquide fournie par les glandes mucipares réparties sur toute son étendue, à sa base surtout. Les glandes qui fournissent la salive concourent, pour la plus grande part, à entretenir cette humidité. Les maladies agissent à la fois sur ces deux ordres de glandes, et modifient leur sécrétion.

**Sécheresse de la langue : troubles du système nerveux.**

*Sécheresse de la langue.* Les émotions morales vives, la faim, la soif, sèchent la langue; la rendent collante, visqueuse : ce dont on s'aperçoit en y passant le doigt. Toute maladie qui trouble fortement le système nerveux produit les mêmes effets : tels sont l'ataxie, l'adynamie et les états morbides dans lesquels on observe ces lésions du système nerveux.

**Déperdition générale des liquides.**

Une seconde cause de la sécheresse linguale est le développement d'un travail phlegmasique ou de la fièvre, qui diminuent ou tarissent la sécrétion. Il en est de même lorsque l'économie fait une déperdition rapide ou lente, mais continuelle, d'une grande proportion d'eau, comme dans les hémorrhagies abondantes, dans les sueurs profuses des phthisiques ou de la fièvre intermittente, dans le diabète, la polyurie, les hydropisies, etc.

Lorsque la sécheresse de la langue est générale, elle

devient semblable à un morceau de parchemin ou de corne, et ses mouvements, ainsi que l'articulation des sons, deviennent alors très-gênés. La sécheresse n'existe souvent qu'au centre; les bords sont encore mouillés, et ne se sèchent que plus tard. Outre cet état de la membrane, on observe tantôt la rougeur, tantôt la coloration naturelle de son tissu, ou bien des enduits jaunes, bruns ou blanchâtres.

Quelques influences purement physiques peuvent dessécher la langue. L'habitude de respirer par la bouche, surtout pendant le sommeil, la privation des boissons, la diète intempestive ou trop prolongée, une température atmosphérique élevée, et surtout l'accélération des mouvements respiratoires, comme dans les maladies de la plèvre et du poumon, produisent cet effet. *Évaporation du liquide lingual.*

La langue conserve son humidité naturelle dans les maladies apyrétiques, les lésions chroniques, l'anémie et toutes les affections qui épuisent lentement les systèmes, sans accélérer la circulation. Toutefois, dans la période ultime de toutes les maladies, la langue se sèche, et ce signe annonce l'imminence d'une fin prochaine.

*Des différents enduits de la langue.* Il faut attribuer la formation des divers enduits qui couvrent la langue aux lésions de sécrétion du mucus et aux lamelles épithéliales; d'autres causes y concourent. Il faut savoir d'abord que les matières déposées à la surface de la langue proviennent de trois sources différentes : 1° de la membrane muqueuse linguale. La desquammation abondante de l'épithélium et le mucus forment l'enduit blanc, mince, toujours acide qu'on oberve sur la langue, surtout le matin, avant toute espèce d'alimentation. Dans l'état morbide, à ce mucus viennent s'ajouter de la matière *Enduits linguaux.*

*Chercher leurs causes : 1° dans la langue;*

colorante de la bile, sécrétée par les glandes mucipares, du sang exhalé, du pus, des produits pseudo-membraneux, et les champignons du muguet. 2° La membrane qui tapisse la cavité buccale fournit les mêmes liquides, soit normaux, soit pathologiques; la salive qui y afflue en grande quantité peut donner passagèrement une réaction alcaline aux enduits qui tapissent l'organe. 3° La membrane linguale reçoit et retient les molécules d'aliments, de boissons, de médicaments (coloration par le vin, par l'extrait de réglisse, etc.); les poussières que l'air respiré apporte avec lui, et enfin les matières liquides ou solides, de provenance morbide, rejetées par le vomissement ou expectorées (bile, sang, matières noires, urine, excréments, crachats purulents, muqueux, etc.). Si nous ajoutons les altérations de couleur déterminées par des substances que le malade place sur sa langue pour tromper le médecin, nous aurons énuméré toutes les causes qui produisent les enduits linguaux.

*1° Enduits muqueux.* A l'état normal, lorsqu'il n'a été avalé aucune substance solide ni liquide, la face supérieure de la langue offre une teinte blanchâtre, plus marquée au centre qu'à son pourtour. Si le mucus sécrété est plus épais, plus visqueux, il se forme un enduit blanc très-acide, semblable à un dépôt crémeux ou argileux que les boissons, les aliments, le raclage même ne détachent qu'avec peine. La coloration blanche de la langue est surtout prononcée vers la base, aux environs du foramen cœcum; parfois elle constitue une large bande centrale ou couvre la face supérieure et les bords de l'organe. En même temps que les enduits se forment, la bouche devient amère ou fade, nauséeuse, l'appétit se perd, la langue colle au palais et aux lèvres, la salive est

2° dans la cavité buccale;

3° dans des conditions normales ou morbides situées en dehors de cette cavité.

Enduits muqueux.

État saburral de la langue.

mousseuse ; en un mot on a tous les symptômes de l'état saburral des premières voies. Ces enduits servent mieux que tous les autres signes à caractériser les états pathologiques qui ont reçu le nom d'embarras gastrique et de fièvre gastrique simple. S'il existe en même temps une coloration jaune évidente du mucus lingual, on a le double état morbide qu'on appelle l'*état bilieux* et la *fièvre gastrique bilieuse*.

*Signe des fièvres gastriques.*

On observe l'état saburral après l'indigestion, la trop grande réplétion de l'estomac, les excès de table, au début de la fièvre typhoïde, et de toutes les pyrexies, en général, après quelques jours de diète, pendant la constitution médicale du printemps et de l'automne, en un mot dans le cours des maladies qui se compliquent d'embarras gastrique.

En même temps que la langue se couvre de ces enduits morbides, elle peut se sécher ou conserver son humidité naturelle, rester pâle ou se colorer en rouge, sur son limbe et à sa pointe. Dans ce cas la rougeur tranche sur la couleur blanche des parties environnantes. Dans les conditions morbides diverses que nous venons de passer en revue, l'acidité du mucus est très-prononcée ; jamais elle n'est remplacée par une réaction alcaline.

2° *Enduit bilieux.* La matière colorante de la bile vient quelquefois teindre les deux faces du repli membraneux qu'on appelle *le frein de la langue.* Quoi qu'on en ait dit, jamais l'ictère n'y est aussi manifeste que sur les sclérotiques où il faut aller le chercher de préférence. La matière colorante jaune de la bile constitue un enduit plus ou moins épais, tantôt placé au centre sous forme d'une bande jaune médiane, tantôt uniformément répandu sur toute sa surface. La bouche est mauvaise, amère, sèche

*Enduit bilieux.*

ou pleine d'une salive épaisse et mousseuse. L'enduit que nous venons de décrire caractérise nettement l'état bilieux ; il se montre dans toutes les maladies qui se compliquent d'une altération humorale de ce genre. La fièvre gastrique bilieuse, les rémittentes et les maladies locales avec complication bilieuse, telles que la pneumonie, le rhumatisme, les fièvres typhoïde, puerpérale, etc., donnent lieu fréquemment à cet état de la langue. Il est commun au printemps et surtout en été, sous l'empire de certaines constitutions médicales.

Enduits sanguins ;

3° *Enduits sanguins.* Nous avons déjà indiqué les maladies dans lesquelles, le sang venant à sortir de ses vaisseaux, il se forme sur la langue des sortes d'écailles brunâtres, molles ou sèches, soulevées ou adhérentes, et dues en grande partie au sang concrété et mêlé au mucus. Il peut aussi provenir des fosses nasales ou des voies respiratoires.

de nature diverse.

4° *Enduits de nature diverse.* A. *Pseudo-membranes.* On rencontre sur la langue des lambeaux fibrineux, blanchâtres, de consistance et de dimension variables, dans la scarlatine, la rougeole, la dernière période d'un grand nombre de maladies (fièvre puerpérale, phthisie, péritonite, pneumonie et affections cancéreuses), dans le muguet et la stomatite simple, mercurielle, etc. B. Les végétaux qui constituent, en partie, les plaques du muguet se déposent sur la langue sous forme de grains blancs, semblables à du lait caillé (affections précédentes). C. Les médicaments, les substances alimentaires, les boissons, donnent aux enduits de la langue des couleurs différentes ; il suffit d'en être prévenu pour les rapporter à leurs véritables causes (vin, café, sous-nitrate de bismuth, etc.). La langue acquiert parfois, sans cause appréciable, une couleur noirâtre qui n'a d'ailleurs aucune espèce de gravité.

3° *Altération de la sensibilité tactile et gustative.* Nous ne ferons que rappeler ici les principaux troubles qui portent sur cette fonction. La *sensibilité générale* est augmentée dans les phlegmasies de la bouche (stomatite), dans les névralgies, la gastralgie, l'hypocondrie ; les malades éprouvent une sensation de chaleur, de brûlure, de sécheresse, de picotement continuel ou intermittent sur la langue. L'hyperesthésie ou l'anesthésie existent sur toute sa face supérieure ou d'un seul côté ; les malades ne sentent plus le contact des substances alimentaires, mais ils en apprécient très-bien la saveur (hystérie) ; d'autres, au contraire, ont la sensibilité tactile exaltée et ils ne peuvent manger sans douleur vive : nous avons observé ce symptôme chez une femme atteinte de névropathie liée à une affection utérine. La sensibilité *spéciale, gustative* est fortement troublée dans un grand nombre de maladies locales et générales. Ainsi dans la gastralgie simple, hystérique ou chlorotique, le goût est altéré et perverti de plusieurs manières ; un goût de poivre, de sang, une saveur métallique, amère, acide, se fait sentir sur la langue, quoiqu'il n'y ait aucune cause appréciable à ces diverses sensations (hallucination du goût). Le goût des aliments est entièrement aboli dans l'embarras gastrique et l'état bilieux, ou remplacé par une des sensations précédemment décrites.

4° *Altération du mouvement.* La langue est contractée, petite et lancéolée à sa pointe dans les maladies fébriles, les exanthèmes ; *tremblante* dans les affections ataxoadynamiques ; *oubliée* sur les lèvres lorsque les sujets tombent dans un état adynamique, comateux ou sopo-

Lésion de la sensibilité. A, générale;

B, spéciale ou gustative.

Altération du mouvement.

reux; sortie hors de la bouche et portée d'un côté, tantôt par l'effet de la convulsion des muscles, tantôt par suite de la paralysie d'un certain nombre d'entre eux. La déviation de la langue est un signe fréquent de l'hémorrhagie cérébrale : sa pointe se dirige ordinairement vers le côté paralysé de la face ou du corps, parce que la contraction des muscles linguaux restés sains et sans antagonistes a pour effet de porter l'extrémité de la langue du côté opposé. On trouve des cas où cette déviation est complète, d'autres où elle n'a pas lieu ; ce qui tient à ce que les muscles linguaux ne sont pas paralysés au même degré, et à ce qu'ils peuvent jusqu'à un certain point se suppléer. On n'oubliera pas que les mouvements linguaux sont souvent altérés uniquement à cause de la sécheresse extrême de la membrane muqueuse et de la douleur que l'inflammation, les déchirures, les ulcérations y déterminent.

Déviation de la langue.

Changement de température.

5° *Altération; température.* La température de la langue et de la cavité buccale représente exactement la température du corps; on peut, dans le cours des maladies, l'y chercher avec le thermomètre. Les fièvres, les inflammations, les exanthèmes élèvent cette température; en pareil cas, le doigt placé sur la langue y sent une chaleur intense, tandis que, au contraire, elle est froide, glacée même dans toutes les affections qui déterminent la cyanose (maladies du cœur, toutes les cyanoses, le choléra, l'asphyxie, etc.).

Dans les divisions précédentes rentrent toutes les modifications de couleur, de volume, de température, du goût, etc. Nous ajouterons pour terminer qu'on doit rechercher encore si la membrane qui couvre la langue n'est pas le siége d'ulcérations, de tumeurs cancéreuses, syphilitiques, de déchirures opérées par les dents pendant les attaques d'épilepsie ou de cicatrices qui remplacent ces plaies, etc. Nous nous sommes écarté, à dessein, de l'ordre généralement suivi dans l'étude des symptômes fournis par la langue, parce que cet ordre n'est point satisfaisant.

5° *Symptômes tirés de l'examen de la salive.* Ce liquide concourt à l'accomplissement d'un très-grand nombre d'actes, tels que la gustation, l'imbibition et la déglutition des aliments, la digestion gastrique. Quelles sont les altérations évidentes qu'y détermine la maladie ? Elles portent : 1° sur la quantité; 2° sur la composition chimique de la salive.

*De la salive.*

La salive peut être représentée par une grande quantité d'eau, des sels et une substance azotée, la ptyaline, qui lui donne sa viscosité. Les diverses expériences qu'on fait généralement sur la salive de l'homme ne portent, en réalité, que sur un liquide mixte, formé de mucus et de salive recueillis dans la bouche. Ainsi, au point de vue de la séméiotique et de la physiologie, il faut distinguer la salive d'avec le liquide buccal. C'est pour avoir négligé cette distinction qu'on a émis tant d'erreurs sur ses réactions. On ne peut étudier à part les salives parotidienne et sous-maxillaire ; ce que nous dirons s'applique à la salive mixte ou buccale (1).

*Étude séméiotique de la salive.*

*Quantité de salive.* Elle varie dans un assez grand nombre de maladies; tantôt elle est augmentée, tantôt diminuée,

*Quantité de salive.*

(1) Voyez sur ce sujet les travaux recommandables mais peu décisifs de Cl. Bernard, *Leçons sur les propriétés physiques et les altérations pathologiques des liquides de l'organisme*, t. II, p. 239, 1859. — Longet, *Traité de physiologie*, t. I, 2° part., 2° fascic., p. 155, 1859.

1° Augmentée : Ptyalisme.

*Augmentation de la quantité de salive.* Trois ordres de causes fort différentes agissent pour accroître l'afflux de la salive : 1° une irritation directe de la membrane muqueuse buccale, qui se transmet jusqu'à la glande ; 2° une irritation qui siége dans des organes plus ou moins éloignés de celle-ci ; 3° l'irritation sécrétoire idiopathique des glandes elles-mêmes.

A. Ptyalisme symptomatique.

A. Le *ptyalisme* (de πτύαλον, crachat) *symptomatique* se montre chaque fois qu'il existe une irritation congestive simple ou inflammatoire des tissus qui entrent dans la composition de la cavité buccale. Le travail d'éruption dentaire chez les enfants, la stomatite simple, mercurielle, ulcéreuse, syphilitique, varioleuse, la glossite, la carie dentaire et les tumeurs de diverse nature, donnent lieu à l'hypercrinie salivaire. Dans la salivation mercurielle, la quantité de liquide peut être de 200 à 2,000 grammes. On observe encore ce flux dans la névralgie des nerfs dentaires et des branches maxillaires du trifacial.

B. Sympathique.

B. La *salivation sympathique* est un symptôme qui se voit souvent dans la grossesse, le cancer de l'estomac, surtout de l'orifice supérieur, les maladies du pancréas, les tumeurs cancéreuses situées dans le repli gastro-hépatique et le mésentère, les affections vermineuses (ténia, plus rarement les lombrics), dans toutes les formes de gastralgie, l'hypocondrie, l'hystérie, chez les chlorotiques et les jeunes filles dont la menstruation est profondément altérée.

C. Idiopathique.

C. L'*hypercrinie salivaire* ou le *ptyalisme idiopathique* est tout à la fois la maladie et le symptôme de la maladie.

La salive dont la quantité est accrue, ressemble à

une eau légèrement opaline, neutre ou avec réaction alcaline très-faible.

La *diminution*, à différents degrés, de la quantité normale de la salive a été observée dans les phlegmasies, le cancer de l'estomac, la gastralgie simple et hystérique, dans le choléra, le diabète et les diarrhées intenses.

*Altération de la composition chimique de la salive.* La composition normale de la salive est mal connue, et plus encore l'altération qu'elle éprouve dans le cours des maladies. Elle est alcaline chez l'homme sain, et si on lui trouve une faible réaction acide, dans quelques cas, c'est que la proportion du mucus buccal est augmentée. Tout ce qu'on a écrit sur l'acidité de la salive, dans les maladies, fourmille d'erreurs qu'il ne faut plus répéter dans les livres. Dans la syalorrhée idiopathique, la salive est neutre ou à peine alcaline, en raison de la quantité considérable d'eau qu'elle contient. On ne sait pas si les maladies altèrent les proportions de ce dernier élément ; les différences qu'on a constatées sont trop minimes pour qu'on puisse en tirer quelque conclusion définitive.

*Altération de composition de la salive.*

Le glycose ne se retrouve pas dans la salive des diabétiques, suivant la plupart des auteurs ; d'autres disent l'y avoir constatée. Les crachats en renferment.

On a attribué à la quantité plus grande de sulfo-cyanure alcalin, que plusieurs physiologistes disent exister normalement dans la salive, les qualités délétères que ce liquide peut acquérir dans la rage, chez les animaux.

*Sulfo-cyanure alcalin.*

Il existe dans la salive mixte ou buccale, un principe fermentifère, saccharifiant, que les uns assimilent à la diastase, les autres à une matière organique putrescible, et qui opère la transformation de l'amidon en dextrine et en glycose. Ce principe est-il plus abondant ou nul dans certaines maladies? C'est ce qu'il est impossible de dire quant à présent. L'odeur que contracte la salive est très-fétide dans la carie dentaire, la stomatite mercurielle, l'angine, les ulcérations syphilitiques, morveuses, etc.; elle est acide dans l'embarras gastrique, fade, nauséeuse dans un grand nombre de maladies de l'estomac.

## § II. Symptômes tirés de la mastication et la déglutition.

**Troubles de la déglutition.** Dans un grand nombre de maladies générales et dans celles qui affectent le pharynx et l'œsophage, il faut examiner attentivement toutes les parties accessibles à la vue, afin de rechercher les changements de forme, de volume, de couleur, de texture, qui peuvent s'y produire. On ne doit jamais négliger cette étude, surtout chez les jeunes sujets, et aucune considération ne doit empêcher le médecin de s'y livrer, lorsqu'il croit cet examen nécessaire au diagnostic.

**Signes fournis par l'examen du pharynx et de l'œsophage.** L'inspection, à l'aide de la lumière naturelle ou artificielle, le toucher et l'introduction d'une sonde dans l'œsophage, sont les seuls moyens de reconnaître le siége et la nature des maladies congénitales du palais, de la luette, les ulcères spécifiques, les abcès, les fausses membranes et les tumeurs cancéreuses situées à l'isthme du gosier, dans le pharynx, l'œsophage ou les parties environnantes.

Dans ces derniers temps (1860), M. Czermak a proposé et employé, avec succès, un appareil d'optique qui permet d'apercevoir, avec une grande facilité, l'isthme du gosier, le pharynx et la partie supérieure du larynx.

La luette ainsi que les piliers du voile du palais sont

souvent déviés dans la paralysie du nerf facial. Le sommet de la luette se dirige du côté non paralysé, comme les autres parties du visage. Dans d'autres cas, il n'existe aucun changement de direction ; ce que les physiologistes expliquent par le siége différent de la lésion située tantôt en dehors, tantôt en dedans du coude que forme le nerf facial dans le rocher. L'hémorrhagie cérébrale détermine le même symptôme.

**De la dysphagie.** Il existe trois temps dans la déglutition : le premier marqué par la formation et le mouvement du bol alimentaire qui s'arrête au devant de l'isthme du gosier ; le second, par la pénétration rapide de ce bol dans le pharynx qu'il parcourt jusqu'à la partie supérieure de l'œsophage ; le troisième, par le passage de l'aliment à travers ce conduit. Cette division physiologique est tellement conforme aux troubles que provoquent les maladies qu'on n'en saurait proposer une meilleure au point de vue de la séméiotique. Nous étudierons donc : 1° une dysphagie buccale ; 2° pharyngienne ; 3° œsophagienne.

Troubles fonctionnels.

Nous décrirons sous le nom de *dysphagie* (de δὺς, difficilement, et φαγεῖν, manger) tous les troubles qui portent sur les trois actes que nous venons d'indiquer. Par un singulier abus de langage, on est arrivé à désigner, sous ce nom, la difficulté d'avaler, comme si l'action de manger était réduite à cette seule partie de la fonction.

Des dysphagies.

1° *Dysphagie buccale.* La formation du bol alimentaire exige le concours d'un très-grand nombre d'actes qui peuvent être troublés par la maladie. Si l'insalivation, la gustation ou la mastication ne s'exécutent pas bien la déglutition est gênée.

Dysphagie buccale.

Chez l'enfant, la *succion* se fait mal lorsque le frein de

Trouble de la succion.

la langue est trop court, lorsque celle-ci adhère au plancher de la bouche, lorsque la lèvre supérieure et la voûte palatine sont divisées. L'inflammation de la membrane buccale, des gencives, ou l'éruption difficile des dents, le coryza, la faiblesse congénitale, etc., empêchent l'enfant de saisir et de sucer le sein de sa nourrice.

Maladies qui produisent la dysphagie buccale.

Nous ne ferons qu'énumérer les causes de la dysphagie buccale : les unes portent sur l'appareil locomoteur, telles sont la fracture, la luxation de l'os maxillaire, l'arthrite simple ou rhumatismale du condyle, les maladies de cet os ; les autres sur les muscles des joues et de la langue (hémorrhagies et ramollissement du cerveau). Il faut rapporter encore le symptôme indiqué aux convulsions cloniques, à la chorée, à l'hystérie, à la contracture permanente des masséters, si fréquente dans le tétanos, la rage, la méningite simple ou cérébro-spinale.

La dysphagie est le symptôme de plusieurs affections qui siégent sur la membrane buccale et rendent difficiles et douloureux les moindres mouvements de la bouche ; de ce nombre sont la stomatite, les aphthes, le muguet, le ramollissement scorbutique et la gangrène des gencives. Les maladies de la parotide, de la glande sous-maxillaire, des conduits de Stenon et de Warthon, troublent la déglutition. Il en est de même de la chute des dents par les progrès de l'âge ou par l'effet de la maladie, d'une perforation syphilitique, morveuse ou cancéreuse de la voûte palatine et des altérations des os maxillaires par la syphilis, la morve, etc.

2° Dysphagie pharyngienne.

2° *Dysphagie pharyngienne ou gutturale.* Les substances alimentaires et les boissons ne peuvent franchir l'isthme guttural qu'en produisant une douleur vive qui s'étend jusque dans l'oreille interne, en même temps qu'une contraction des muscles du pharynx. Une partie de ces substances est rejetée hors de la bouche ou s'engage convulsivement dans l'ouverture des fosses nasales et revient par la partie antérieure du nez. Dans d'autres cas, il existe un spasme peu marqué qui permet au malade d'avaler encore quelques boissons ou des aliments liquides, sans qu'il se manifeste aucune douleur. Parfois la dysphagie est complète ; aucun aliment ne peut passer.

On observe ces diverses formes de dysphagie dans la pharyngite, l'amygdalite, la procidence de la luette, la diphthérite, les ulcérations simples ou syphilitiques, les indurations cancéreuses et les tumeurs de même nature situées à la base de la langue. A l'aide de l'inspection des parties malades, on reconnaîtra s'il ne s'est pas développé quelque affection organique sur l'apophyse basilaire, sur la colonne vertébrale, sur l'épiglotte ou dans les tissus ambiants (anévrisme et cancer).

Souvent une partie des aliments ou des boissons pénètre dans les fosses nasales, lorsque la luette et les piliers du voile du palais, les postérieures surtout, sont détruits par une ulcération ou la gangrène.

La paralysie du voile du palais, consécutive à une pharyngite simple ou pseudo-membraneuse, se développe dans la convalescence de la maladie ou quelque temps après. Tout fait supposer que ce sont les muscles pharyngo-staphylins, dont l'action est toute-puissante pour empêcher les aliments et les boissons de pénétrer dans l'ouverture postérieure des fosses nasales, qui sont paralysés, lorsque ceux-ci reviennent en partie ou en totalité par le nez, lorsque la voix est nasonnée. Du reste,

*Symptomatique des maladies dont le siége est dans les membranes, les os et les muscles.*

*Paralysie du voile du palais dans la pharyngite :*

l'examen direct de l'arrière-gorge prouve que si la texture des parties membraneuse est intacte, leur contrac-
dans les maladies tion est nulle ou incomplète. La paralysie de la septième
du cerveau; paire et l'hémorrhagie cérébrale donnent aussi lieu à
la dysphagie dont nous venons de parler. Il en est de
même des ulcérations et de la gangrène, de la luette et
du voile palais.

les névroses; Le rhumatisme des muscles du pharynx peut être la
cause de ce symptôme qui est aussi très-fréquent dans
le cours de la rage, de l'hydrophobie, de l'hypocondrie,
de l'hystérie, de l'aliénation mentale et de la fièvre typhoïde, etc. La convulsion musculaire trouble l'ensemble
des mouvements.

les maladies Le rôle essentiel que joue l'épiglotte dans la déglutition
de l'épiglotte; est aujourd'hui reconnu par tous les physiologistes, contrairement à ce que soutenait Magendie. La phlegmasie
violente, les ulcérations, la destruction de cet opercule
gênent beaucoup la déglutition des aliments solides, et
surtout des liquides. On observe cette dysphagie, à un
très-haut degré, dans la phthisie laryngée, les ulcérations
syphilitiques et cancéreuses du larynx. On peut dire
qu'elle constitue un des symptômes les plus fréquents et
les plus douloureux de ces maladies.

des lèvres Les affections des lèvres de la glotte produisent-elles
de la glotte. ce symptôme? Ordinairement la constriction énergique
des muscles intrinsèques du larynx pendant la déglutition,
assure, comme chacun le sait, l'occlusion exacte de cette
ouverture. On voit les boissons y pénétrer, dans quelques
cas rares d'ulcérations tuberculeuses, et chez les enfants
qui ont été trachéotomisés pour une affection croupale.
La paralysie des muscles constricteurs inférieurs du pharynx, plutôt que celle des muscles intrinsèques du larynx,

auxquels se rendent le nerf récurrent et le laryngé supérieur, nous paraît être la cause de cette dysphagie. Faisons d'ailleurs remarquer que les maladies du larynx les
plus aiguës comme les plus chroniques n'altèrent pas, en
général, la déglutition.

La diminution des sécrétions salivaire et muqueuse
peut apporter un obstacle réel à la déglutition. C'est, en
partie, de cette manière, qu'agissent les émotions morales,
la fièvre, la pharyngite, la dessiccation rapide de la
membrane muqueuse dans les maladies des organes respiratoires, la belladone, etc.

3° *Dysphagie œsophagienne.* Elle est caractérisée par
l'arrêt du bol alimentaire au niveau de l'œsophage, ou
par la difficulté extrême que le malade éprouve à lui
faire franchir cette portion du conduit membraneux.
Souvent les boissons seules arrivent dans l'estomac, et
les aliments solides remontent, par régurgitation, jusque
dans la bouche, suivant l'intensité de l'obstacle qui s'oppose à leur passage. On voit des malades obligés de
pousser le bol alimentaire, avec une baguette, pour lui
faire traverser l'œsophage. Dans un grand nombre de cas,
la déglutition, quoique difficile, n'est point douloureuse ;
dans d'autres, les sujets éprouvent, durant la contraction œsophagienne, une douleur vive qui a son siége
entre les deux omoplates et se prolonge jusqu'à la base
de la poitrine. Cette sensation indique assez bien le
lieu occupé par la maladie de l'œsophage. Elle consiste
dans une lésion cancéreuse, plus rarement une ulcération
simple ou une lésion traumatique des membranes. L'obstacle que la maladie oppose au cours des matières alimentaires, finit par amener au-dessus une dilatation du
conduit. L'introduction d'une sonde est le seul moyen de

3° Dysphagie œsophagienne.

se former une idée exacte de la nature et du siége de la maladie. La rumination et la régurgitation partielle ou complète des aliments indiquent cette oblitération momentanée ou permanente de l'œsophage.

La dysphagie œsophagienne est le symptôme, 1° d'une maladie de l'œsophage ; 2° d'un organe environnant ; 3° du système nerveux. Elle peut être aussi sympathique ou idiopathique.

**Dysphagie symptomatique d'une maladie de l'œsophage :**

A. *Dysphagie symptomatique.* Elle peut être déterminée par un corps étranger qui s'arrête dans un point du conduit membraneux, par une phlegmasie, un rhumatisme, une production épithéliale ou cancéreuse.

**des organes environnants.**

Les maladies scrofuleuses des os, le rachitisme, les ostéophytes, l'anévrisme de l'aorte pectorale, dans ses trois portions et surtout la dégénérescence des ganglions lymphatiques qui entourent le cardia, peuvent, en comprimant le canal alimentaire, amener une forte dysphagie.

Il est rare d'observer ce symptôme dans les tubercules des ganglions bronchiques, dans les excavations tuberculeuses, excepté lorsqu'il survient dans l'œsophage un travail phlegmasique ou une ulcération.

La paralysie symptomatique d'une hémorrhagie ou d'un ramollissement cérébral s'accompagne parfois d'une dysphagie passagère ou permanente. Ordinairement elle indique un état fort grave, et très-souvent une fin prochaine.

B. La *dysphagie sympathique* se rencontre dans les affections organiques de l'estomac, du foie, dans la dyspepsie, la gastralgie, les maladies vermineuses, la grossesse et les lésions chroniques de l'utérus.

**Œsophagisme.**

C. Comme exemples tranchés de *dysphagie idiopathique*, citons toutes celles qui se manifestent, d'une façon passagère, dans le cours des névroses, telles que l'hystérie, la catalepsie, l'hypocondrie. On a désigné sous le nom de *spasme œsophagien*, d'*œsophagisme*, la constriction qui survient dans ces maladies et qui donne lieu à une difficulté extrême ou à l'impossibilité d'avaler, sans qu'il y ait douleur. Presque toujours des nausées, des vomituritions et des vomissements suivent cet état morbide.

## § III. Symptômes fournis par les troubles des fonctions gastriques.

*Divisions.* Nous comprenons dans cette étude : I, les symptômes physiques qui résultent de l'exploration de la région épigastrique (configuration, volume, vibrations sonores obtenues par la percussion); II, les symptômes dynamiques, qui consistent dans la lésion des mouvements propres à l'organe (vomissements, convulsions, troubles de sensation, dépravation de la faim, de la soif, gastralgie); III, les troubles de la chymification (dyspepsie) (1).

I. **Symptômes physiques**. A. *Configuration de la région épigastrique.* Il faut que le praticien ait présente à l'esprit la position de l'estomac, pendant l'état de vacuité et pendant la réplétion. Dans le premier cas, il est caché entre les feuillets de l'épiploon gastro-hépatique, derrière le colon transverse, dans la région épigastrique, derrière le sternum et dans une partie de l'hypocondre gauche. Quand il est distendu par des gaz, par un liquide ou des aliments, en raison de la fixité de ses deux points d'attache, qui

*[marginal notes:]* Divisions. Signes physiques. Configuration de la région épigastrique. Situation de l'estomac.

(1) Cet ordre est, à peu de choses près, celui que M. Piorry a adopté dans son *Traité de diagnostic et de séméiologie* (3 vol. in-8, Paris, 1837). On y trouve une exposition complète et méthodique de tous les symptômes et les signes des *maladies*.

sont le cardia et le pylore, il exécute alors un mouvement de rotation tel que sa grande courbure s'applique contre la paroi du ventre et la face supérieure sur le diaphragme. Il remplit alors l'épigastre, la partie supérieure de l'hypocondre gauche, et s'étend jusqu'à la vésicule du fiel.

**Ses limites extérieures.** L'épigastre est excavé, et forme ce qu'on appelle le *creux épigastrique*. Il comprend un espace triangulaire dont le sommet est l'appendice xyphoïde; les deux côtés ont pour limites les fausses côtes ; la base se trouve au-dessus de l'ombilic. L'estomac occupe la moitié supérieure de ce triangle et se prolonge derrière le sternum et les dernières côtes, ou à gauche seulement. Le foie et le bord des cartilages costaux lui servent très-exactement de limites à droite.

**Excavation épigastrique accrue.** Dans l'état morbide, l'excavation épigastrique est augmentée ou remplacée par une voussure. L'épigastre se creuse fortement dans le marasme et dans tous les cas où l'estomac et l'intestin se rétrécissent fortement, par l'effet de l'inanition pathologique (cancer de l'estomac, tumeurs épiploïques et maladies du pancréas); dans le cas où des adhérences intimes s'établissent entre les deux feuillets du péritoine (péritonite sèche, simple ou tuberculeuse); dans toutes les maladies douloureuses de l'intestin (gastro-entéralgie, colique des peintres, entéralgie des pays chauds, volvulus, etc.).

**Voussure de l'épigastre.** Cette même région devient plane ou plus ou moins bombée : 1° lorsque des tumeurs cancéreuses de l'estomac, des kystes épiploïques ou mésentériques situés dans le voisinage de ce viscère, repoussent la paroi de l'abdomen; 2° dans les maladies du foie et surtout de son lobe gauche (hypertrophie, cancer, acéphalocyste); 3° dans l'hypertrophie du pancréas; 4° dans celle de la rate,

lorsque cet organe acquiert des dimensions considérables ;
5° dans l'hydrothorax, le pneumo-thorax droit ou gauche :
alors le diaphragme, fortement refoulé vers la cavité
abdominale, repousse en bas et en avant l'estomac, la rate
ou le foie, et médiatement toute la masse gastro-intestinale.

B. *Vibrations sonores.* La percussion de la région épigas- *Vibrations*
trique fournit des résultats variables suivant la position *sonores*
*par la percussion*
de l'estomac et suivant qu'il est plein ou vide, distendu *de l'épigastre.*
par des gaz ou revenu fortement sur lui-même. Dans
l'état de vacuité, on obtient un son très-clair qui a servi
de type aux autres bruits (son stomacal). Il a pour limites
supérieures la matité cardiaque ; à droite, celle du foie ;
à gauche, il s'étend jusque dans l'hypocondre, au niveau
de la ligne mamelonnaire et même axillaire.

La région épigastrique percutée avec le doigt ou mieux *Son exagéré*
encore au moyen du plessimètre, rend un son que l'on a *ou tympanique.*
comparé à celui du tambour (son tympanique). Loin
d'être borné à l'épigastre, ce bruit peut exister dans la
plus grande partie de l'abdomen (hypocondrie, hystérie,
chlorose) ; il s'entend encore dans les hypocondres, surtout le gauche, quelquefois remonte jusqu'au niveau de
la quatrième côte et couvre la matité précordiale. Un son
tympanique qui occuperait, d'une manière permanente,
tout un côté de la poitrine ferait songer à une hernie de
l'estomac, à travers le diaphragme.

La diminution du son normal peut dépendre de l'inges- *Son mat.*
tion des boissons et des aliments. Si l'on conservait des
doutes sur le siège d'une sonorité anormale située à l'épigastre, l'ingestion rapide d'une assez grande quantité de
boisson, conseillée, en pareille circonstance, par M. Piorry,
serait un moyen précieux de lever la difficulté. On observe

la matité épigastrique dans l'hématémèse, dans la dilatation de l'estomac, dans toutes les maladies cancéreuses
qui envahissent ses parois, surtout l'antérieure. La matité
superficielle, qu'on ne peut découvrir qu'à l'aide du plessimètre, parce que derrière elle existe une sonorité très-
marquée, indique un cancer de la paroi antérieure de
l'estomac. La percussion profonde donne lieu à une matité également profonde qui peut tenir à un cancer situé
dans cet organe ou dans l'arrière-cavité des épiploons.
Nous engageons le praticien à ne jamais négliger la percussion plessimétrique dans les affections douteuses de
l'estomac ou du ventre; il arrivera ainsi à découvrir, de
bonne heure, des affections organiques encore latentes, de
l'estomac ou de l'arrière-cavité des épiploons.

Palper.

C. Le *palper* fait reconnaître les différents degrés de
résistance que la paroi ventrale oppose lorsqu'il existe
derrière elle une tumeur gastrique profondément située.

D. La *succussion* de l'estomac y fait naître des bruits
hydro-aériques, un gargouillement que l'auscultation
permet d'entendre très-distinctement, mais qui n'a aucune valeur séméiotique.

Symptômes
fonctionnels.

II. **Symptômes dynamiques**. Au trouble des mouvements de l'estomac se rattachent : 1° le vomissement ;
2° la régurgitation ; l'éructation ; la convulsion ; — 3° au
trouble de la sensibilité, la faim, la soif, la douleur des
muscles gastriques ou gastralgie.

I. **Du vomissement**. L'étude du vomissement doit
comprendre : 1° l'acte en lui-même avec ses principaux
phénomènes, la nausée, la vomiturition ; 2° les symptômes
fournis par les matières vomies.

Le vomissement est un acte convulsif involontaire, dû
à la contraction du diaphragme et des muscles abdomi-

naux, et qui provoque l'expulsion par la bouche des matières renfermées dans l'estomac.

*Causes.* Les diverses stimulations pathologiques qui
déterminent cet acte proviennent de cinq sources principales : 1° des centres nerveux (cerveau et moelle); 2° de la
perturbation des muscles chargés d'accomplir le vomissement; 3° du tube digestif; 4° d'un viscère quelconque;
5° du sang altéré.

1° *Maladies qui agissent principalement sur le système
nerveux cérébro-spinal.* A cette cause se rattache le vomissement dû à une impression de dégoût, de répugnance,
excitée par la vue d'un objet repoussant, par une odeur
fétide ou par un souvenir désagréable; la pensée seule
suffit pour ramener l'acte.

Causes
du vomissement :
1° Maladies
du système
nerveux
cérébro-spinal.

Il faut attribuer uniquement à un trouble de l'innervation cérébrale le vomissement qui se montre, d'une
manière si constante, dans le mal de mer et dans toutes
les maladies du cerveau (commotion cérébrale, encéphalite, myélite, hydrocéphale aiguë, tumeurs du cerveau,
de la dure-mère, hémorrhagie, vomissement sympathique).

Il est difficile d'expliquer, autrement que par une forte
perturbation du système nerveux cérébro-spinal, le vomissement si commun et souvent incoercible de l'hystérie,
de l'hypocondrie. Quelquefois, il est vrai, l'excitation
des organes génitaux et les troubles de la menstruation
y jouent un rôle. (Voyez 4° *ordre de causes.*)

2° *Causes qui agissent mécaniquement sur les muscles
chargés d'accomplir le vomissement.* Nous citerons comme
types de ces vomissements ceux qu'on observe à la suite
des quintes de toux violentes et répétées, chez les enfants
atteints de coqueluche, dans la grippe, les bronchites, la

Vomissement
sympathique.

phthisie. C'est à une cause du même genre qu'il faut s'en prendre pour expliquer le vomissement qui survient dans l'ascite considérable, vers les derniers mois de la grossesse, dans la tympanite et dans les tumeurs volumineuses de l'ovaire qui refoulent fortement le diaphragme. On peut, il est vrai, faire intervenir une irritation des nerfs et une action réflexe de la moelle ; ce qui fait alors de ce vomissement un phénomène sympathique, mais on peut aussi l'expliquer par une action toute mécanique exercée sur les muscles chargés d'effectuer le vomissement (muscles abdominaux et diaphragme).

Maladies du tube digestif. Vomissement symptomatique. 3° *Causes qui agissent sur le tube digestif* (vomissement symptomatique). A cette classe appartiennent toutes les maladies du tube digestif, c'est-à-dire du pharynx, de l'œsophage, de l'estomac, de l'intestin et de leur enveloppe. La titillation de la luette, de la base de la langue, du pharynx, en excitant le glosso-pharyngien et le pneumogastrique, provoquent sûrement le vomissement, par action réflexe. Les maladies de la partie inférieure de l'œsophage troublent forcément les mouvements des muscles constricteurs et aboutissent au même résultat. Nous mentionnerons encore les maladies de l'estomac, telles que le ramollissement et les tumeurs squirrheuses et encéphaloïdes. Elles déterminent ordinairement une irritation sympathique cérébro-spinale ; on ne peut que rarement expliquer le vomissement par un obstacle permanent, et complet au cours des matières. Telle est cependant l'action plus spéciale des hernies de l'estomac ou des autres parties de l'intestin, l'iléus et la présence de corps étrangers, qui empêchent la libre circulation des substances solides et liquides contenues dans le tube digestif.

Les violentes douleurs de l'estomac et toutes les affections qui troublent l'innervation de ce viscère et de l'intestin, telles que la gastralgie, la dyspepsie, la colique saturnine, etc., sont fréquemment accompagnées de vomissements. Ainsi agissent encore les vers intestinaux (lombric, ténia), les poisons irritants, l'entéro-colite, la gastrite aiguë, les maladies du pancréas, la péritonite primitive ou consécutive à d'autres maladies. Est-ce le pneumo-gastrique ou le sympathique qui transmet cette excitation ? C'est ce qu'on ne saurait dire : les physiologistes n'étant pas d'accord sur ce point.

*4° Causes morbifiques qui agissent sur un viscère plus ou moins distant de l'estomac* (vomissement sympathique). Nous prendrons pour type des vomissements qui se produisent de la sorte, ceux qu'on observe au début et dans le cours de la grossesse, durant les troubles de la menstruation, les affections aiguës et chroniques de la matrice (métrite, cancer, prolapsus, polypes), des organes urinaires chez l'homme et la femme (cystite, néphrite, calcul vésical et rénal, etc.) Les maladies du foie, l'hépatite, la cirrhose et surtout la cholécystite, les calculs biliaires, sont des causes fréquentes du vomissement sympathique. Nous devons ranger encore dans cette catégorie celui qui se manifeste dans le cours de l'érysipèle, de la pneumonie, de la fièvre intermittente.

*Maladies d'un organe éloigné de l'estomac. Vomissement sympathique.*

*5° Causes morbifiques qui agissent en altérant le sang.* L'émétique injecté dans les veines fait vomir, parce que le sang altéré se trouve en contact avec le système nerveux et le modifie d'une manière anormale. Telle est l'action d'un grand nombre de poisons, tels que l'opium, la morphine, le plomb, le cuivre, le venin de la vipère et de quelques serpents. Peut-on rapporter à une altération du sang le vomissement qu'on observe dans les fièvres éruptives,

*Altérations du sang.*

dans la variole surtout, l'érysipèle, les grandes pyrexies des pays chauds, la fièvre jaune, où il est si caractérisque, dans la fièvre intermittente cholériforme et le choléra-morbus épidémique et sporadique ? Si ce n'est pas par le liquide préalablement altéré que le système nerveux est modifié, c'est alors par l'agent miasmatique, auquel ce sang ne sert que de véhicule. Dans les hémorrha-gies, dans la chloro-anémie, la lipothymie et les syn-copes qui en dépendent, le vomissement se montre comme un symptôme lié évidemment à la stimulation insuffi-sante du système nerveux, par un sang trop pauvre et trop peu abondant.

L'altération du sang est la cause des vomissements qu'on observe dans les accidents qui dépendent d'une lésion profonde de la sécrétion urinaire et dont on a fait une maladie spéciale fort problématique sous le nom d'*urémie*.

Critique des divisions adoptées dans l'étude du vomissement. *Division du vomissement en idiopathique, symptomatique et sympathique.* Quelque variés que soient le siége et la nature des causes qui provoquent ce symptômes elles ont pour effet commun d'agir sur le cerveau et la moelle, par l'intermédiaire du splanchnique, du pneumo-gas-trique et même des nerfs spinaux et de mettre en jeu le pouvoir réflexe, à la suite duquel s'effectue le vomissement, acte qui est entièrement soustrait à l'empire de la volonté dans l'état morbide. Les sources de la stimulation patholo-gique sont différentes, mais l'aboutissant est toujours le cen-tre nerveux central et l'effet également le même. On dit que le vomissement est symptomatique dans le cancer de l'es-tomac, sympathique dans la grossesse, la méningite, etc.; ces idées manquent d'exactitude. Dans le premier cas la stimulation vient, il est vrai, de l'estomac; mais comme ce n'est pas ce viscère, mais les muscles abdominaux et le diaphragme qui effectuent le vomissement, celui-ci est sympathique, dans ce cas aussi bien que dans celui où l'utérus est l'organe incitateur de l'action réflexe. Nous dirons même que le vomissement est plus symptomatique dans une méningite, une encéphalite, une myélite, que dans un cancer de l'estomac, car la cause morbifique agit directement sur le centre nerveux. Il en est de même de la paralysie, de la convulsion d'un muscle, déterminées par une hémorrhagie cérébrale, ou une encéphalite ; on les appelle *symptomatiques*. Nous éprouvons donc un sérieux embarras, en présence de la division classique du vomissement, en symptomatique et sympathique. Nous ne savons comment qualifier le phénomène morbide, dans un très-grand nombre de maladies ; il nous semble préférable de le caractériser par la cause même de l'irritation nerveuse. Elle seule peut fournir au praticien des signes importants et des indications curatives bien tranchées.

1° Nous distinguerons d'abord un vomissement par simple trouble de l'innervation cérébro-spinale, sans lésion. Il comprend le vomissement *idiopathique* tel que le mal de mer ou vomissement nautique, et celui que provoquent les grandes névroses, l'hystérie, l'hypocondrie, la folie ; le vomissement incoercible et mortel, qui dure plusieurs mois, et que nous avons observé plusieurs fois sans qu'aucune lésion matérielle ait pu nous en rendre compte.

Vomissement : 1° par trouble de l'innervation cérébro-spinale ;

Un autre vomissement est *symptomatique* : 1° dans les inflammations et les hémorrhagies du cerveau, des méninges, et de la moelle ; 2° dans d'autres cas il est dû au trouble des mouvements des muscles du ventre et du

2° par maladie du cerveau ;

3° du tube digestif; diaphragme (réplétion, ascite, tympanite, hydro-pneumo-thorax, et d'autres causes mécaniques); 3° le *vomissement par maladie du tube digestif* comme dans le cancer de l'estomac, de l'œsophage (vomissement symptomatique 4° de différents organes; des auteurs) ; 4° Le *vomissement sympathique* dépend d'une lésion de texture ou de fonction d'un organe avec lequel l'estomac entre en sympathie (grossesse, concrétions rénales, biliaires, etc.).

5° du sang. L'altération du sang est la cause du vomissement dans l'empoisonnement par l'émétique, les sels de morphine, le plomb, les sels de cuivre, dans l'anémie, l'intoxication paludéenne, les grandes pyrexies, dans la variole, etc ; est-il symptomatique ou sympathique? S'il est symptomatique, le voilà rapproché du même phénomène lorsqu'il est signe du cancer de l'estomac. Et cependant combien est différente la manière d'agir de l'agent morbifique! Quelle confusion et comment sortir de toutes ces subtilités scolastiques qui remontent encore à l'époque où l'on croyait que le vomissement était produit par la contraction brusque et énergique de l'estomac (1681)? Nous conseillons donc, dans la classification du vomissement, de ne tenir compte que du siége primitif de la stimulation provoquée par l'acte morbide.

Phénomènes du vomissement. 1. *Description de l'acte.* Nous serons bref sur ce sujet, qui a été traité dans tous les ouvrages de physiologie, et nous n'en prendrons que la partie purement pathologique.

Nausée. Le vomissement est précédé par une sensation particulière, pénible, de durée variable, qu'on appelle *la nausée*, ou *envie de vomir*. Elle s'accompagne d'un malaise général, de vertiges, de bruits d'oreille, de sueurs, d'anxiété épigastrique, de gêne de la respiration, d'un afflux considérable de salive dans la bouche, de crachotements continuels. Si le vomissement succède à la nausée, le malade est soulagé, et, à part la courbature et un sentiment de faiblesse d'intensité variable, il se retrouve dans l'état où il était auparavant. Mais si la nausée se proonge, ou si elle se dissipe pour revenir plusieurs fois et tourmenter le patient, pendant plusieurs heures, plusieurs jours et même plusieurs semaines, comme dans la grossesse, l'hystérie, etc., alors les fonctions gastriques se troublent fortement, l'appétit se perd, et l'on observe un état adynamique prononcé.

La nausée est souvent suivie d'efforts stériles qui ne peuvent produire l'expulsion des matières contenues dans l'estomac. On donne le nom de *vomiturition* à l'acte avorté du vomissement. Il se reconnaît à la nausée incessante, à l'afflux salivaire et à des contractions incomplètes des muscles qui coïncident avec une expiration bruyante, rauque et convulsive. Les vomituritions tiennent à ce que les muscles, chargés de l'acte du vomissement, ne se contractent pas complétement, ou à ce que l'estomac ne renferme plus de matière liquide ni solide. Vomiturition.

La *régurgitation* consiste dans une contraction de l'estomac, aidée de celle des muscles de l'abdomen et de l'œsophage, qui fait remonter dans le pharynx et la bouche les matières solides et liquides contenues dans le ventricule. Régurgitation.
La rumination ou myricisme (de μηρυκισμὸς, rumination) diffère de la régurgitation, en ce que les aliments sont régulièrement conduits dans la bouche, pour y être soumis de nouveau au travail de la mastication, comme chez les animaux. La rumination n'est point un acte qu'on observe dans les maladies, tandis que la régurgitation s'y montre fréquemment et dans les mêmes cas que le vomissement ; Rumination.

chez l'enfant à la mamelle, après l'ingestion d'une trop grande quantité de lait, ou bien lorsque l'estomac est distendu outre mesure par des aliments ou des liquides; dans l'étranglement herniaire, la péritonite chronique, et souvent, à la suite des efforts de toux, soit chez les phthisiques, soit chez d'autres malades.

*Éructation, ou port.* Il ne faut pas confondre avec la régurgitation l'*éructation*, qu'on nomme *rapport, renvoi, rot*. L'éructation est l'expulsion bruyante, convulsive, volontaire ou non, par la bouche, de gaz contenus dans l'estomac. Ces gaz rapportent avec eux l'odeur des aliments altérés. Cette odeur est celle de l'hydrogène sulfuré, d'œufs pourris, de choux, etc.; les renvois sont dits alors *nidoreux.* Quelquefois ils entraînent des vapeurs d'une acidité extrême ou un peu de liquide âcre qui brûle la bouche (pyrosis). Le bruit que détermine l'expulsion des gaz est dû à la vibration des membranes de l'œsophage contracté, dans le point où elles se continuent avec le pharynx.

Tels sont les divers actes morbides qui accompagnent ou suivent le vomissement. Ils se présentent à peu près dans les mêmes maladies; leur histoire ne saurait donc être séparée de celle du vomissement,

*Caractères séméiotiques tirés des diverses particularités propres au vomissement.* Le vomissement est un acte isolé *a.* qui ne se présente qu'une fois au début de la maladie (variole, exanthème fébrile, congestion cérébrale); *b.* qui l'accompagne dans toutes ses périodes, comme dans les affections gastriques, la cirrhose, l'hépatite, les maladies bilieuses, le choléra, les productions morbides du cerveau (tubercules); *c.* seulement dans une de ses phases (méningite, grossesse). On peut tirer d'utiles renseignements de la durée, de la persistance et de la continuité des vomissements, comparées à leur intermittence plus ou moins éloignée;

*Continu ou intermittente.*

les premiers tiennent ordinairement à des lésions permanentes des organes du ventre, tandis que les seconds sont
ordinairement sympathiques de quelques névroses ou de
quelque maladie viscérale éloignée.

On doit encore rechercher si le vomissement est *initial*
ou *terminal* dans les maladies; s'il est *critique :* ce qui est
fort douteux; s'il est accompagné d'une amélioration,
comme dans la fièvre bilieuse, où il indique l'emploi des
vomitifs; s'il coïncide, au contraire, avec les accidents
graves et ultimes de la maladie; s'il est *facile* ou *pénible,*
suivi ou non, de l'expulsion d'une grande quantité de
bile ou d'aliments.

II. **Des matières vomies**. La nature des matières
vomies est la seule considération sur laquelle puisse
être fondée une division utile au diagnostic. Nous serons
bref sur ce sujet, auquel on a attribué anciennement une
importance exagérée. On se propose d'établir, à l'aide de
l'inspection des matières, la nature et le siége de la maladie dont le vomissement est le symptôme. Or ces matières sont formées en proportion variable : 1° par des
aliments ou des boissons; 2° par des liquides acides, alcalins, aqueux ou muqueux; 3° par du sang et des substances
noires qui en proviennent; 4° par un liquide bilieux;
5° par des entozoaires; 6° par des matières stercorales;
7° par du pus; 8° par des fausses membranes; 9° par des
corps venus du dehors.

1° *Aliments, boissons.* Le rejet des matières alimentaires est caractérisé par l'expulsion d'une bouillie
molle, grisâtre ou rosée, exhalant une odeur acide très-
prononcée, dans laquelle on retrouve des portions non
altérées d'aliment, si le vomissement s'effectue dans les
premières heures de la chymification. Rien d'ailleurs de

Signes tirés
de l'étude
des matières
vomies

Division.

1° Vomissement
alimentaire.

plus variable que le degré d'altération apportée aux aliments par ce travail physiologique. S'il est suspendu ou
ralenti, les malades vomissent des aliments ingérés depuis
la veille ou deux ou trois jours auparavant (cancer, dilatation et ulcère chronique de l'estomac). Quelquefois les substances vomies conservent les caractères physiques qui
les font aisément reconnaître. Un fait, non moins fréquent et plus curieux encore, est l'espèce de choix fait
par l'estomac, qui rejette tantôt la viande, les légumes,
le vin, tantôt les substances liquides, tandis qu'il conserve les solides ou les aliments les plus indigestes. Les
affections cancéreuses de l'estomac et les obstacles
qu'elles opposent au libre passage des aliments, la dilatation de ce viscère, et surtout les diverses tumeurs qui ont
leur siége dans le pancréas ou l'arrière-cavité des épiploons,
sont la cause la plus ordinaire du vomissement alimentaire. Cependant, avant d'aller plus loin, établissons
d'après un nombre considérable de faits qui sont l'objet
constant de nos études depuis plus de dix années : 1° que
les affections organiques des membranes de l'estomac
sont loin d'être la cause la plus fréquente du vomissement ; 2° qu'on le rencontre, au moins aussi souvent, dans
les maladies du foie et des conduits d'excrétion biliàire,
dans la cirrhose et les phlegmasies du péritoine ; 3° que
la simple névrose de l'estomac, appelée tantôt *dyspepsie*,
tantôt *gastralgie*, liée à des troubles menstruels, à
l'hystérie, à la grossesse ou à une affection chronique
des ovaires, donne lieu à des vomissements chroniques
souvent incoercibles et qui peuvent entraîner la mort. On
se gardera bien aussi de tomber dans une erreur trop
accréditée, qui consiste à croire qu'il existe, presque toujours, un obstacle pylorique pour expliquer la fréquence

*Choix
de matières
vomies.*

du vomissement dans les maladies de l'estomac. Il nous suffira, pour mettre le praticien en garde contre de semblables idées, de lui rappeler que le vomissement est un acte pathologique produit par action réflexe, et qu'on l'observe dans un nombre considérable de maladies très-différentes les unes des autres.

2° *Matières muqueuses.* Les matières muqueuses, que l'estomac peut recevoir et rejeter au dehors, viennent de la bouche ou de la membrane muqueuse elle-même, ou de diverses portions de l'intestin. Parlons d'abord des premières.

Les malades atteints de gastralgie, de dyspepsie et de cancer rendent souvent, soit à jeun, soit après avoir mangé, une quantité très-grande d'un liquide semblable à de l'eau, ou filant comme du blanc d'œuf cru, opalin. La composition de ce liquide est très-variable suivant que la salive, le mucus ou le suc gastrique y prédomine. D'ordinaire le liquide mixte qui forme les matières vomies se compose, en grande partie, de salive avalée et mêlée au mucus de l'estomac. Il est alcalin ou acide suivant que c'est le premier ou le second de ces deux liquides qui est le plus abondant. On voit des malades rendre, tous les matins, sans efforts, 300 grammes et plus d'un liquide filant, incolore et inodore. Il est alcalin ou neutre, rarement acide. Il caractérise la gastrorrhée soit simple, soit symptomatique d'un cancer de l'estomac, d'une maladie du poumon, du foie ou sympathique, par exemple, de la grossesse. Il faut soumettre à de nouvelles recherches les faits de gastrorrhée qui ne sont souvent que des vomissements de salive ou de boisson.

L'acidité des liquides portée au point d'agacer la

2° Vomissement muqueux.

Gastrorrhée.

Liqueurs acides.

bouche et les dents, n'est ni aussi fréquente ni aussi prononcée qu'on paraît le croire généralement ; cependant on l'observe dans le pyrosis et dans les maladies de l'estomac.

Suc gastrique. Le trouble de la chymification est dû surtout au cancer et aux différentes formes de gastralgie. Il n'existe pas d'exemple de vomissement de matières exclusivement composées de suc gastrique, c'est-à-dire d'un liquide identique, à celui qui opère la digestion des matières fibrineuses et albuminoïdes ; il est presque toujours constitué par un mélange de mucus, de salive et de suc gastrique.

Liquide séreux. Une seule maladie donne lieu à l'expulsion de matières séreuses abondantes, que l'on a comparée à de l'eau de riz ou très-faiblement amidonnée ; cette maladie est le choléra-morbus épidémique : les qualités de ce liquide suffisent pour caractériser le mal. On a observé, dit-on, des vomissements, séreux chez des hydropiques qui étaient délivrés de leur mal ou soulagés momentanément par cette expulsion critique. Les faits de ce genre sont loin d'être démontrés.

3° Vomissement de sang. 3° *Matières sanglantes, vomissement de sang, hématémèse* (de αἷμα, sang, et ἐμέω, je vomis). On doit donner ce nom à l'expulsion par la bouche d'un liquide qui contient les éléments du sang et qui provient de la cavité gastrique. Le liquide qui forme les matières vomies, est noirâtre, ou d'un rouge plus ou moins foncé. Il renferme souvent des caillots sanguins ou une matière caillebottée, noirâtre, qui est également caractéristique de l'hématémèse. Celle-ci est le symptôme ordinaire du cancer, de l'ulcère chronique, des perforations de l'estomac, des maladies du foie et de toutes les affections dans lesquelles le sang

est altéré (scorbut, fièvre typhoïde, intoxication miasma- *Le sang est altéré à différents degrés.*
tique). Pour peu que le sang séjourne dans l'esto-
mac, il s'y altère par son contact avec les liqueurs acides
qui y sont contenues, et surtout par le travail de la chymification auquel il est soumis. Les matières vomies ressemblent alors si peu au sang, qu'il est presque impossible
d'en reconnaître les propriétés. Tantôt il se présente
sous forme de masses noires coagulées imitant le caillot
de la saignée ; tantôt on y découvre une substance solide,
rougeâtre, fibrineuse, encore teinte par la matière colorante
rouge, ou bien des grumeaux noirâtres abondants qui rap- *Matière semblable à du marc de café,*
pellent ceux du marc de café, du chocolat ou de la suie *à de la suie, etc.*
auxquels on les a comparés ; dans d'autres cas ce sont
des flocons bistrés ou jaunâtres, une poussière grise
ou noire dans laquelle le microscope permet encore de
distinguer les globules du sang ou leur matière colorante.

Quand on constate la présence du sang dans les matières vomies, il reste à savoir s'il provient de l'ouverture
postérieure des fosses nasales, de la bouche, des voies
respiratoires, ou d'un vaisseau sanguin situé dans le voisinage de l'estomac qui se serait ouvert dans la cavité
gastrique. Le degré d'altération qu'a subie le liquide
sanguin, sa quantité souvent très-grande, les circonstances qui ont précédé et qui accompagnent sa sortie,
suffisent ordinairement pour faire reconnaître la cause du
flux sanguin.

4° *Matières bilieuses.* Rien de si fréquent que de rencon- *4° Vomissement bilieux.*
trer, dans les matières vomies, une certaine quantité de
bile verte ou jaune, seule ou mêlée aux aliments, aux boissons médicamenteuses, etc. Les malades s'aperçoivent
qu'ils vomissent de la bile, au goût amer qu'elle laisse après

avoir traversé la bouche. Le vomissement bilieux est tantôt le symptôme d'une maladie de l'estomac, des appareils sécréteur et excréteur de la bile, tantôt sympathique d'une affection viscérale plus ou moins éloignée de l'estomac (utérus, vessie, rein). La présence de la bile n'indique absolument aucune lésion spéciale ; car on peut l'observer aussi bien avec une simple migraine, une méningite, une pneumonie, qu'avec un cancer gastrique. Peut-être cependant est elle plus fréquente dans les divers états morbides bilieux.

5° Entozoaires.　　5° *Vomissement de vers.* Nous mentionnerons seulement comme un fait assez fréquent chez les jeunes sujets et même les adultes, dans le cours de différentes maladies, l'expulsion par la bouche d'ascarides lombricoïdes qui remontent dans l'estomac, plus rarement de fragments de ténia, d'échinocoque ou d'acéphalocyste provenant du foie ou des régions sous-diaphragmatiques. On y a aussi trouvé, dans ces derniers temps, la sarcine de l'estomac (*sarcina ventriculi*).

6° Pus.　　6° *Vomissement de matières fournies par l'organisme.* On a vu des malades vomir de grandes quantités d'un pus, qui avait pénétré dans l'estomac à la suite d'adhérences établies entre cet organe et le foie, le mésentère ou le rein.

7° Fausses membranes.　　7° Les fausses membranes avalées par un malade atteint de diphthérie peuvent être rejetées par le vomissement. Une fièvre éruptive avec forte rougeur de la membrane buccale gastrique y détermine le même effet. Les sporules du muguet, les tubes de *penicillum glaucum*, les filaments de plusieurs algues, se montrent dans les matières vomies, chez les sujets en proie à des maladies organiques de l'estomac.

8° Dans l'étranglement intestinal, les principes odo- 8° Matières stercorales. rants des matières stercorales, ou même quelques parties de ces dernières, peuvent venir se mêler aux liquides vomis qui rapportent alors une odeur tout à fait caractéristique.

On a dit aussi que les matières liquides de l'estomac Vomissement urémique. pouvaient contenir l'urée ou le carbonate d'ammoniaque fourni par la décomposition de l'urée. Ce phénomène morbide ne se manifeste que dans les cas où la sécrétion de l'urine est supprimée (urémie) ou dans le choléramorbus.

Nous terminerons en rappelant que des corps étrangers Corps venus du dehors. Animaux et végétaux. avalés par mégarde ou par supercherie ne peuvent pas toujours franchir le pylore. On a aussi parlé de sangsues, de grenouilles et d'animaux ingérés avec l'eau qui servait de boisson. Le médecin doit se défier de ces cas extraordinaires. Ils sont communs dans l'hystérie, la folie et par conséquent simulés.

*Altération des mouvements des muscles de l'estomac :* Convulsions gastriques. *1° Convulsions gastriques; crampes.* Nous ne comprenons pas pourquoi l'on a placé au nombre des troubles de la sensibilité les crampes de l'estomac. En effet, l'élément essentiel de celles-ci, aussi bien que des crampes des muscles de la vie de relation est la contraction tonique et douloureuse du tissu musculaire. Dans d'autres cas la gastralgie précède et détermine les crampes.

Nous diviserons les convulsions dont l'estomac est le Spasmes cloniques. siége en trois ordres distincts : 1° dans le premier se trouvent les convulsions cloniques et les mouvements anormaux qui peuvent, à eux seuls, produire l'éructation, la régurgitation, le vomissement même, avec le concours des muscles abdominaux, et qu'on observe

souvent dans les affections cancéreuses ou purement gastralgiques de l'estomac, à la suite de toute lésion passagère ou durable des centres nerveux. A ce point de vue
le vomissement est, dans la grande majorité des cas, une
lésion de contractilité qu'il faut placer sur le même
rang que la convulsion des muscles de la vie de relation.

Spasmes toniques.

2° Dans un second ordre, nous mettons les convulsions
toniques, qui donnent lieu à une constriction pénible,
ressentie à l'épigastre, empêchant pendant plusieurs heures la pénétration des liquides, et des aliments, et s'ac-
compagnant souvent de la sensation d'une boule qui
remonte jusqu'au pharynx. Il n'est pas rare d'observer
des hystériques chez lesquels les boissons et les aliments
sont immédiatement rejetés dès qu'ils ont touché la
paroi interne de l'estomac. Cet organe, dans quelques
cas de contractions spasmodiques, se resserre au point
que sa cavité est presque entièrement effacée. Nous avons
rencontré cet état pathologique chez des hystériques atteintes de vomissements incoercibles consécutifs à des
troubles menstruels, chez des femmes grosses et quelques nosomanes.

Crampes de l'estomac.

3° La convulsion tonique et douloureuse de l'estomac
qui a reçu le nom de *crampe*, s'accompagne d'une douleur très-vive qui la fait ressembler à celle du choléra ;
les malades l'appellent *colique d'estomac*. Lorsque cet
organe a été privé pendant longtemps de ses stimulants habituels, soumis à une diète prolongée, plus ou
moins rigoureuse, etc., il éprouve de violentes et douloureuses convulsions, qui ne sont pas rares chez les hypocondriaques, les dyspepsiques et les convalescents épuisés par une longue maladie. Nous avons observé une
crampe de ce genre chez trois jeunes malades hystériques

qui ne purent, pendant plusieurs semaines, garder dans leur estomac que quelques cuillerées d'eau glacée. L'estomac était aussi petit que l'intestin grêle et exempt de toute altération.

*Paralysie des muscles gastriques.* Peut-on admettre un état morbide caractérisé par la faiblesse et l'épuisement de la contractilité musculaire de l'estomac ? Ce fait ne saurait être mis en doute, et doit être rangé parmi les causes de dyspepsie. Que ce soit parce que la contraction gastrique est diminuée, ralentie ou nulle, comme dans les affections cancéreuses des parois, et spécialement dans la dilatation de ce viscère, avec ou sans obstacle au cours des substances alimentaires, ou bien encore, que ce soit, sous l'empire d'une lésion profonde de l'innervation cérébro-spinale ou trisplanchnique, il n'en est pas moins vrai que les parois de l'estomac se laissent distendre et que digestion ne peut plus se faire complétement. Le vomissement donne issue au trop-plein et à des quantités souvent énormes d'aliments avalés depuis plusieurs jours.

2° **Altération de la sensibilité gastrique**. Bien que le siége de la faim et de la soif ne soit pas dans l'estomac, ces deux sensations ont un rapport trop manifeste, avec les fonctions de cet organe, pour que nous ne leur accordions pas une place dans le chapitre consacré à l'étude de l'altération de ces fonctions.

*Faim.* On donne ce nom à une sensation instinctive de besoin, rapportée à la région épigastrique et qui nous avertit de la nécessité d'introduire dans les voies digestives des substances alibiles. Elle peut être troublée de de trois manières différentes : 1° diminuée ou abolie ; 2° augmentée ; 3° pervertie ou dépravée.

Paralysie des muscles gastriques.

Lésions de la sensibilité gastrique.

Faim.

**A.** *Abolition de l'appétit anorexie*, (*de* ά, privatif, ὄρεξις, appétit, *cibi fastidium*). Quand les malades cessent de désirer des aliments, on dit qu'il y a anorexie ou inappétence. Le dégoût des aliments est marqué, tantôt par une répugnance invincible qu'ont les malades pour toutes les choses qui se mangent, tantôt par une simple diminution de l'appétit. Les praticiens savent combien il importe de distinguer la faim instinctive non raisonnée d'avec celle qu'on pourrait appeler *cérébrale* ou *fausse* et *mal raisonnée*. Dans celle-ci, les malades croient sentir réellement la faim, soit parce qu'ils cherchent à se persuader qu'ils ne sont pas malades, soit parce qu'ils demeurent convaincus qu'il faut manger pour mettre fin à l'affaiblissement général dont ils se sentent atteints.

Il n'est pas de phénomène morbide qui se montre, d'une manière plus constante, que l'anorexie, au début et dans tout le cours des affections générales, et même de celles qui sont limitées à un viscère. Il est le signe des affections aiguës, plus rarement celui des maladies chroniques, à moins qu'elles ne siégent dans le tube digestif.

Ainsi les fièvres, les exanthèmes, les inflammations, les grandes diathèses, le rhumatisme, la goutte, diminuent ou font cesser l'appétit. On peut dire, d'une manière, générale, que tout état morbide qui s'accompagne de fièvre, qui brise les forces, qui trouble la calorification, détermine ce symptôme ; tandis que les névroses (la gastralgie exceptée) les maladies apyrétiques et les lésions organiques les plus graves, la phthisie, les scrofules, par exemple, laissent subsister l'appétit longtemps et même souvent jusqu'à la terminaison fatale.

Toutes les maladies de l'estomac, l'embarras gastrique,

le cancer, la gastralgie, les névroses gastro-intestinales, les affections du foie, et la fièvre bilieuse, ont pour symptôme l'anorexie. Elle n'est qu'un signe de faible valeur dans le diagnostic différentiel ; elle n'en mérite pas moins une étude approfondie.

La sensation qui constitue le besoin de manger est quelquefois rapidement éteinte par de minimes quantités d'aliments. Les malades les ont à peine goûtés qu'ils sont aussitôt rassasiés. Les névroses gastriques, la chloro-anémie, l'hystérie et la grossesse, sont la cause ordinaire de ce symptôme.

Quelle est la signification de l'anorexie? Indique-t-elle que l'organisme n'a pas besoin d'aliments, et qu'il faut obéir à l'ordre que semble donner la nature, de suspendre l'alimentation? Ou bien faut-il supposer que la sensation interne est faussée et troublée comme tant d'autres actes de l'innervation? Nous ne faisons que poser cette question, la plus grave de toutes celles que l'antiquité nous a léguées, et dont elle avait compris d'ailleurs toute l'importance. Si elle n'en a pas donné une solution entièrement satisfaisante, il faut s'en prendre à l'état peu avancé des études physiologiques. Cependant elle est parvenue, par la seule observation des phénomènes morbides et naturels, à tracer des règles fort sages, qui font encore loi, en diététique. Sans aborder un sujet qui appartient exclusivement à la thérapeutique, disons seulement que l'anorexie ne peut être considérée comme une indication certaine de la diète dans les maladies.

L'anorexie se montre quelquefois comme un trouble fonctionnel idiopathique auquel on ne peut assigner, pour cause aucune lésion appréciable. On a vu des malades

Anorexie idiopatique.

rester plusieurs semaines et même plusieurs mois sans ressentir le moindre appétit. Quelques-uns éprouvent de l'aversion pour les aliments, et ce n'est, qu'en faisant effort pour surmonter cette sensation, qu'ils parviennent à manger et à remédier aux funestes effets de l'inanition. Les cas de ce genre, dont il nous a été donné de voir plusieurs exemples, se rattachent à de profondes émotions morales, à l'hypocondrie et à une hystérie latente ou manifeste.

Augmentation de l'appétit.

2° *Augmentation de l'appétit.* Lorsqu'elle n'est accompagnée d'aucun phénomène morbide, elle ne peut être regardée comme un signe de maladie; elle indique un besoin de réparation impérieux et qui se renouvelle sans cesse, comme chez les convalescents, pendant la puberté, à l'époque de la croissance, chez les sujets épuisés par des excès vénériens, chez les femmes grosses ou qui allaitent, à la suite de longue marche, d'exercices musculaires excessifs, etc.

Dans les névroses

Sans parler des gastro-névroses dont l'appétit excessif est un des signes ordinairement passagers, on l'observe dans le dernier degré de la phthisie pulmonaire, dans la péritonite chronique, la démence, l'idiotie. Il est le signe très-fréquent du ténia, et plus rarement des lombrics.

Boulimie.

Souvent l'appétit dépasse à peine les limites physiologiques; dans d'autres cas il est vorace et les malades avalent des quantités considérables d'aliments. On a donné le nom de boulimie (de βοῦς, bœuf et λιμός, faim) à cet appétit insatiable, souvent accompagné de troubles de la digestion; tantôt les sujets rejettent, par les vomissements, une partie des substances ingérées comme dans la faim canine ou *cynorexie* (de κύων, chien et ὄρεξις, appétit); tantôt ils les rendent non digérés, par les

selles (lycorexie, de λύκος, loup et ὄρεξις). Pendant le travail
de la digestion, il survient des douleurs gastriques, des
coliques, un état somnolent ou comateux ; les malades
maigrissent, malgré la quantité d'aliments qu'ils prennent
chaque jour. La boulimie figure surtout parmi les symptômes de la gastralgie, de l'hystérie, de l'hypocondrie,
des affections vermineuses, de l'intestin, du ténia spécialement. Elle est parfois sympathique d'une grossesse
commençante, d'une chloro-anémie, du diabète. Elle se
montre comme névrose idiopathique de l'estomac, chez
quelques sujets ; dans ce cas elle constitue à la fois la maladie et son symptôme essentiel.

La boulimie se manifeste dans les mêmes maladies que
la dépravation de la faim, dont nous allons tracer l'histoire.

3° *Perversion de l'appétit.* Dans l'état de santé, le besoin
de manger nous porte à satisfaire cette sensation à l'aide
des aliments auxquels l'usage, l'éducation et les effets salutaires qui en suivent l'ingestion, nous ont fait accorder la préférence. On sait combien la nature et le
mode de préparation des aliments varient suivant
les diverses contrées, suivant les mœurs des peuples ;
cependant, au point de vue médical, doivent être
réputées aliments les seules substances qui fournissent
une matière alibile, c'est-à-dire susceptible d'être in-
corporée à la fibre vivante, après diverses métamor-
phoses.

Dépravation
de l'appétit.

Dans l'état de maladie, le besoin de manger s'accompagne souvent d'une aberration de l'esprit, qui porte les
malades à ingérer des substances alimentaires non usitées, telles que de la viande crue, des grains de café, des
cornichons, du poivre, des fruits verts ou des substances

Malacie.

Pica.

repoussantes par leur odeur et leur saveur; on appelle malacie (sub. fém., dérivé de μαλακία, mollesse) cette dépravation de l'appétit. Le *pica* est une autre perversion caractérisée par l'appétence et l'ingestion de corps solides ou liquides, qui ne renferment pas de matière alibile, tels que la craie, le charbon, la terre, le plâtre, la poussière de bois, le papier.

L'anorexie s'accompagne parfois, comme nous l'avons déjà fait remarquer, d'une aversion extrême pour les aliments les plus appétissants, qui excitent même la nausée et la vomiturition. C'est une forme de la dépravation de l'appétit.

Maladies qui
les produisent.

Ces phénomènes morbides surviennent comme symptômes des névroses gastro-intestinales, des affections vermineuses (ténia, lombric), très-rarement des lésions organiques de l'estomac, telles que le cancer, l'ulcération. On les observe chez les femmes atteintes d'hystérie, d'aménorrhée, de chloro-anémie, dans la grossesse et les affections de l'utérus, des appareils sécréteurs et excréteurs de la bile (congestion hépatique aiguë et chronique, calcul biliaire, cholécystite). En résumé, le trouble de l'innervation gastro-intestinale, quelle qu'en soit la cause, donne lieu, entre autres symptômes fréquents, à la dépravation de l'appétit. Elle est liée, dans quelques cas, à un trouble cérébral, à une émotion morale, à une fatigue de l'esprit (névrose idiopathique).

De la soif.

**Des altérations de la soif.** Elle est 1° augmentée; 2° diminuée ou abolie; 3° dépravée comme la sensation qui donne lieu à la faim.

1° *L'augmentation de la soif* se remarque après certains actes physiologiques qui font perdre au corps une grande quantité d'eau, comme après de fortes transpirations,

après une diarrhée ou une diurèse abondante, après l'u-
sage de sels alcalins, etc.

La soif est modérée ou si grande que les malades peuvent boire douze ou quinze litres de liquide sans être
désaltérés. On appelle polydipsie (de πολὺς, beaucoup, et
δίψα, soif) cette soif immodérée qu'on observe dans quelques maladies assez rares.

Trois états morbides produisent la polydipsie : 1° la
*fièvre*, et partant toutes les maladies dans le cours desquelles elle se manifeste (inflammations, congestions
aiguës, pyrexies) ; elle est même assez généralement en
rapport avec l'intensité de la fièvre.

Trois causes
de polydipsie :
1° Fièvre ;

2° *La diminution de l'eau du sang* est une cause très-
fréquente de polydipsie ; or cette perte d'eau peut tenir :
1° à ce que la maladie provoque une sueur abondante
comme la phthisie, les fièvres d'accès simples ou pernicieuses (fièvre sudorale) ; 2° à ce que l'eau s'écoule incessamment par le rein, comme dans certaines diurèses,
provoquée à l'aide de médicaments, ou dans le diabète ;
3° à ce que l'eau s'en va par les selles, comme dans la
diarrhée colliquative, la dysenterie, le choléra morbus ;
4° à ce qu'elle s'échappe par les capillaires pour s'épan-
cher dans les cavités séreuses et le tissu cellulaire général (hydropisie générale) ; 5° à ce que le sang lui-même
diminue de quantité, et à ce que l'eau, résorbée partout,
pénètre en abondance dans les vaisseaux, comme on le
voit à la suite des hémorrhagies abondantes, quelles
qu'en soient les causes (hém. traumatique et interne) ;
6° à ce que des flux séreux supplémentaires s'établissent
dans quelque glande, comme dans la sialorrhée et la
galactorrhée.

2° Maladies
qui produisent
une diminution
dans la quantité
d'eau du sang.

3° La troisième cause de soif intense, beaucoup plus

Abstinence
forcée
des boissons.

rare, est l'*abstinence forcée des boissons*, chez quelques malheureux dont l'épiglotte est détruite ou le larynx ulcéré profondément; dans quelques cas de cancer de l'œsophage, de l'orifice cardiaque et même de l'estomac, et lorsque des vomissements incessants ne laissent passer aucune boisson dans le tube digestif (volvulus, étranglement interne, péritonite suraiguë, perforation gastrique ou intestinale).

Évaporation de l'eau des organes. L'évaporation continuelle de l'eau par la bouche, le pharynx et la membrane muqueuse des bronches donne lieu à une soif excessive, chez les sujets atteints de pneumonie, de broncho-laryngite, de pleurésie, etc., qui respirent vite et par la bouche, pendant toute la durée de leur maladie.

Il importe peu, en séméiotique, de rattacher aux organes de la sécrétion biliaire ou à ceux de la digestion, la soif qu'on observe dans la glucosurie, et de la faire dépendre de la quantité d'eau nécessaire pour transformer la fécule en sucre, par conséquent, de considérer ce symptôme comme un trouble d'acte chimique qui a le foie pour siége; notons seulement le phénomène.

La polydipsie se montre comme un symptôme assez rare de l'hypocondrie, de l'hystérie et des gastralgies. Elle doit figurer comme maladie essentielle, dans des cas où il est impossible de remonter au delà de la lésion fonctionnelle.

Polydipsie idiopathique ou dipsomanie; La polydipsie est parfois l'effet d'un trouble de l'innervation cérébro-spinale, et constitue le symptôme de la dypsomanie ou monomanie qui porte invinciblement les malades à boire des liqueurs ou du vin.

2° Adipsie; 2° *Adipsie* (de ἀ privatif, et δίψα, soif). La soif reste naturelle dans le plus grand nombre des maladies apyrétiques et chroniques, même dans celles qui déterminent un marasme excessif. Lorsqu'elle succède à la polydipsie, elle annonce la cessation de l'état morbide qui a déterminé ce dernier phénomène et indique la convalescence. Souvent elle indique le délire et la monomanie.

3° La dépravation du besoin de boire est marquée tantôt par le désir de boire des liquides non alimentaires, nuisibles ou repoussants, comme des liqueurs fortes, du vinaigre, de l'urine, etc., tantôt au contraire par une horreur extrême pour toute espèce de liquide, quelle qu'en soit la nature, et pour tout ce qui le rappelle à la vue ou à l'esprit du malade. On désigne ce symptôme sous le nom d'*hydrophobie* (de ὕδωρ, eau, et φόβος, crainte de l'eau). Il appartient plus particulièrement à la rage, mais on l'observe aussi dans l'hypocondrie, l'hystérie, les névroses ; il s'est présenté à nous dans un cas de tétanos idiopathique, et dans une méningite rachidienne.

3° Dépravation de la soif (hydrophobie).

**Des altérations de la sensibilité gastrique ; gastralgie, gastrodynie.** *Signes fournis par différentes espèces de douleurs qui ont leur siége dans l'estomac.* Si on veut introduire quelque précision dans le langage médical, il faut donner le nom de gastralgie (de γαστήρ, estomac, et de ἄλγος, douleur) à toute espèce de sensation douloureuse qui a son siége dans l'estomac, et ne pas imiter les auteurs qui réservent, sans aucune raison plausible, le nom de gastralgie à la névrose idiopathique, à la dyspepsie douloureuse. Pour nous, la gastralgie est une lésion de la sensibilité qui peut dépendre de causes très-diverses ; être 1° idiopathique, 2° symptomatique 3° sympathique. Pour que le clinicien ne conserve aucun doute sur ce sujet, qu'on a tant obscurci, nous commencerons par énumérer les maladies qui produisent la gastralgie.

**1° *Gastralgie symptomatique*.** Toutes les maladies de l'estomac avec lésion de texture de ses membranes, comme la gastrite aiguë et chronique, l'ulcération, le ramollissement, le cancer, la perforation, les vers intestinaux, donnent lieu à ce symptôme douloureux.

**2° *Gastralgie sympathique*.** Les viscères qui concourent à la digestion gastro-intestinale, tels que le duodénum, le pancréas, le foie, la rate, ne peuvent être troublés dans leurs fonctions sans que la sensibilité gastrique le soit également, à différents degrés. La synergie qui existe entre ces viscères et l'estomac, est si grande qu'il est souvent difficile de savoir à quel organe rapporter la gastralgie C'est même là ce qui rend si incertain le diagnostic des maladies de l'estomac.

Aucun organe ne cause une gastralgie plus rebelle et plus fréquente que l'utérus et ses annexes (grossesse, état puerpéral, trouble de la menstruation); viennent ensuite les maladies des organes urinaires (gravelle), du poumon, du cœur, la fièvre et les affections vermineuses de l'intestin, la dentition, etc.; la phthisie, l'albuminurie, la diabète, les fièvres intermittentes; enfin les douleurs qui dépendent d'une névrose, telle que l'hystérie, l'hypocondrie, la nosomanie, d'une maladie du sang (chloroanémie) ou d'une cachexie spécifique déterminée par le plomb, le mercure, le miasme des marais, le scorbut, le rhumatisme et la goutte.

**3° *Gastralgie idiopathique*.** Les souffrances dont l'estomac est le siége ne peuvent, dans un certain nombre de cas, être rapportées à aucune autre maladie viscérale; on dit alors que la gastralgie est idiopathique. Telle est celle que l'on observe chez les sujets dont le système nerveux a été fortement ébranlé par des travaux de l'esprit,

des veilles prolongées, des excès vénériens, par l'ona-
nisme, etc.

*Description des douleurs gastriques.* Les sensations
auxquelles donnent lieu ces douleurs sont très-variées ;
il serait difficile d'en décrire toutes les nuances. Bornons-nous à signaler les principales, en y comprenant
celles qu'on détermine, en pressant la région épigastrique,
et qui se développent ou s'accroissent lorsque celle-ci
est serrée par des vêtements ou refoulée par des gaz.

Description
des diverses
formes
de gastralgie.

Le centre épigastrique devient le siége fréquent de
sensations plus ou moins pénibles, qui augmentent
ordinairement pendant l'état de vacuité de l'estomac,
reparaissent à la fin de la digestion et sont calmées momentanément par l'ingestion des aliments. On désigne, sous
le nom de *crampe d'estomac*, la douleur épigastrique
profonde qui s'accompagne de constriction violente de
l'estomac, s'irradie vers le diaphragme, le sternum,
l'œsophage, le dos et même jusqu'à la gorge. Il en résulte un serrement douloureux qui enchaîne les mouvements respiratoires, cause de la dyspnée, des lipothymies.
Tantôt l'épigastre ne peut endurer le contact du moindre
vêtement, tantôt au contraire une forte pression diminue
ou fait cesser la gastrodynie. On conçoit que les auteurs
aient placé le siége de certaines gastralgies à l'orifice cardiaque, au pylore et dans le cœur lui-même. La sensation
qu'éprouvent les malades et qu'ils rapportent à différents
organes, ne saurait, en effet, occuper les mêmes points.
Une étude nouvelle serait nécessaire pour arriver à spécifier le siége de cette douleur. Pour ne parler que de
celle qui se montre à l'épigastre, il est certain qu'elle a son
siége fréquent dans l'estomac et dans les muscles abdominaux.

Des crampes
d'estomac.

La pyrosis;
le soda.

La gastrodynie s'accompagne, chez quelques malades, d'une chaleur vive qui remonte, le long de l'œsophage, jusqu'à l'arrière-bouche. Il y a en même temps régurgitation d'une ou plusieurs gorgées d'une liqueur âcre, acide, piquante, qui cause un sentiment de brûlure dans toutes les parties qu'elle traverse. Des éructations ramènent aussi une certaine quantité de gaz ou de vapeur alimentaire. On donne le nom de *pyrosis* (πύρωσις, cuisson), *de fer chaud*, *de soda*, à cette forme de la gastrodynie. Le liquide rejeté est formé par une grande portion d'acide lactique ou acétique ; plus souvent par la salive, dont la douleur de l'estomac excite sympathiquement une abondante sécrétion.

Autres espèces
de gastrodynie.

Chez d'autres malades la gastralgie donne lieu à une douleur lancinante ou térébrante, continue, intermittente ou rémittente, à un froid glacial, à une chaleur vive, à un fourmillement, à un chatouillement qui fait croire au malade qu'il a des vers dans l'estomac. Quel tableau varié ne formerait-on pas si l'on voulait reproduire les récits que font de leurs souffrances les gastralgiques, lors même qu'ils ne sont pas encore en proie à l'hypocondrie, à la nosomanie ?

Elles sont
très-nombreuses.

La perversion de l'appétit, la malacia, le pica, la boulimie, le vomissement, accompagnent souvent les diverses espèces de douleurs gastriques, dont nous venons de parler ; ces symptômes procèdent de la même cause, à savoir, des troubles primitifs de l'innervation gastrique ou de la réaction sympathique des centres nerveux. Si nous ajoutons que les sécrétions de l'estomac sont également viciées, que la digestion se fait mal, ou lentement, avec ou sans production de gaz (gastralgie flatulente), etc., on comprendra facilement qu'une entité morbide, consti-

tuée avec des symptômes si nombreux et si variables, ait
donné lieu à des discussions scolastiques , non encore
épuisées, au sujet de la gastralgie et de la dyspepsie.
L'intensité, la mobilité des symptômes, leur facile et rapide transformation, leur marche irrégulière et sans cesse
modifiée par l'innervation cérébrale rendent chimériques
les distinctions qu'on a voulu établir entre ces deux maladies. Pour nous, uniquement préoccupé de la synthèse
des symptômes, nous avons dû rattacher la gastralgie à
trois ordres distincts de maladies, à la névrose primitive
de l'estomac (gastralgie idiopathique) ; à une lésion du
viscère même (gastralgie symptomatique) ou des autres
organes (gastralgie sympathique).

III. Signes fournis par les troubles de la chymification. On sait aujourd'hui que la chymification se compose
d'actes si nombreux, d'opérations si multipliées, si déli-
cates, que la physiologie n'est parvenue à en pénétrer le
secret, qu'après des travaux innombrables, qui laissent
encore beaucoup à désirer. Or la maladie modifie, altère
ces opérations, et il en résulte des phénomènes morbides
que nous devons rechercher. En admettant même que la
digestion ne soit qu'une simple dissolution, combien de
conditions sont nécessaires pour que les matières pro-
téiques, saccharines, féculentes, puissent être transformées
en une matière assimilable ?

Le praticien ne peut que soupçonner l'existence d'un
trouble dans les actes de la chymification, lorsqu'il voit
celle-ci imparfaite ou nulle. Tout le porte à croire que
la quantité de salive, de suc gastrique ou de pepsine est
insuffisante, dans certaines formes de dyspepsie. Dans
d'autres cas, il rencontre une gastrorrhée ou une sécrétion
flatulente, qui explique le trouble de la chymification.

Troubles
de la
chymification.

Une vive émotion cérébrale, une hémorrhagie du cerveau ou un exercice musculaire excessif, produisent ces effets.

De la dyspepsie. **De la dyspepsie.** On donne le nom de *dyspepsie* (de δὺς, difficile et πέψις, coction, c'est-à-dire digestion difficile, pénible) à un trouble de la chymification caractérisé par la lenteur, la difficulté de la digestion stomacale, avec ou sans gastralgie. La dyspepsie est donc, comme cette dernière, le symptôme d'une maladie qui se rattache 1° à une névrose de l'estomac; 2° à une maladie organique de ce viscère; 3° à celle d'un autre organe.

On reconnaît la dyspepsie à la pesanteur, à la douleur gastrique, à l'anorexie, à la production de gaz, à la lenteur du travail de la chymification, à la fatigue générale qui l'accompagne et aux troubles sympathiques des centres nerveux (courbature, céphalalgie, faiblesse, insomnie, hypocondrie).

Vices de cette dénomination. Il serait à désirer, disions-nous en 1839, dans le *Compendium de médecine pratique*, qu'on effaçât le mot dyspepsie du vocabulaire médical. Il manque de précision et ne peut servir qu'à désigner un simple trouble digestif; ce qui est très-vague ; ou une entité morbide dont on a cherché vainement, jusqu'ici, à tracer les caractères distinctifs. Depuis l'époque où nous avons écrit ce passage, on peut se faire une idée de la confusion déplorable dans laquelle sont tombés les fondateurs de la dyspepsie, en lisant les derniers ouvrages qu'ils ont publiés sur ce sujet. Que de subtilités et surtout que d'erreurs ils se seraient épargnées, en considérant la dyspepsie comme un trouble de la chymification, dû aux mêmes causes que celles que nous avons assignées aux gastralgies et qu'il nous suffira de rappeler.

1° Dyspepsie symptomatique. La *dyspepsie symptomatique* est un symptôme de toutes les maladies aiguës et chroniques de l'estomac, et qui se manifeste longtemps avant les autres phénomènes caractéristiques.

La *dyspepsie sympathique* se rencontre dans les affections des viscères, en connexion étroite avec l'estomac, tels que le poumon, le foie, la rate, ou d'un organe plus éloigné, comme l'utérus et ses annexes. Viennent ensuite la grossesse, la dysménorrhée, les pertes séminales, le phimosis, les névropathies, l'hystérie, la nosomanie, l'épilepsie, la folie, en dernier lieu toutes les altérations du sang (chlorose, intoxication), les maladies générales (rhumatisme, goutte) et les cachexies.

2° Dyspepsie sympathique.

La *dyspepsie idiopathique* est amenée par des causes locales ou générales ; nous citerons parmi les premières l'usage des vins acides, des matières grasses, des fromages secs, des viandes salées, des remèdes antigastralgiques, des alcools, le jeûne, la diète prolongée ; parmi les causes générales la surexcitation et la dépression des fonctions du système nerveux (veille, excès, masturbation,) etc.

3° Dyspepsie idiopathique.

De plus longs détails nous forceraient à entrer dans l'histoire particulière de la dyspepsie ; or, nous devons nous borner à indiquer les principaux groupes nosologiques, dont le symptôme en question est le signe ordinaire. Qu'on remarque bien que, si l'on en excepte les causes qui agissent directement sur l'estomac, les autres n'exercent leur action que par l'intermédiaire du système nerveux ou par le sang.

Toute l'attention du praticien doit se concentrer sur la recherche des causes qui ont amené la dyspepsie. Il doit avoir présentes à l'esprit les trois divisions tracées plus haut, tant pour la dyspepsie que pour la gastralgie. En s'appuyant sur elles il arrivera sûrement à un diagnostic exact et surtout à un traitement rationnel.

## § IV. SYMPTOMES FOURNIS PAR LES LÉSIONS DE FONCTION OU DE STRUCTURE DE L'INTESTIN.

*Divisions.* Le médecin doit rechercher de quelle manière s'effectuent les différents actes qui concourent à la digestion et ne négliger aucun des phénomènes morbides auxquels donne lieu l'altération de ces actes. Il étudiera 1.° la configuration du ventre qui peut être modifiée par la maladie des organes sous-jacents ; 2° les troubles apportés par la maladie dans les évacuations alvines (diarrhée, constipation) ; 3° dans les sécrétions intestinales (pneumatose, borborygmes) ; 4° les lésions de la sensibilité auxquelles se rattachent les coliques et l'entéralgie ; 5° les troubles de la contractilité musculaire (volvulus, spasmes) ; 6° enfin les changements pathologiques survenus dans la texture du péritoine, tels que les adhérences de ses deux feuillets, ou l'épanchement d'un liquide (ascite).

Configuration et volume du ventre.
1° **Symptômes fournis par la configuration et le volume du ventre.** Nous ne parlerons que des symptômes qui ont un rapport direct avec les maladies de l'intestin ; ceux qui dépendent du foie, de la rate, des reins, seront étudiés lorsque nous traiterons des maladies de chaque organe en particulier.

Dans l'état normal et pendant la vacuité de l'intestin, l'abdomen présente une excavation très-manifeste de haut en bas, dont la partie la plus profonde corrrespond à l'ombilic. Le duodénum, placé sur la colonne vertébrale, n'est accessible que médiatement à la percussion et à la palpation. Quant au jéjunum et à l'iléon, quoique flottants dans la cavité abdominale, ils occupent surtout les régions ombilicale, hypogastrique et iliaque droite. Le gros intestin et l'S iliaque l'encadrent de toutes parts. Cette partie du tube digestif se trouve dans le flanc, les deux fosses iliaques, à la base de la poitrine, au-dessous et au devant de l'estomac. Les quatre feuillets du péritoine qui, par leur mutuel accolement constituent le grand épiploon, doublent et protégent l'intestin. Pour peu qu'il soit chargé de graisse, le volume du ventre en est singulièrement accru.

*Percussion.* Dans toute la partie moyenne du ventre, la masse de l'intestin grêle, percuté à travers la paroi abdominale, donne un son clair. Au niveau du cœcum il est beaucoup plus clair et tympanique. Il a encore ce timbre et ressemble même à celui de l'estomac sur tout le trajet du colon transverse et dans la fosse iliaque gauche, à moins que cette portion de l'intestin ne contienne une grande quantité de fèces.

*Percussion de l'abdomen.*

La percussion ne doit être pratiquée qu'à l'aide du plessimètre; elle a une incontestable supériorité sur la percussion digitale. Suivant qu'elle est superficielle ou profonde, elle donne des sons différents qui sont en rapport avec les tumeurs placées, en différents points de l'abdomen, plus ou moins profondément. Elle permet aussi de constater la présence des moindres quantités de gaz et de liquide.

2° **Symptômes fournis par les évacuations alvines.** A l'étude de ces évacuations doivent être rattachées la diarrhée et la constipation.

*Évacuation alvines.*

*Des évacuations ou déjections alvines.* On appelle ainsi l'expulsion volontaire ou involontaire, par l'anus, des

*Diarrhée.*

matières, solides ou liquides, contenues dans l'intestin.

On peut tirer quelques symptômes utiles 1° de la quantité; 2° des propriétés physiques et chimiques des matières fécales rendues par les malades.

**Nombre de selles.** Quand les évacuations n'ont pas lieu, une fois environ dans les vingt-quatre heures, chez l'adulte, et trois à quatre fois chez le nouveau-né, on dit que les selles sont *rares; fréquentes* dans le cas contraire (constipation, et diarrhée).

La *consistance* des matières varie beaucoup dans l'état de maladie; elles sont dures ou arrondies, sèches, parfois semblables à de la terre molle, en bouillie, ou tout à fait liquides et aqueuses.

La couleur, l'odeur des selles, la présence du sang, du pus, de fausses membranes, de concrétion, de vers intestinaux, etc., méritent toute l'attention du médecin; leur étude est comprise dans celle de la diarrhée et de la constipation.

**Diarrhée.** **Diarrhée** (de δία, à travers, et de ῥέω, je coule). La diarrhée consiste dans l'évacuation fréquente des matières liquides contenues dans l'intestin. Simple phénomène morbide de maladies nombreuses et différentes par leur nature et leur siége, la diarrhée est suffisamment caractérisée par le nombre des selles, la quantité et la nature du liquide expulsé. Les symptômes qui accompagnent l'évacuation alvine fournissent des signes essentiels et diagnostiques, qui ne doivent cependant pas figurer dans la définition de la diarrhée. Elle est maladie ou symptôme de maladie, comme le vomissement.

*Divisions.* Nous examinerons successivement 1° l'acte en lui-même; 2° les propriétés physiques et chimiques des matières évacuées.

*De l'excrétion alvine.* L'évacuation alvine est précédée d'une sensation qui paraît avoir sa cause dans la présence même des fèces et son siége, dans le rectum et l'anus. Le besoin d'aller à la selle est suivi du relâchement des sphincters. Il est sous l'empire de la partie inférieure de la moelle épinière. On sait que les lésions de cet organe abolissent le besoin ainsi que la contraction volontaire. Souvent le besoin d'aller à la selle est incessant et douloureux, on lui donne alors le nom de *ténesme* ou *d'épreinte anale.* L'abolition de cette sensation est une des causes de la constipation.

Sensation ou besoin d'aller à la selle.

La défécation est opérée par la contraction péristaltique du gros intestin et surtout, comme le vomissement, par la contraction du diaphragme et des muscles abdominaux. Si des matières fécales, liquides et irritantes, viennent, à chaque instant, causer le besoin d'évacuer, il en résulte des selles fréquentes. Dans un grand nombre de maladies accompagnées de diarrhée, celle-ci détermine des épreintes, c'est-à-dire une contraction convulsive et douloureuse des muscles releveurs de l'anus et des fibres longitudinales du rectum qui amènent l'expulsion des matières fécales. On observe ces besoins incessants d'aller à la selle dans la dysenterie, la colite aiguë, le choléra morbus.

Défécation.

Douleurs anales.

Les selles sont volontaires ou involontaires : celles-ci se montrent principalement dans toutes les maladies qui troublent fortement les actes du système nerveux, dans le délire, l'épilepsie, les fièvres adynamiques et putrides. Elles sont le symptôme des maladies de la portion inférieure de la moelle, de l'hémorrhagie du cerveau, etc.

Les évacuations sont souvent précédées de coliques vives et générales, de borborygme, d'expulsion de gaz par

Coliques abdominales,

l'anus, dans la phlegmasie aiguë ou chronique de la membrane interne de l'intestin ; quelquefois d'envies de vomir, de malaise, de défaillances (dysenterie, hémorrhagies intestinales), de soif vive, d'anorexie, plus rarement d'appétit, de fièvre, etc. Ces symptômes dépendent de la maladie à laquelle se rattache la diarrhée.

Effets immédiats et éloignés de la diarrhée.

Les effets immédiats de la diarrhée sont la courbature et un affaiblissement qui est porté, au bout d'un petit nombre de jours, à un degré extrême, surtout lorsque les selles sont fréquentes, les épreintes vives et le malade déjà épuisé par la maladie. Plus tard on voit survenir, par le seul fait d'une diarrhée chronique, la sécheresse et la teinte terreuse de la peau, l'amaigrissement et la fièvre hectique. D'autres malades résistent mieux : on en trouve dont la santé n'est pas sensiblement altérée et qui continuent à manger, tout en allant quatre à cinq fois à la selle, chaque jour, pendant plusieurs mois et même plusieurs années.

Ses causes.

*Causes de la diarrhée.* On doit rapporter à trois causes différentes la diarrhée : 1° à une maladie du tube digestif (diar. sympt.) ; 2° à une maladie d'un autre viscère (diar. sympath.) ; 3° à une simple hypersécrétion de l'appareil folliculeux de l'intestin (diar. critique, idiopathique, entérorrhée).

1° Diarrhée symptomatique ;

1° *Diarrhée symptomatique.* Il faut donner ce nom : 1° aux évacuations qui suivent l'indigestion causée par des aliments pris en trop grande quantité (diarrhée *à crapulâ*), insalubres, grossiers, contenant beaucoup de matières réfractaires à la digestion, 2° à la diarrhée produite par des substances purgatives, par des corps étrangers, des vers intestinaux, des fèces, qui séjournent depuis longtemps dans le gros intestin de ceux qui sont sujets à des constipations opiniâtres et anciennes ; enfin par toutes les maladies de l'estomac et de l'intestin (phlegmasies aiguës et chroniques, ulcérations du gros intestin, cancer, dysenterie, inflammation du cœcum, du rectum). On peut encore ranger ici les diarrhées bilieuses causées par l'afflux d'une grande quantité de bile, qui joue alors le rôle de corps irritant et excite la sécrétion des follicules intestinaux. La fièvre typhoïde, dans toutes ses formes, et surtout lorsque les symptômes abdominaux prédominent, est la cause la plus ordinaire des diarrhées aiguës que nous observons.

2° *Diarrhée sympathique.* A cet ordre se rapporte le 2° sympathique; plus grand nombre des diarrhées qui se manifestent : 1° dans les grandes pyrexies, dans les exanthèmes (variole, scarlatine), dans la fièvre puerpérale, dans les fièvres pyémiques et septicémiques, dans le typhus ; dans la cholérine et le choléra morbus, où l'hypercrinie des follicules est un des éléments caractéristiques de la maladie ; dans un très-grand nombre de lésions viscérales bien limitées ; dans la phthisie pulmonaire, la grippe, les maladies chroniques de la rate, du pancréas et du foie ; enfin, pendant le travail de la dentition, chez les jeunes enfants.

Il serait difficile de rattacher à une seule cause la production de la diarrhée ; tantôt, et c'est le cas le plus ordinaire, la sécrétion intestinale, comme toutes les autres sécrétions, est profondément modifiée ; c'est ce qui arrive par exemple, dans toutes les maladies générales (choléra) ; tantôt la contraction est plus particulièrement troublée ainsi que l'innervation ; ces deux causes semblent souvent se confondre ensemble et jouer le principal rôle dans la production des diarrhées sympathiques des maladies générales. On peut dire que toutes les altérations des grands systèmes déterminent presque toujours ce symptôme; l'albuminurie, le diabète, les cachexies syphilitique, goutteuse, scorbutique, cancéreuse, les hydropisies se terminent rarement, d'une manière fatale, sans provoquer la diarrhée. L'agonie et tous les troubles de l'intelligence, le délire, la paralysie générale, l'aliénation mentale agissent de la même manière.

3° critique;

D'autres diarrhées sympathiques sont celles qu'on voit survenir brusquement chez les rhumatisants et les goutteux, et qui s'accompagnent d'une amélioration soudaine ou d'une aggravation de tous les accidents. Elle prend le nom de *métastatique*. On l'a vue, quoique rarement, juger une pneumonie, un rhumatisme, un érysipèle, etc. (diarrhée critique).

4° idiopathique.

*Diarrhée idiopathique.* Due à la seule hypercrinie des sécréteurs répartis, en si grand nombre, sur toute la longueur de l'intestin, la diarrhée mérite le nom d'idiopathique ou d'essentielle. Elle ne diffère de la sympathique que parce qu'un organe malade a commandé l'acte pathologique sécrétoire, qui est au contraire primitif dans la diarrhée essentielle. Dans les deux cas, la lésion de fonction donne lieu au phénomène morbide.

Un type de la diarrhée essentielle se trouve dans le flux intestinal qui suit une vive émotion morale (diarrhée nerveuse) ; la réfrigération subite du corps ou de quelqu'une de ses parties ; l'ingestion de quelques aliments qui n'agissent très-probablement, sur certains sujets, qu'en vertu d'une idiosynchrasie toute spéciale (artichaut, œufs de brochet, viande de veau, fruits verts acides), de

Diarrhée catarrhale.

leurs propriétés laxatives (lait, café, miel); les variations de température, surtout pendant les saisons humides et froides, telles sont les causes des diarrhées qui ont reçu le nom de catarrhales et sont en effet de la même nature que les autres flux qui s'établissent sur la membrane muqueuse nasale et laryngo-bronchique. Véritable entérorrhée dans les cas de ce genre, ce flux intestinal a été observé chez les ouvriers qui sont exposés par leur profession à suer abondamment et à se refroidir ensuite (chauffeurs; matelots, soldats, etc.) ; chez les nouveau-nés faibles et cacochymes, nourris avec un mauvais lait.

Entérorrhée des chauffeurs.

Ainsi les diarrhées reconnaissent pour point de départ deux causes principales : les unes, situées dans l'intestin, y produisent une altération matérielle ; les autres dans un viscère éloigné qui ne fait qu'exciter un flux sympathique, en troublant la sécrétion et la contraction gastro-intestinale.

**Matière des évacuations alvines**. On obtient plus d'un symptôme précieux de l'examen des matières des évacuations ; il faut étudier : 1° la quantité ; 2° la nature des évacuations.

Matières des évacuations.

*Quantité*. Elle est considérable lorsque les fèces ont été retenues, pendant longtemps, dans le gros intestin et qu'elles s'y sont accumulées. Les selles liquides, aqueuses, muqueuses et bilieuses sont presque toujours abondantes ; quelquefois elles sont rendues en si petite quantité qu'elles teignent à peine le linge et ressemblent à un crachat, comme dans la dysenterie. Il peut même arriver que les efforts les plus violents et les plus pénibles de défécation n'amènent aucune matière fécale (épreinte sèche).

Quantité.

*Nombre de selles*. Les malades ont depuis quatre à cinq selles jusqu'à cent cinquante par jour (dysenterie aiguë, choléra). Quelques-uns restent sur le bassin pendant

Nombre.

plusieurs heures et ils rendent une quantité parfois très-grande de matières liquides (diarrhée colliquative). Les selles rares sont ordinairement molles ou solides.

Consistance.

*Consistance.* Les matières excrétées sont toujours liquides mais à différents degrés ; tantôt semblables à de l'eau (selles séreuses), tantôt à de la bouillie (selles pultacées), à une gelée (râclure de boyaux), ou bien elles renferment des matières en partie solides ou des corps étrangers (alimentaire ou non).

Odeur.

*Une odeur* insupportable d'hydrogène sulfuré se fait sentir dans toutes les phegmasies aiguës et chroniques de l'intestin et dans les maladies qui troublent le travail de la digestion (fièvres et phegmasies gastro-intestinales).

Les fèces exhalent une odeur fade et tout à fait caractéristique dans le choléra ; *fétide*, semblable à celle des cadavres en putréfaction, dans la fièvre typhoïde qui a reçu le nom de *fièvre putride*, en partie à cause de cette altération ; *gangréneuse*, dans la colite chronique ulcéreuse plus spécialement et la dysenterie.

Couleur;

La *couleur* des selles est jaune, verte ou verdâtre dans les affections bilieuses ; *grise* comme celle de l'argile, ou *blanchâtre* comme du plomb ou de l'étain, dans la colique saturnine et surtout dans les maladies des voies d'excrétion de la bile qui gênent ou arrêtent le cours de ce fluide dans ses conduits naturels (colique hépatique, cholécystite) ; rouge ou noire suivant les proportions de sang mêlé aux excréments. Leur couleur peut tenir aussi à ce que des médicaments ont été introduits dans le tube digestif ; le safran et la rhubarbe teignent, en jaune, les matières rendues ; le fer les noircit et surtout le bismuth. Cette coloration, dans le dernier cas, prouve que le

noire, lorsque les malades font usage du sous-nitrate de bismuth.

médicament exerce une action salutaire sur l'intestin et ne le traverse pas à l'état de poudre inerte.

*Nature des selles.* La division réellement utile à intro- Nature des selles. duire dans l'étude des selles doit être fondée sur la nature des parties liquides et solides qui entrent dans leur composition. En se plaçant, à ce point de vue clinique, on doit distinguer 1° un premier ordre d'évacuations, 1er ordre. Selles formées par des matières qui existent normalement dans l'intestin. formées par une quantité anormale d'une ou de plusieurs des matières qui parcourent le tube digestif dans l'état physiologique. On peut partager les selles en : 1° *séreuses ;* 2° *muqueuses ;* 3° *grasses ;* 4° *bilieuses ;* 5° *alimentaires ;* 6° *vermineuses.*

2° Dans un second ordre se placent les évacuations, à 2e ordre; matières venues des organes environnants. la composition desquelles concourent des matières liquides ou solides qui ne se trouvent pas normalement dans le tube digestif et qui y ont été jetées par suite d'une maladie de l'intestin ou d'un organe situé dans son voisinage. De ce nombre sont les selles constituées, 1° par du sang ; 2° par du pus ; 3° par des calculs biliaires ; 4° par de la matière cancéreuse ; 5° par des entozoaires intestinaux ou non intestinaux ; 6° par la sérosité d'un kyste ou du péritoine.

3° Un troisième ordre renferme des substances venues 3e ordre : Corps étrangers. du dehors et qui ont pénétré par la bouche ou par l'anus (corps étrangers). Jetons un coup d'œil rapide sur ces conditions morbides diverses qui fournissent des éléments précieux de diagnostic.

*Premier ordre. Selles constituées par des matières qui* Selles séreuses. *parcourent l'intestin à l'état normal. A. Selles séreuses ou aqueuses.* La sérosité est souvent la partie prédominante des selles copieuses que rendent les malades; elle est seulement colorée, à différents degrés, par de la bile jaune ouverte. Tantôt elle tient, en suspension, de petits flocons blancs qui la font ressembler à de l'eau amidonnée ou de gruau, comme dans le choléra asiatique ; tantôt des corpuscules d'une matière blanche concrète, de la grosseur de grains de semoule, comme dans presque toutes les diarrhées liées à une colite chronique. Les selles aqueuses ont une réaction alcaline et présentent, en général, une couleur grise ou noirâtre, qui leur donne l'apparence d'une eau sale et bourbeuse dont la fétidité est souvent extrême. Tel est leur caractère le plus fréquent dans les maladies chroniques, qui entraînent la *diarrhée colliquative*, sans léser la structure de l'intestin, et dans la phlegmasie chronique des follicules ou de la membrane interne du gros intestin. Les selles séreuses sont le phénomène sympathique et critique d'un grand nombre de maladies. La quantité des liquides expulsés dans les diarrhées sympathiques et colliquatives est souvent considérable. Le choléra nous offre un type de la diarrhée séreuse. Les drastiques la produisent également et rendent, précisément à cause de la nature des évacuations, de grands services, sur lesquels le praticien peut compter. On a rencontré quelques exemples de selles aqueuses, critiques, dans l'anasarque, l'ascite, l'albuminurie, dans la période de suppuration de la variole.

Selles muqueuses.

B. *Selles muqueuses.* Lorsque le mucus et les lamelles épithéliales se reproduisent, en grande quantité, les selles offrent alors l'aspect d'un liquide fortement chargé d'une matière molle, gélatineuse, transparente, colorée tantôt par la bile, tantôt par le sang. La quantité du mucus est variable ; dans quelques cas, on n'aperçoit dans une forte proportion de sérosité, que quelques flocons de matières muqueuses, ou des masses pelotonnées, à la manière des crachats ou du blanc d'œuf cru. Dans la dysenterie, le mucus est teint par du sang fortement combiné avec lui. Dans d'autres cas, les selles, à demi liquides, sont constituées par une matière pultacée, dans laquelle on retrouve le mucus associé à une grande quantité de bile ou à des vers intestinaux.

La diarrhée muqueuse se rencontre principalement pendant le règne des constitutions saisonnières du printemps et de l'automne, lorsqu'on observe un grand nombre de fièvres gastriques et bilieuses, des grippes, des affections catarrhales et rhumatismales, et chez les enfants, pendant la dentition.

C. *Selles grasses.* Il arrive, quoique assez rarement, que des malades rendent, pure ou mêlée à des matières fécales, une grande quantité de substance grasse, jaunâtre ou blanchâtre, tout à fait semblable à de l'huile ou à la graisse refroidie et figée du bouillon gras. On a même vu plusieurs selles formées presque exclusivement par elle. On a voulu, dans ces derniers temps, en faire le signe des maladies du pancréas, en s'appuyant sur les données fournies par la physiologie. Nous avons eu occasion d'observer un grand nombre de cancers du mésentère et de l'estomac, étendus à la glande pancréatique, et jamais nous n'avons observé d'évacuation de ce genre.

Le *flux cœliaque*, dont on retrouve l'indication dans tous les livres et dont on ignore la nature, est-il le résultat de l'imparfaite élaboration des aliments par le fluide pancréatique ou l'afflux d'une trop grande quantité de ce liquide, qui est alors rejeté au dehors? On sait que les selles sont alors blanchâtres ou cendrées.

D. *Selles bilieuses.* Il existe toujours dans les selles na-

*Selles grasses.*

*Selles bilieuses,*

turelles une quantité assez grande de bile ; mais celle-ci devient prédominante toutes les fois que la glande hépatique, irritée primitivement. ou sympathiquement, est le siége d'une hypersécrétion morbide. Les malades ont alors des selles plus ou moins copieuses, de couleur jaune ocrée, liquides ou à demi liquides, à la suite desquelles survient une notable amélioration des symptômes. On en a fait le signe des fièvres bilieuses continues et rémittentes, de l'état bilieux (polycholie de Stoll) et des hypercrinies sympathiques. C'est même, en grande partie, sur les heureux effets déterminés par la *diarrhée bilieuse* qu'ont été établis, tout à la fois, et la théorie des fièvres bilieuses et leur traitement. Un fait bien digne de remarque, et qui résulte pour nous d'une longue observation, c'est que les maladies du foie, telles que la congestion aiguë ou chronique, la cirrhose, le cancer, l'ictère et les affections des conduits d'excrétion bilieuse, donnent rarement lieu à l'expulsion de la bile, par l'intestin.

Selles alimentaires.

E. *Selles formées par des substances alimentaires mal élaborées.* Toutes les fois que la digestion est ralentie ou entièrement suspendue par un trouble nerveux, une fatigue excessive, une altération organique de l'estomac et même du pancréas et du foie, les aliments sont rejetés par les selles, sous forme d'une masse grisâtre, dans laquelle on reconnaît encore une partie des substances ingérées (lientérie) (dérivé de λεῖος, poli, glissant, et ἔντερον, intestin, parce que les aliments semblent traverser l'intestin avec promptitude). Les selles des sujets atteints de cancer gastrique ou de l'intestin offrent très-souvent un mélange de parcelles d'aliments, de bile et de matière noire, qui annonce une mauvaise digestion.

On est quelquefois surpris de la quantité considérable

de détritus d'aliments qu'on retrouve dans la matière des selles. Celles-ci sont alors très-copieuses, liquides, précédées de coliques sourdes ou même très-vives. Souvent la mauvaise composition des aliments formés de substances réfractaires à l'estomac ou peu assimilables, explique la forte proportion des évacuations · que le malade rend chaque jour. Le ligneux y figure pour la plus grande part. La *diarrhée stercoraire,* qu'on a appelée ainsi lorsqu'elle est formée d'une grande quantité de matières fécales, est le symptôme de toutes les maladies de l'estomac, de l'intestin, et de toutes les cachexies.

F. *Diarrhée vermineuse.* On appelle ainsi les évacuations dues, en partie, à la présence des vers intestinaux, et dans lesquelles se trouve un certain nombre de lombrics, de trichures, d'oxyures, des fragments de ténia. Les matières sont ordinairement formées de mucus et très-copieuses ou répétées. On les voit se produire sous l'influence d'épidémies saisonnières ou permanentes, surtout chez les enfants et les sujets lymphatiques.

*Diarrhée vermineuse.*

*Deuxième ordre. Selles accidentelles formées par des matières liquides ou solides, provenant de l'intestin malade ou d'un organe circonvoisin, avec lequel s'est établie une connexion anormale.* A. *Selles sanglantes.* On désigne sous le nom de *melæna* ou *méléna* (de μέλαινα, νόσος, maladie noire) les déjections alvines sanglantes; quelques auteurs y ajoutent le vomissement de matières de même nature. Il faut que le clinicien s'apprenne à reconnaître le sang dans les selles, lors même qu'il est méconnaissable. Tantôt il se présente à l'état liquide, en caillot, et avec la coloration rutilante, vermeille du sang artériel, ou noire et visqueuse du sang veineux, pur, ou mêlé aux fèces ; tantôt il se dissimule sous les apparences d'une

A. Selles sanglantes; leurs caractères.

matière noire, épaisse comme du cirage ou grumeleuse comme du marc de café ; tantôt sous forme de lambeaux à demi solides, grisâtres, dans lesquels on peut distinguer la partie fibrineuse du sang. D'autres fois les selles sont séreuses, teintes en noir comme de l'encre de Chine, ou bien elles contiennent des grumeaux noirâtres, arrondis, ou de petits caillots de sang. Souvent il suffit d'étendre d'eau la matière des selles, pour voir paraître la coloration propre au sang ; dans d'autres cas, il faut recourir à l'examen microscopique pour constater la présence des globules sanguins altérés et de l'hématosine. La coloration noire des selles produite par l'usage du bismuth pourrait aussi en imposer pour une hémorrhagie gastro-intestinale. Nous avons vu cette couleur persister plus de quinze jours après qu'on avait cessé d'administrer le médicament.

**Causes pathologiques.** La nature des selles sanglantes une fois bien constatée, on est certain qu'il existe une hémorrhagie dont il reste à déterminer le siége ; il ne peut être, 1° que l'intestin lui-même ; 2° un organe voisin qui a contracté avec lui des adhérences anormales.

**1° Maladies de l'estomac et de l'intestin.** 1° *Sang provenant de l'intestin.* La source la plus commune des selles sanglantes est : 1° l'estomac affecté ; A de cancer ; B d'ulcère chronique ; C de rupture d'un vaisseau gastrique ; D d'une simple exhalation due à une maladie du foie, du sang, etc. C'est alors que le sang, modifié par les fluides gastrique et pancréatique et subissant les réactions chimiques qui se passent dans l'estomac, présente les nombreuses altérations qui le rendent méconnaissable.

2° Les maladies précédentes, lorsqu'elles occupent l'intestin grêle et le gros intestin, provoquent des selles dans lesquelles on retrouve le sang avec ses propriétés physiques normales. Dans les ulcérations typhiques de l'intestin grêle, dans le cancer du colon transverse et du cœcum, le sang est presque pur, noir ou vermeil, liquide ou en caillot, et en proportion variable. Il est expulsé sans efforts, sans colique, et le malade ou le médecin ne sont prévenus de ce qui est arrivé, que par la coloration même des évacuations. Le sang fourni par le gros intestin malade est souvent mêlé à des matières fécales qu'il enveloppe d'une couche plus ou moins épaisse. Dans la dysenterie, il est peu abondant et combiné au mucus qu'il colore en rouge. La vive inflammation de la membrane interne détermine l'exhalation simultanée et le mélange intime du mucus et du sang. Souvent des matières noires, fétides, des lambeaux mortifiés de la membrane interne et des pseudo-membranes, se trouvent mêlés au sang, dans les selles dysentériques.

*Selles dysentériques.*

3° La troisième source de l'hémorrhagie est l'S iliaque ou le rectum ; un cancer, une tumeur épithéliale de l'anus, des hémorrhoïdes, une simple rectorrhagie sont les causes ordinaires des évacuations sanglantes. Le sang rendu pur, souvent avec douleur, est vermeil, toujours liquide, et ne se coagule que dans le vase qui le reçoit.

2° *Sang venu d'organes éloignés.* Les maladies des organes qui entourent l'intestin et qui fournissent le sang contenu dans les déjections alvines, sont assez nombreuses. Il s'établit d'abord des adhérences entre l'organe malade et l'intestin qui reçoit ensuite plusieurs produits morbides parmi lesquels se trouve une certaine quantité de sang. La dégénérescence des ganglions mésentériques et des masses rétro-péritonéales peut provoquer des selles sanglantes. On a cité des exemples d'hémorrhagie qui

*2° Maladies des organes situés dans le voisinage de l'intestin.*

avaient pour le siége les veines cave, porte ou spléni-
ques qui avaient été comprises dans des tumeurs
cancéreuses ou s'étaient ouvertes dans l'intestin, après
une adhésion préalable. Une tumeur anévrismale du
tronc cœliaque ou de l'aorte, un abcès du foie, du rein, de
la fosse iliaque, peuvent aussi communiquer avec le
tube digestif et y jeter une grande quantité de sang.

3° Maladies gé-
nérales.

C'est souvent à une maladie générale de tout le solide qu'il faut rapporter l'hémorrhagie intestinale. Pour
n'en citer que quelques exemples bien tranchés, rappelons que dans la fièvre jaune, le scorbut, le typhus,
dans lesquels le tube digestif est exempt de toute altération, aussi bien que dans la fièvre typhoïde, lorsqu'il
n'existe plus d'ulcération intestinale, les selles deviennent
sanglantes, et qu'il en est de même dans d'autres maladies où le sang s'altère, comme dans la fièvre puerpérale,
la gangrène des extrémités, les varioles et les scar-
latines malignes, la diphthérie, etc.

B. Selles
purulentes.

B. *Selles purulentes.* Du pus se trouve mêlé aux excréments lorsqu'un abcès de la fosse iliaque, par congestion,
du rein, du foie ou du rectum s'ouvre dans l'intestin.
Une suppuration des ganglions mésentériques atteints de
cancer peut produire une évacuation abondante de pus
par les selles, ainsi que nous en avons observé deux
exemples.

C. Calculeuses.

C. *Calculs biliaires.* Ils pénètrent quelquefois, par le
conduit cholédoque dilaté, jusque dans le duodénum. On
a rarement occasion de les rencontrer dans les matières
fécales.

D. Cancéreuses.

D. *Matières cancéreuses.* Les masses cancéreuses rétro-
péritonéales qui se ramollissent après avoir contracté des
adhérences avec l'estomac, quelquefois des kystes fibro-

cancéreux situés dans le ventre, donnent lieu à l'expulsion de matière cancéreuse. Celle ci pourrait venir de l'estomac ; mais ce cas est très-rare.

E. Mentionnons encore la présence dans les selles de la matière séreuse, colloïde ou adipeuse fournie par des kystes de l'ovaire, des fragments de substance ostéocalcaire, des cheveux, de la graisse également contenus dans des kystes du ventre ouverts dans l'intestin.

E. Matières diverses.

F. On a trouvé assez souvent des échinocoques provenant des acépholocystes du foie et qui avaient pénétré dans le colon transverse.

*Troisième ordre. Évacuations alvines formées par différentes substances solides ou liquides venues de l'extérieur.* Nous ne dirons rien des substances vénéneuses ingérées volontairement ou par suite de tentatives criminelles, ou introduites par l'anus ; le médecin doit se tenir sur ses gardes chaque fois qu'il observe des accidents insolites dont il ne peut se rendre compte.

3ᵉ ordre. Matières venues du dehors.

Les malades atteints d'hypocondrie ou d'hystérie présentent souvent au médecin des débris de substance végétale trouvés par eux dans les évacuations alvines et auxquels ils attribuent les accidents qu'ils éprouvent. Quelquefois il faut apporter une sérieuse attention à l'examen de ces corps qui ont une forme bizarre et qu'on pourrait prendre, au premier abord, pour des corps organisés. Il faut aussi se prémunir contre la supercherie des malades qui simulent une maladie ou qui veulent seulement se moquer du médecin. On a cité des exemples d'animaux rendus vivants par les selles, de grenouilles, de sangsues, de chenilles, qui auraient été ainsi expulsées. Les contes de ce genre n'ont plus cours dans la science moderne ; nous devons cependant les signaler

Végétaux.

Animaux.

parce qu'ils sont facilement acceptés par les esprits vulgaires.

Corps étrangers. Des corps étrangers tels que des os, des balles, des cailloux, une fourchette, un couteau peuvent traverser l'intestin dans toute sa longueur et être expulsés au dehors, avec les excréments. Quelquefois des corps étrangers, même volumineux, sont rejetés par l'anus après y avoir été introduits volontairement par suite d'une dépravation dont les exemples ne sont pas très-rares.

De la constipation. **De la constipation.** On donne le nom de constipation à un état pathologique caractérisé par la rareté des évacuations alvines, par la dureté des matières fécales et la difficulté que le malade éprouve à les expulser.

On ne peut rien établir d'absolu sur le nombre des selles ; quelques personnes, en parfaite santé, n'ont d'évacuations que tous les trois ou quatre jours, d'autres en ont plusieurs par jour. La constipation est commune chez les vieillards, les gens nerveux et mélancoliques, les femmes ; les selles, au contraire, sont fréquentes chez les enfants, les lymphatiques, les gens faibles. On peut admettre une constipation de douze à quinze jours, et même d'un mois. Mais les récits qui les portent à plusieurs nous paraissent fabuleux. Pour peu que la constipation se prolonge, on observe les symptômes suivants : gonflement souvent énorme du ventre, borborygme, météorisme, sentiment de plénitude et de gêne, perte d'appétit, mauvais goût dans la bouche, un peu de pesanteur au siége, efforts fréquents et stériles pour aller à la garde-robe, épreintes anales, rétention d'urine, et, si la constipation se prolonge, des vomissements et les

Symptômes qui dépendent de la constipation.

autres symptômes d'obstruction intestinale. En même temps on observe de la céphalalgie, des migraines violentes, de la pesanteur de tête, des vertiges, peu d'aptitude au travail intellectuel, de la courbature, du froid aux extrémités, de la chaleur et de la sécheresse sur toute la peau, etc.

La constipation finit par amener la diarrhée ; les matières dures, en excitant la sécrétion intestinale, et la contractilité des membranes, donnent lieu à une évacuation copieuse, en partie liquide et solide que les malades appellent une *débâcle*. Après quelques jours de diarrhée, la constipation revient, et ces alternatives se reproduisent un grand nombre de fois. Les autres symptômes que l'on a assignés à la constipation dépendent des maladies qui en sont la cause même. *Accidents qui se produisent.*

Les excréments ne sont rejetés qu'après des efforts souvent violents et douloureux, et après avoir distendu ou déchiré la membrane muqueuse anale, et amené l'effusion du sang. Ils laissent, après qu'ils ont franchi l'anus, un sentiment de cuisson, de pesanteur ou de chaleur fort incommode, et produisent des fissures. Les hémorrhoïdes sont déchirées, enflammées au moment de la défécation.

Les excréments ont, en général, une forme arrondie qui leur est donnée par leur séjour prolongé dans les bosselures du gros intestin et un volume considérable. On a désigné sous le nom de *scybales* (s. f. pl. de σκύβαλον, excréments), ces fèces durcies et globulaires. Une couche de mucus ou de sang les environne parfois ; ordinairement elles sont brunes ou jaunâtres, sèches, et ont la dureté de la pierre. On est souvent obligé de les saisir et de les diviser avec une pince pour pouvoir les extraire de l'anus. *Nature des excréments.*

**Division**
dans l'étude de la
constipation.

*Division*. On a proposé un très-grand nombre de divisions afin de réunir toutes les causes de la constipation. Les unes sont arbitraires ou incomplètes, les autres fondées sur des considérations secondaires.

La distinction classique des phénomènes en *symptomatiques*, *sympathiques* et *idiopathiques* s'adapte naturellement à l'étude de la constipation. Celle-ci est liée tantôt à une maladie de l'intestin (constipation symptomatique) tantôt à celle d'un viscère éloigné (constipation sympathique), ou à un simple trouble de la contractilité musculaire ou de la sensibilité (constipation idiopathique). Nous préférons toutefois rattacher ce symptôme à un certain nombre de groupes dont l'affinité physiologique sera facilement saisie par le praticien, et qui pourra le conduire à un diagnostic précis et à un traitement rationnel.

Les seules acceptables aujourd'hui doivent être fondées sur les notions positives que nous devons à la physiologie corroborée par la pathologie.

**Maladies**
qui troublent la
chymification
principalement.

1° *Troubles de la chymification*. Si l'alimentation est suspendue, réduite à quelques boissons nutritives ou formée de substances qui donnent peu de matière excrémentitielle, les selles sont rares ou même nulles pendant plusieurs jours et semaines. Il en sera de même si l'absorption est très-active, comme pendant la convalescence. Toutes les maladies capables d'enlever l'appétit et de léser, à différents degrés, la chymification, causent nécessairement la constipation; il suffit, par exemple, que la sécrétion du suc gastrique soit diminuée ou tarie. C'est ainsi qu'agissent les névroses, telles que la gastralgie, et les affections organiques comme le cancer, le ramollissement, l'ulcère, la gastrite chronique. Il faut souvent une observation attentive pour trouver les causes de la constipation ; elles sont très-différentes les unes des autres. On ne parvient à les guérir que par des médicaments dont les effets sont tout à fait opposés, par des excitants ou des émollients, par du vin, ou par du lait.

Chez un malheureux atteint d'un cancer gastrique qui a ralenti ou entièrement suspendu le travail de la chymification, et chez lequel de fréquents vomissements alimentaires ont lieu, on observe une constipation opiniâtre, de deux à trois semaines de durée. Elle est due à l'absence du stimulant normal qui traverse et excite l'intestin. Dans toutes les maladies, pendant le cours desquelles on est contraint de suspendre l'alimentation, la cause de la constipation est encore la même. Ou le résidu stercoral à expulser est nul, ou il existe un obstacle au cours des fèces. Nous reviendrons plus loin sur ce sujet.

2° *Trouble de la chylification.* Nous allons trouver maintenant dans l'intestin grêle, dont les fonctions sont troublées, un certain nombre de causes qui expliquent la constipation. De ce nombre sont les maladies qui lèsent : 1° les sécrétions biliaires, pancréatiques et folliculaires de l'intestin ; partant la qualité et la quantité des liquides nécessaires à la conversion du chyme en chyle ; 2° la sensibilité de la membrane interne ; 3° les mouvements péristaltiques et antipéristaltiques. Quelques exemples montreront comment agissent les maladies qui produisent la constipation, de cette manière.

*Maladies qui troublent surtout la chylification.*

A. *Sécrétion biliaire.* La présence de la bile a été considérée non-seulement comme utile au travail de la chylification, mais encore comme propre à exciter la contraction de l'intestin. Que ce soit de cette manière ou d'une autre, qu'agissent les maladies de l'appareil sécréteur et excréteur de la bile, il est certain que la constipation

*Maladies de l'appareil biliaire.*

est un des symptômes qu'on y observe le plus constamment (congestion, hépatite, cirrhose, lésion de l'appareil sécréteur, calculs biliaires, cholécystite, etc.). Les excréments sont durs, secs et décolorés; les purgatifs seuls peuvent en amener l'expulsion.

Maladies du pancréas.

B. Les maladies du pancréas, surtout l'induration avec hypertrophie et la dégénérescence cancéreuse s'accompagnent de constipation. L'action du fluide pancréatique sur les fécules et les graisses est suspendue ou du moins altérée.

Maladies qui portent sur les sécrétions intestinales;

C. Lorsque *la sécrétion des follicules muqueux* de l'intestin est suspendue, ce qui arrive dans un grand nombre de maladies, la constipation se manifeste. L'entérite suraiguë peut la produire ; l'entéralgie simple, et surtout celle, qui est due à l'action du froid, du plomb et de ses composés, a pour symptômes constants, pathognomoniques, la constipation. Ce n'est pas seulement au défaut de sécrétion que tient ce phénomène morbide ; il est favorisé dans sa production par le spasme de l'intestin.

Sur la sensibilité et la contractilité de l'intestin.

3° *Trouble de la sensibilité et de la contractilité.* Elles se trouvent modifiées dans un grand nombre de maladies qui s'accompagnent de constipation. L'entéralgie dont nous avons déjà parlé agit également sur la sensibilité et la contractilité des tuniques. Tel est aussi le mode d'action de l'inflammation du péritoine, qui enchaîne et ralentit la contraction des muscles de l'intestin et de toutes les inflammations de voisinage, comme les appelait Gerdy.

On doit attribuer à la convulsion antipéristaltique et au désordre des mouvements de l'intestin certains volvulus, certains étranglements internes qui produisent une constipation invincible et souvent mortelle.

4° *Troubles de la défécation*. Il faut en chercher la cause dans les maladies qui altèrent : A, la sensibilité ; B, les fonctions locomotrices des tuniques intestinales ; C, la sécrétion de la membrane interne.

Maladies qui agissent plus particulièrement sur la défécation.

A. *Constipation due à la lésion de sensibilité de l'anus.* Il faut, pour que la défécation s'effectue que le besoin d'expulser les excréments se développe, et, par consé-quent, que la moelle épinière jouisse de son intégrité fonctionnelle. Les maladies de ce cordon nerveux pro-duisent très-souvent l'abolition de ce besoin ; alors les matières fécales ne font plus sur la membrane interne l'impression qu'elles y causent normalement.

1° En troublant la sensibilité de la tunique interne ;

La douleur anale qui accompagne les fissures à l'anus, les hémorrhoïdes, la rectite, donnent lieu à la constipa-tion, en enchaînant la contraction expulsive ou en em-pêchant la dilatation des sphincters de l'anus.

B. *Constipation par lésion de la contractilité des mus-cles qui servent à la défécation.* La contractilité des muscles chargés d'opérer la défécation peut être accrue, et alors le spasme qui en résulte devient un obstacle à la circulation des excréments. La convulsion des sphinc-ters, dans les maladies du rectum et de la marge de l'anus (fissure, fistule, abcès, etc.), a pour symptôme or-dinaire la constipation. En outre l'expuls iondes matières fécales exige, pour se faire régulièrement, l'intervention du diaphragme et des muscles abdominaux ; or, si ces muscles viennent à être paralysés, il en résulte une con-stipation plus ou moins prolongée, comme dans les ma-ladies de la moelle épinière, du cerveau et de leurs membranes d'enveloppe (myélite, apoplexie, encéphalite, méningite simple, tuberculeuse, ramollissement généra périphérique). Dans toutes ces maladies, le défaut de

la contractilité de l'intestin, ou de quelques muscles volontaires.

synergie des muscles nombreux qui agissent pendant la défécation, nous paraît être la cause de la constipation bien plus que la diminution de la contractilité des sphincters de l'anus.

Cette diminution de la contractilité musculaire, qui cause la constipation, se manifeste chez les vieillards, les convalescents, les sujets affaiblis ou en proie à des émotions morales débilitantes, dans toutes les maladies adynamiques, dans la chloro-anémie, chez les gens sédentaires, occupés sans cesse de travaux de l'esprit, etc. Les névroses gastro-intestinales, et l'entéralgie produisent un effet semblable sur le gros intestin.

Constipation idiopathique.

Il faut ranger parmi les phénomènes idiopathiques la constipation morbide qui se présente dans les conditions que nous venons d'énumérer, en dernier lieu, et qu'on ne saurait rattacher à aucune maladie déterminée. Dans les autres cas, elle est sympathique d'une maladie viscérale, et d'un trouble de la chymification ou de la chylification.

Constipation par lésion de sécrétion, dans le gros intestin.

5° *Constipation par lésion de la sécrétion du gros intestin.* On observe dans certaines maladies une diminution de la sécrétion muqueuse telle que les matières stercorales ne peuvent plus glisser dans le gros intestin et qu'elles y séjournent forcément. La colite aiguë, la typhlite, l'intoxication saturnine, les maladies avec rétention de la bile, produisent la constipation, en partie de cette manière. La nature et la quantité des aliments y ont aussi une grande part. Si en effet ils laissent peu de résidus, s'ils sont peu abondants, les fèces, dont le volume est d'ailleurs très-petit, ont de la peine à exciter la locomotion intestinale.

Constipation par obstacle

6° *Constipation par obstacle au cours des matières dans*

*un point du tube digestif.* Les conditions pathologiques qui portent ainsi obstacle au libre passage des fèces, sont nombreuses ; nous indiquerons seulement les principales qui doivent être ainsi classées ; A, maladies qui résident dans les parois mêmes du canal intestinal ou qui y causent un changement de situation ; B, dans les organes environnants ; C, corps étrangers venus du dehors. *mécanique au cours des matières.*

A. *Maladies de l'intestin.* Le cancer d'une partie de l'intestin et surtout du rectum et de l'anus, produisent constamment, quoique à différents degrés, la constipation. Les désordres matériels qui suivent l'ingestion d'un poison irritant ou qui peuvent se développer dans l'intestin grêle, plus souvent dans le gros intestin, en rétrécissant leur calibre, déterminent le même effet. Il en est de même du volvulus, de l'invagination, des hernies et de l'étranglement interne. *A. Maladie des parois intestinales.*

B. *Maladies des organes environnants.* Le déplacement d'une organe qui vient comprimer l'intestin, ou le tirailler, de tout autre manière, donne lieu à la constipation. Voici les causes principales qui agissent par ce mécanisme : 1° l'utérus abaissé, et surtout renversé en arrière et en bas, ou développé par le produit de la conception ; 2° toutes les tumeurs, de nature diverse, qui ont leur siége dans le mésentère, l'épiploon, le foie, la rate ; 3° les tumeurs de l'ovaire, de l'utérus, le phlegmon péri-utérin, et généralement toutes les affections de l'utérus ; 4° les maladies de la prostate et de la vessie ; 5° celles qui ont leur siége dans les replis du péritoine, qui fixent l'intestin aux parois du ventre (phlegmon iléo-cœcal, péritonite adhésive, bride, hématocèle, etc.). *B. Maladies des organes environnants.*

C. *Corps étrangers venus du dehors.* Les uns introduits *C. Corps étrangers.*

par la bouche s'arrêtent dans un point du trajet qu'ils doivent suivre, avant d'être rejetés au dehors : tantôt ce sont des fragments de substances alimentaires ingérés accidentellement, comme des os, des arêtes, des tendons, des noyaux, tantôt des corps avalés par accident ou des pièces de monnaie, des épingles, des clous, une fourchette, un couteau, etc. Quelquefois ces substances s'arrêtent, à un point du gros intestin, et y deviennent le centre d'une concrétion stercorale plus ou moins volumineuse, sorte de bézoard animal, qui peut produire de la constipation et opposer un arrêt complet au cours des matières.

Les autres corps se développent dans la cavité intestinale, tels sont les lombrics et les matières excrémentielles qui deviennent très-dures et constituent, en s'agglomérant, un obstacle à la libre circulation.

Enfin des corps étrangers, souvent volumineux, ont été introduits par l'anus, à la suite de honteuses manœuvres, et produisent un obstacle dont la chirurgie seule peut triompher.

En résumé, la constipation est symptôme de maladies locales, de maladies qui lèsent un ou plusieurs des actes qui concourent à la défécation, ou l'effet de causes qui troublent seulement la contractilité et la sécrétion du gros intestin.

Symptômes tirés de la présence des gaz dans l'intestin.

SYMPTÔMES TIRÉS DE LA PRÉSENCE DES GAZ DANS L'INTESTIN. *De la tympanite.* Il existe toujours, même à l'état normal, une certaine quantité de gaz dans l'intestin. La maladie l'augmente, dans des proportions souvent considérables.

De la tympanite ; ses symptômes.

Les symptômes qui révèlent la présence de cette quantité insolite de gaz consistent dans la tuméfaction uniforme du ventre, qui est arrondi, proéminent, surtout au niveau du nombril et de l'épigastre, sonore comme un tambour, quand on le frappe avec les doigts, d'où le nom de *tympanite* (τύμπανον, tambour) qu'on a donné à ce *ballonnement* du ventre. Celui de *météorisme* exprime seulement l'idée de tuméfaction (μετέωρος, élevé). Le gonflement est souvent porté à un tel degré, que non-seulement la paroi antérieure du ventre est distendue, mais que le diaphragme est refoulé au loin dans la poitrine.

La percussion est le meilleur procédé opératoire pour mesurer l'étendue de la tumeur gazeuse, pour reconnaître les lieux qu'elle occupe et le mode de répartition des gaz, par rapport aux viscères et aux liquides renfermés dans la cavité abdominale.

Souvent, on entend, à une certaine distance, la vibration sonore des gaz intestinaux qui se déplacent. On l'a désignée sous le nom de *borborygme*. Les bruits qui en résultent ressemblent tantôt à un sifflement, à un murmure de l'air qui franchit une ouverture étroite, tantôt au glouglou d'une bouteille, aux cris de certains animaux, ou à la détonation d'une arme à feu.

*Borborygme.*

Lorsqu'il existe, dans la cavité gastro-intestinale, des matières liquides mêlées au gaz, la pression à l'aide de la main opérée sur le ventre, surtout au niveau du gros intestin et de sa portion cœcale, détermine une vibration hydraulique qu'on désigne sous le nom de *gargouillem en* ou de *râle intestinal*. Le malade en a lui-même conscience.

*Gargouillement.*

Souvent la résistance des parois abdominales est très-grande, et l'on ne peut déplacer aucune portion de gaz. Le patient se plaint d'éprouver une gêne et un sentiment de distension très-pénible, principalement à la base de la poitrine, au niveau de l'épigastre et des hypocondres. La respiration est accélérée et pénible, le malaise général va en augmentant jusqu'à ce que le malade parvienne à se débarrasser de ces gaz, soit par des éructations copieuses et bruyantes, soit par la partie inférieure de l'intestin. Quelquefois le hoquet, des palpitations, une anxiété extrême, du délire même, sont le résultat du météorisme.

**Composition chimique et siége des gaz.** Les gaz contenus dans l'intestin sont au nombre de six ; l'azote, l'acide carbonique, l'hydrogène pur, l'hydrogène proto-carboné, l'hydrogène sulfuré, l'oxygène. Les gaz azote et acide carbonique sont ceux qu'on trouve en plus grande abondance. Le dernier va en augmentant de quantité, de l'intestin grêle au rectum (pour plus de détails, voy. t. II, p. 442).

**Tympanite Symptomatique.** 1° *Tympanite symptomatique.* La cause la plus ordinaire de la sécrétion gazeuse est la lésion de texture du tube digestif. Le cancer, l'entéro-colite simple, ulcéreuse, la dysenterie, la fièvre typhoïde, s'accompagnent de tympanite, de gargouillements habituels. Il en est de même des altérations qui, comme le cancer et les tumeurs abdominales, gênent la libre circulation des matières stercorales et par conséquent des gaz.

**2° Tympanité sympathique.** 2° *Tympanite sympathique.* A cet ordre se rattachent les pneumatoses, qui se développent sous l'empire d'une maladie du poumon, du cœur ou du foie. Dans l'emphysème, dans la cirrhose liée à une affection du cœur, dans l'albuminurie, rien n'est si commun que d'observer le météorisme, à différents degrés. On le trouve dans le cours de l'hypocondrie, de l'hystérie, dont il forme le cortége obligé. La gastralgie et l'entéralgie flatulentes, les dyspepsies, sont caractérisées par cette hypersécrétion gazeuse. Elle se développe encore chez les malades atteints d'affections utérines, dans la chloro-anémie, dans la goutte atonique, surtout lorsqu'elle se porte sur l'intestin, dans le rhumatisme. Les névralgies de la face, les migraines, si souvent associées à la névropathie, sinon à l'hystérie, s'accompagnent souvent de pneumatose.

3° *Tympanite idiopathique.* Sous ce titre doivent figurer les pneumatoses, qui sont sous la dépendance d'un simple trouble de la sécrétion gastro-intestinale. Plusieurs conditions morbides président à leur développement. Une vive émotion morale, des travaux intellectuels, assidus ou prolongés, les veilles, tout ce qui surexcite le système nerveux encéphalo-rachidien, favorise la production des gaz intestinaux. Les sujets, placés dans ces conditions physiologiques, ne peuvent faire un repas sans être incommodés par des torrents de gaz qu'ils expulsent ou qui sont résorbés. On rencontre souvent des hommes bien portants d'ailleurs, qui ne peuvent manger des viandes blanches, des légumes farineux, des choux, des oignons, des substances mucilagineuses et sucrées, sans qu'aussitôt les intestins se remplissent de gaz ; une véritable fermentation s'établit pendant la digestion. Souvent l'emploi exclusif du lait, des viandes bouillies, des boissons aqueuses, auxquels ont recours quelques personnes, suffit pour déterminer une tympanite presque continuelle. Le contact de certaines substances avec la membrane de l'intestin y provoque les mêmes effets : de ce nombre sont les purgatifs salins, la bière et le café. Quant à l'introduction d'une certaine quantité d'air avec ces aliments pendant la déglutition, c'est un fait rare, et qui n'a

3° Tympanite idiopathique.

d'ailleurs aucune part au développement du météorisme.

Symptômes
fournis
par la sensibilité
bé intestinale.

**Symptômes fournis par les troubles de la sensibilité de l'intestin.** *De la colique et de l'entéralgie.* La manifestation de la douleur dans une partie de l'intestin porte le nom d'entéralgie et de colique. Les mouvements des diverses portions du tube digestif et le contact des matières alimentaires et excrémentitielles, ne sont accompagnés, chez l'homme en santé, d'aucune sensation distincte. Il n'en est plus de même dans l'état de maladie ; l'hyperesthésie intestinale donne lieu à des douleurs tantôt sourdes, profondes et obtuses, tantôt d'une violence telle qu'elles arrachent des cris aux plus courageux. On devrait donner le nom d'entéralgie (dérivé de ἔντερον, intestin et ἄλγος, douleur) à toutes les douleurs qui ont leur siége dans l'intestin, quels qu'en soient la cause et le degré, comme celui de gastralgie à toutes les douleurs de l'estomac. On supprimerait ainsi le mot colique qui n'a aucun sens rigoureux.

Caractère
des douleurs
intestinales;
exacerbantes
dans la colique.

Les douleurs de l'intestin ont un caractère particulier qui les distingue de toutes les autres ; elles sont intermittentes ou rémittentes, c'est-à-dire que les malades éprouvent, outre une douleur sourde, gravative, continue, des élancements rapides, des tortillements qui paraissent tenir aux mouvements péristaltiques et antipéristaltiques de l'intestin. Ces coliques, ainsi qu'on les appelle généralement, arrachent des plaintes aux malades, altèrent les traits du visage qui se contractent et se grippent et causent une sueur abondante et le refroidissement des extrémités. Elles provoquent des selles plus ou moins rapprochées et cessent ou diminuent lorsque l'évacuation a eu lieu. On peut dire, d'une manière générale, que peu de douleurs brisent autant et aussi rapidement les forces que celles de l'intestin. Le pouls s'accélère ordinairement, excepté dans les coliques dites nerveuses. Le ventre est sensible à la pression, tendu ou météorisé.

Dans une autre forme de colique qui a reçu le nom d'entéralgie, et dont les coliques des peintres et des pays chauds nous offrent les types les plus tranchés, la douleur est, par sa forme, ses accès, sa cessation subite, tout à fait semblable à la névralgie. Comme celle-ci, elle est violente, fait jeter des cris aux patients, ne s'exaspère point par la pression, souvent même est soulagée par elle ; la paroi du ventre est rétractée, concave.

Forme névralgique de la douleur intestinale.

On a donné le nom de *coliques de miserere* aux douleurs violentes qui sont déterminées par un obstacle au cours des matières fécales dans l'intestin et qui s'accompagnent de vomissements, de rétention des matières et de lipothymies, etc. Elles n'ont rien de spécial, et quoique on les observe plus fréquemment dans l'ileus et l'étranglement interne, elles se montrent également dans la péritonite aiguë, soit traumatique, soit consécutive à une perforation de l'intestin.

Coliques de miserere.

Il faut distinguer la douleur du péritoine d'avec la douleur intestinale ; ce qui n'est pas toujours facile. La première est superficielle ; la moindre pression, le moindre mouvement que fait le malade la détermine ; il en est de même des mouvements respiratoires, des efforts pour aller à la selle ou pour uriner. La colique ou douleur de l'intestin est surtout occasionnée par les mouvements spontanés de l'intestin.

Douleurs de l'intestin comparées à celles du péritoine.

La colique est le symptôme : 1° des phlegmasies aiguës et chroniques de l'intestin ; 2° des ulcérations de sa membrane interne ; 3° de toutes les formes de diarrhée ; 4° de toutes les maladies qui gênent la circulation des matières stercorales (étranglements, iléus, cancer, tumeurs, etc.).

Elle est sympathique dans toutes les névroses, l'hystérie, l'hypocondrie, la gastralgie ; dans l'empoisonnement par le plomb ; dans le rhumatisme et la goutte.

On doit au contraire la considérer comme *symptôme et maladie*, c'est-à-dire comme idiopathique, dans l'entéralgie qui est endémique dans les mers de l'Indo-Chine, à Madagascar, aux Antilles et ailleurs. Elle constitue la colique nerveuse, si fréquente, chez les sujets nerveux, après un refroidissement, une émotion morale, etc.

Convulsion intestinale.

**Symptômes fournis par la contraction des muscles de l'intestin.** On ne sait presque rien des troubles que subit la motilité de l'intestin dans le cours des maladies. On doit cependant admettre qu'ils sont portés, à un haut degré, dans les invaginations complètes ou incomplètes de l'intestin. Mais alors ils agissent comme cause de la redoutable affection qui se développe alors. Le spasme de la tunique musculaire se reconnaît surtout à la rétention des matières stercorales ; le désordre de cette même contraction se traduit quelquefois par un phénomène contraire, la diarrhée.

Symptômes péritonéaux.

**Symptômes fournis par les altérations de texture et de fonction du péritoine.** La fonction exclusive du feuillet séreux, qui tapisse la cavité abdominale, est de permettre aux différents viscères qui y sont contenus et surtout au tube digestif, de changer de place, de volume, de configuration pendant l'accomplissement de ses fonctions. Si la cavité du péritoine est oblitérée par quelque maladie, ou distendue par un liquide, il en résulte des symptômes essentiels pour le diagnostic des maladies. Nous examinerons donc les symptômes fournis par les adhérences péritonéales et par l'ascite.

*Bosselure de l'intestin.* 1° La configuration du ventre est altérée par les adhérences que les deux feuillets du péritoine contractent entre eux. Les parois du ventre présentent alors des saillies et des sillons correspondant aux bosselures de l'intestin et à ses intervalles. Ce symptôme indique l'existence d'une péritonite chronique, ou la distension de l'intestin par des gaz, lorsqu'il existe un obstacle au cours des matières fécales.

2° Dans les points du ventre qui ont été le siége d'une phlegmasie partielle du péritoine, on sent très-distinctement, avec la main placée sur l'abdomen, un craquement qu'on ne saurait mieux comparer qu'à celui qu'on perçoit, en serrant fortement de la neige. En déprimant ainsi la paroi du ventre, on provoque le frottement réciproque des deux feuillets du péritoine couverts de fausses membranes. Le frottement, le craquement senti par la main est un signe de péritonite sèche, pseudo-membraneuse.

*Bruit de frottement.* En appliquant le stéthoscope sur les points où l'on a senti le frottement, on entend, d'une manière très-distincte un bruit qui ressemble tout à fait à celui qu'on retrouve dans la pleurésie et qu'on a désigné sous le nom de *bruit de frottement* ou de *frôlement.* Il est le symptôme d'une péritonite primitive ou consécutive à une des nombreuses affections qui se développent dans les organes du ventre (kystes, cancer du mésentère, du foie, affection des ovaires.)

De l'ascite.

*Épanchement de liquide dans le péritoine. Ascite* (de ἀσκὸς, outre). On désigne ainsi la tuméfaction du ventre causée par un liquide épanché dans la cavité du péritoine ; nous prendrons cet état pathologique comme symptôme de maladie.

Signes de l'ascite.

Les symptômes qui révèlent la présence du liquide ascitique, sont la forme du ventre, la matité, la fluctuation, la saillie du nombril, les éraillures blanches qui se forment à la peau et qui peuvent livrer passage à la sérosité amassée dans les mailles du derme ou dans le tissu cellulaire sous-jacent, la saillie des veines abdominales sans même qu'il existe de circulation supplémentaire profonde ; enfin la mobilité du liquide que la matité et la fluctuation accompagnent, quand on place les malades dans une position déclive, etc. Le refoulement en haut des viscères qui s'attachent au diaphragme et dont la situation peut être déterminée à l'aide de la percussion, achèvent de rendre facile le diagnostic de l'ascite, dont nous n'avons pas à retracer l'histoire. Nous voulons seulement chercher à remonter de l'épanchement péritonéal, à la maladie qui le provoque.

Causes de l'ascite.
Division.

La division de l'ascite en symptomatique, sympathique et idiopathique est insuffisante même au point de vue de la séméiologie. Il faut lui préférer celle qui fait connaître la nature et la cause de la maladie, puisque le but principal du diagnostic est de nous conduire au pronostic et surtout au traitement ; or nous ne saurions proposer une coordination préférable à celles que nous avons établies dans le chapitre consacré à l'histoire des hydropisies (t. II, p. 473.) L'ascite est donc l'effet d'une maladie : 1° du solide ; 2° du sang ; 3° une simple irritation sécrétoire (ascite idiopathique.)

*Maladies du solide.* Nous trouvons, en premier lieu, comme cause de l'hydropéritonie, les lésions qui portent sur le feuillet viscéral on pariétal de la séreuse, soit primitivement, soit consécutivement. De ce nombre est la péritonite dans sa forme subaiguë ou plutôt chronique ; car la forme aiguë amènerait une sécrétion séro-fibrineuse et purulente qui oblitérerait partiellement ou généralement la cavité du péritoine. B. Cette phlegmasie est à son minimum dans quelques productions morbides qui comme le cancer, le tubercule, les tumeurs du mésentère, les kystes ovariques ou autres irritent la membrane séreuse, par voisinage et déterminent l'hydropisie.

2° Dans un second ordre, se placent les maladies qui gênent le cours du sang : 1° dans le système de la veine porte ; 2° dans les veines mésaraïques ; de là deux groupes distincts de maladies qui amènent l'hydropéritonie.

Les unes, et ce sont les plus communes, ont leur siége dans le foie induré, cirrhosé, rempli de tumeurs cancéreuses, d'acéphalocystes ; les autres dans l'estomac, l'intestin, le pancréas, la rate. Dans ces deux cas les veines sont comprimées par les tumeurs qui gênent le cours du sang (cancer, tubercules, kyste, hypertrophie splénique, hépatique, etc.).

Les maladies du cœur, de la veine cave, des veines abdominales et les tumeurs qui portent obstacle à la circulation ont pour symptôme ordinaire l'ascite (phlébite, kystes de l'ovaire, cancer mésentérique, de l'utérus, etc.). On a fait jouer, à notre avis, un rôle trop exclusif à la gêne mécanique dans la production de toutes ces hydropéritonies et surtout de celles qui sont liées à la cirrhose. Nous doutons même que telle soit la cause de l'ascite dans

*Margin notes:*

Maladies du solide.
1° Du péritoine.

Irritation sécrétoire.

2° Obstacle à la circulation du sang dans le système :
A. de la veine porte hépatique ou intestinale ;

B. dans le système veineux général.

cette dernière maladie ; il serait inopportun, en ce moment, de soulever une discussion à ce sujet.

**Maladies du sang.** 3° *Maladies du sang.* L'ascite est rarement le symptôme d'une altération du sang ; telle est cependant la cause de l'épanchement qu'on observe dans l'albuminurie, dans certaines cachexies, chez les scorbutiques, après les fièvres intermittentes prolongées, chez les malades dont l'alimentation a été insuffisante, mauvaise, non réparatrice.

**Ascite par irritation sécrétoire.** *Ascite idiopathique.* Les vaisseaux sécrétoires du péritoine peuvent-ils fournir une quantité anormale de sérosité, à la suite d'une brusque réfrigération du corps, ou par l'effet de l'extension du rhumatisme et de la goutte au péritoine ?

On ne peut trouver dans l'ascite elle-même les symptômes propres à faire reconnaître la cause qui l'a provoquée ; c'est donc à d'autres signes qu'il faut recourir pour en asseoir le diagnostic.

**Pneumo-péritonie.** *Épanchement de gaz dans le péritoine.* On a nié que le développement spontané de gaz dans le péritoine fût possible. Quelques faits obscurs laissent des doutes à cet égard. Quand on en constate la présence d'une manière évidente, on doit songer à une perforation intestinale. La tympanite qui se manifeste alors ne diffère pas de celle qui annonce un épanchement gazeux dans le tube digestif.

# CHAPITRE X.

### SYMPTÔMES TIRÉS DES ORGANES DE SÉCRÉTION ET D'EXCRÉTION.

L'étude des symptômes fournis par les organes sécréteurs, doit être poursuivie dans toutes les régions où ils se trouvent placés, excepté toutefois lorsque leurs fonctions sont si intimement liées à celle d'un autre appareil qu'il est impossible d'en faire une étude isolée. Ainsi nous avons dû examiner la salive et le suc gastrique, quand nous avons parlé de la digestion ; nous renverrons également aux fonctions génitales les signes offerts par les glandes séminales et par la sécrétion spermatique. Il nous reste donc à présenter l'histoire des symptômes fournis : 1° par l'appareil de la sécrétion biliaire ; — 2° de la sécrétion urinaire ; — 3° de la sécrétion cutanée ; — 4° par les capsules surrénales.

*Divisions.*

### § I. SYMPTÔMES TIRÉS DE L'APPAREIL DE SÉCRÉTION ET D'EXCRÉTION BILIAIRE.

Quoique la physiologie du foie reste encore environnée d'obscurité, ce que nous en savons et, surtout, ce que la pathologie nous apprend chaque jour, ne laisse aucun doute sur les relations nombreuses et étroites qui existent entre les fonctions hépatiques et les maladies locales et surtout générales. Les troubles de la digestion, de l'innervation cérébrale, de la respiration, de la circulation, ne vont-ils pas se faire sentir, presque immédiatement, dans l'appareil biliaire. Aujourd'hui que nous savons apprécier les moindres changements que l'organe

*Idée générale qu'on doit prendre du trouble des fonctions hépatiques.*

hépatique peut subir dans son volume et même dans
ses actes les plus essentiels, nous pouvons constater
combien est grande, sur cet organe, l'influence des altérations du sang et des maladies générales, telles que
les pyrexies, la fièvre intermittente, les cachexies paludéenne, saturnine, syphilitique, etc. Personne n'ignore que
les divers degrés de la cirrhose et de la congestion sanguine
chronique du foie, que les hypertrophies, la dégénérescence
graisseuse s'observent dans ces diverses affections. Réciproquement les maladies du foie, telles que les congestions,
les dégénérescences et les altérations de l'appareil d'excrétion biliaire, modifient la composition du sang. On sait que
des hémorrhagies peuvent naître sous l'influence de ces
maladies. La présence de la matière colorante de la bile
dans le sang, qui va ensuite la porter dans tout le solide, montre jusqu'où peut aller l'influence pathogénique du foie sur les autres tissus. Enfin, nul doute que
les grandes perturbations de l'air ne soient, pour beaucoup, dans le développement des fièvres bilieuses, dans
les maladies épidémiques qui s'accompagnent d'ictère et
de phénomènes de congestion hépatique.

Divisions.   *Divisions.* Pour offrir un exposé complet et méthodique
des symptômes fournis par l'appareil de sécrétion et d'excrétion biliaire, nous étudierons successivement 1° les
symptômes tirés de l'organe à l'état statique (conformation de l'hypocondre, situation et volume du foie);
2° tirés des troubles dynamiques ou fonctionnels : A. lésions de sensibilité ; B. de sécrétion et d'excrétion.

Mesures du foie.   I. **Symptômes physiques**. *Signes tirés du volume, de
la configuration et de la situation du foie.* On ne peut acquérir quelques notions certaines sur les conditions physiques de l'organe, qu'en pratiquant la percussion et la pal-

pation dans les régions occupées normalement par le foie. *Connexions natu-relles.*

*Volume et mesures du foie.* Il est impossible de traiter ce sujet, sans proclamer d'abord qu'à M. Piorry revient l'honneur incontestable d'avoir fait connaître les signes diagnostiques précieux qu'on obtient, à l'aide de la percussion du foie. Les anatomistes, moins intéressés que les médecins à déterminer l'état des organes pendant la vie, sont peu d'accord sur les rapports du foie avec les parties environnantes. Voici ce que nous avons constaté sur trente-deux sujets bien conformés, sains, et placés horizontalement. Le mamelon droit est situé entre la 4e et la 5e côte, un peu plus près de celle-ci, quelquefois sur elle. La distance qui sépare le mamelon de la clavicule est variable, elle est de 14 cent., en moyenne; la matité du foie commence donc à peu près à 18 cent. de la clavicule. En arrière, cette même matité ou le bord supérieur du foie est à 6 cent. de l'angle inférieur de l'omoplate. Ces détails, ainsi que les suivants, sont tirés de nos recherches sur ce sujet (1). Nous avons souvent recours, au lit du malade, à un procédé qui donne très-rapidement un résultat moins rigoureux, il est vrai, que la percussion, mais cependant suffisant pour qu'on doive le mettre en usage. En faisant parler le malade, les points au niveau desquels cesse la vibration thoracique, correspondent assez bien à la limite supérieure du foie, à deux centimètres près.

*Matité hépatique.* Chez un homme sain, placé horizontalement, la matité commence à quatre centimètres au-dessous du mamelon, et finit sur le bord des côtes qui couvrent exactement l'organe et lui servent d'en- *Lignes de la matité hépatique.*

(1) Monneret, *Études cliniques sur la maladie qui a reçu le nom de cirrhose de foie*, *Archives générales de médecine*, août 1852.

ceinte inférieure. Sur la ligne médiane, le foie se trouve placé derrière l'appendice xiphoïde et déborde la ligne médiane de quatre à cinq centimètres. La ligne courbe qui représente la limite supérieure, s'abaisse très-vite vers la ligne médiane, très-peu sur les côtés, au niveau de l'aisselle. Les chiffres suivants que nous avons obtenus, après un grand nombre de recherches, représentent très-exactement l'épaisseur du foie : hauteur médiane en moyenne, 5 cent. ; — mamelonnaire , 12 cent. ; — axillaire, 10 à 11 cent. ; — haute scapulaire, 9 cent.

Augmentation de la matité. *Augmentation de la matité.* La moindre congestion hépatique donne lieu à une augmentation de la matité normale. Le foie peut alors mesurer, au lieu de 12, jusqu'à 25 et 30 cent., sur la ligne mamelonnaire, et dépasser la ligne médiane au point d'aller se confondre avec a matité splénique. On ne doit jamais négliger la percussion sur la ligne médiane, parce que le lobe gauche est souvent le seul dont le volume soit accru ; il importe d'ailleurs de comparer, l'une à l'autre, les deux parties de l'organe qui sont souvent altérées différemment. Il faut toujours rechercher quelles sont les dimensions de l'organe sur le côté, ou en arrière, au niveau du scapulum ; on découvre ainsi des tumeurs qui n'existent point ailleurs.

L'augmentation de la matite est le symptôme de l'hépatite et de toutes les congestions aiguës et chroniques du foie, de la dégénérescence graisseuse, et surtout des acéphalocystes, etc.

Matité partielle. Une matité partielle, limitée à une portion d'un lobe ou irrégulièrement circonscrite, annonce souvent l'existence d'une acéphalocyste ou d'une tumeur cancéreuse.

Diminution de la matité normale. La diminution égale, uniforme de la matité hépatique, est le signe d'une cirrhose commençante ou confirmée ,

d'une atrophie graisseuse, d'une induration avec diminution de volume. Si ce symptôme a remplacé une matité
considérable, on est fondé à croire qu'il existait une congestion hépatique liée à une maladie du cœur, ou à une de
ces causes qui font varier, à chaque instant, la quantité
du sang hépatique. On doit répéter souvent la percussion,
si l'on veut se former une juste idée de la maladie.

Il est difficile de découvrir, par la percussion, la vraie
situation et l'étendue de la vésicule biliaire, même lorsqu'elle est remplie par la bile ou par des concrétions. Il faut
d'abord limiter exactement le bord inférieur du foie, et on
arrivera, à grand'peine, à trouver un point arrondi, de
dimension variable, plus mat que les parties environnantes.

La percussion permet de reconnaître si le foie est
déprimé par un épanchement d'air ou de liquide dans la
plèvre droite ; s'il est refoulé en bas et en avant, par une
acéphalocyste développée entre la face convexe de la
glande et le diaphragme, comme nous en avons vu deux
exemples ; enfin, s'il est situé dans le flanc gauche,
comme dans le cas de transposition des viscères.

B. *Conformation du foie.* La forme bombée que présente
l'hypocondre droit est souvent altérée par l'usage du corset
et des vêtements serrés que portent les femmes. On remarque, dans ce cas, une dépression circulaire au lieu de la
convexité normale. L'hypocondre droit offre, dans quelques
cas, une saillie très-visible qui se prolonge dans l'épigastre et dépasse, en bas, le bord costal ; on y rencontre aussi
des bosselures et des tumeurs considérables. L'ampliation
du foie, par les acéphalocystes et par le cancer, est la cause
la plus fréquente de la tuméfaction générale ou partielle.
Nous avons vu des tumeurs cancéreuses faire une saillie si
bien limitée, qu'on pouvait croire à l'existence d'un abcès ou

*Marginal notes:*

Matité de la vésicule biliaire.

Déplacements du foie reconnus par la percussion.

Inspection.

Voussure générale ou par- tielle.

d'un kyste prêt à s'ouvrir au dehors. Le foie hypertrophié, gros et induré, s'avance souvent dans la région épigastrique où il forme une tumeur égale, lisse et bombée, dont il est assez facile de reconnaître le siége.

Palpation des hypocondres et de l'épigastre.

*Palpation.* On retire de la palpation, faite avec soin, des signes précieux pour le diagnostic. Les différents degrés de résistance qu'on trouve dans l'hypocondre droit et à l'épigastre comparés à ceux que présentent les régions similaires, du côté opposé, donnent une idée exacte du volume du foie, et de l'existence des tumeurs, dont cet organe ou son appareil excréteur peuvent être le siége. Nous devons cependant prévenir que l'obésité, la contraction énergique et involontaire des muscles droits de l'abdomen, l'ascite, la tympanite, rendent infructueux ou même impossible, ce genre d'exploration, dans un grand nombre de cas.

Tumeur cancéreuse.

On sent avec les doigts une simple rénitence dans les hypertrophies hépatiques ; dans le cas de tumeurs hydatiques superficielles, la fluctuation devient évidente. La plupart des tumeurs cancéreuses hépatiques sont dures, résistantes ; d'autres cependant molles, et même fluctuantes, quoiqu'il n'y ait aucun liquide collecté. La véritable fluctuation se retrouve dans les abcès du foie qui

Abcès.

viennent faire saillie entre les côtes, ou sur la paroi abdominale ; dans les acéphalocystes et dans le cas de disten-

Vésicule du fiel.

sion de la vésicule du fiel. Cette dernière maladie est très-rare, et a été indiquée plutôt d'après des vues théoriques que d'après des faits cliniques ; sur plus de douze cents observations de maladies de l'appareil biliaire que nous possédons aujourd'hui, nous n'avons rencontré que deux fois cette saillie de la vésicule qui n'est pas plus fréquente après la mort que pendant la vie.

Nous avons parlé ailleurs du craquement que la main perçoit sur le ventre, quand il s'est développe des fausses membranes sur le péritoine ; il faut se garder de le confondre avec le choc des concrétions biliaires les unes contre les autres, que quelques auteurs disent avoir constaté. Cette prétendue collision est une invention fondée sur quelque erreur des sens, telle que la vibration d'un liquide contenu dans une poche.

II. **Symptômes dynamiques ou fonctionnels.** Les douleurs hépatiques, l'hypercrinie biliaire, et le trouble de l'excrétion, auquel il convient de rapporter l'ictère, constituent trois symptômes importants que nous devons étudier.

A. **Lésions de la sensibilité.** *Douleurs hépatiques ou hépatalgie.* Nous donnons le nom de *douleurs hépatiques* à toutes les sensations plus ou moins pénibles que les malades rapportent à la région du foie ou ailleurs, mais qui ont leur siége dans cet organe ou dans celui d'excrétion. L'étude de ces douleurs n'a pas suffisamment attiré l'attention des pathologistes, et cependant de nombreuses recherches, faites depuis plusieurs années, nous ont convaincu qu'elles ont une grande importance pour le diagnostic toujours si difficile des affections du foie. Leur siége, leur intensité, leur nature doivent être examinés avec soin.

A. *Siége.* Les unes occupent les régions qui correspondent au foie, les autres se propagent loin de l'appareil biliaire. Les premières ou douleurs hépatiques ont ordinairement leur siége en avant, derrière et au niveau des côtes, et surtout aux environs de la vésicule biliaire ; à la région épigastrique ; enfin dans la partie postérieure de l'hypocondre droit et dans l'hypocondre gauche.

Symptômes dynamiques.

Douleurs hépatiques.

Siége ;

dans le foie.

Le lieu où nous avons rencontré le plus ordinairement la douleur hépatique est celui où les vaisseaux et les nerfs, compris dans le repli gastro-hépatique, pénètrent dans la scissure transversale du foie, au niveau de l'ouverture de l'arrière cavité des épiploons. Elle correspond aussi à la vésicule biliaire dont la distension est une cause rare de douleur hépatique. Signalons encore celle qui vient des parties profondes, du côté du pylore et qu'on pourrait rapporter à cet orifice, si l'on n'était pas prévenu que le foie en est seul le siége. D'autres douleurs hépatiques plus reculées se trouvent au niveau de l'angle de jonction du colon ascendant et du transverse.

**Leur valeur séméiotique.** Les douleurs hépatiques n'indiquent aucune lésion spéciale. On les observe dans les congestions aiguës et chroniques du foie, rarement dans l'hypertrophie simple, fréquemment dans la cirrhose, presque toujours dans les phlegmasies chroniques de l'appareil d'excrétion de la bile. Elles sont alors persistantes et occupent spécialement la vésicule et le repli gastro-hépatique.

La douleur épigastrique dénote l'existence d'une congestion du lobe gauche; il est aussi le symptôme de la même lésion étendue à tout l'organe.

**Les douleurs s'étendent loin du foie.** Souvent la douleur s'irradie dans des points assez éloignés; en avant, elle descend vers le flanc et la fosse iliaque du côté droit, l'ombilic, et même jusque dans le testicule ou vers le pubis chez la femme. Cette forme névralgique de la douleur à laquelle on a donné le nom d'hépatalgie tient non-seulement, comme on l'a dit, à la présence de calculs engagés dans les conduits excréteurs de la bile, mais aussi à la cholécystite, quelle qu'en soit la cause. Souvent les douleurs hépatiques gagnent l'épaule droite et gauche, le rachis, le cou (hépatite aiguë,

hypérémie simple, péritonite hépatique, calculs biliaires).

B. *Intensité et forme de la douleur.* Les douleurs hépatiques ont des caractères particuliers que nous avons
constatés un assez grand nombre de fois pour leur accorder une grande valeur séméiotique. A. Ces douleurs
sont en général sourdes, profondes, spontanées;—B. elles
deviennent toujours plus vives, par la percussion plessimétrique pratiquée dans les régions correspondantes du
foie. Souvent même elles ne se manifestent qu'au moment
de cette exploration, à laquelle on doit toujours recourir,
afin de les faire paraître lorsqu'elles n'existent pas; —
C. elles se développent à des époques plus ou moins éloignées, soit sous forme d'accès névralgiques, comme dans
la phlegmasie chronique et la dilatation des conduits hépatiques et dans la cholécystite, avec ou sans concrétion
biliaire, soit sous forme continue. Dans ce dernier cas, et
lors même qu'elles sont rémittentes, il y a toujours une exacerbation très-prononcée, vers le soir, surtout pendant le
travail de la digestion ; quelquefois, à d'autres heures de
la journée. Elles s'accompagnent souvent de malaise,
de céphalalgie, d'insomnie et de courbature générale.
Quand une douleur présente de pareils caractères, on
peut presque affirmer l'existence d'une maladie du foie
ou de l'appareil d'excrétion biliaire, mais on ne peut pas
en spécifier la nature. Cependant la congestion aiguë ou
chronique en est la cause la plus ordinaire : que cette
congestion soit primitive comme dans l'hypocondrie ou
consécutive à une affection du cœur, des voies respiratoires, du sang, à des fièvres intermittentes, etc.

L'intensité de la douleur est variable : celle qui est lo-
calisée dans l'hypocondre est toujours moins vive que

*Marginal notes:*
Intensité et forme.
Caractères spéciaux de la douleur hépatique.
Elles sont continues, exacerbantes ou intermittentes.

Intensité de la douleur; liée souvent à la lésion du péritoine.

celle qui s'étend aux épaules, au ventre et au flanc droit. Lorsque celle-ci a pour cause un épaississement de la capsule propre du foie et du feuillet séreux qui la tapisse, elle nous a semblé plus vive et plus durable que lorsqu'elle dépendait d'une congestion chronique de l'organe lui-même : nous en exceptons le cas où il se développe une hépatite aiguë, avec ou sans suppuration.

Colique hépatique.

On a généralement considéré, comme dues spécialement à la présence des calculs biliaires dans la vésicule ou dans les conduits cystique et cholédoque, les douleurs vives qui se montrent, tout à coup, dans la région hépatique et s'accompagnent de vomissements, de réfrigération, d'une anxiété très-grande et d'ictère. Ces *coliques hépatiques*, qui reviennent par accès, d'abord éloignés, qui se rapprochent et se convertissent en douleurs sourdes, continues, exacerbantes, dépendent de la plegmasie de la vésicule, et presque toujours de la dilatation et de l'inflammation des conduits hépatique, cystique et cholédoque. Les accès tout à fait intermittents, sont rares. La description qu'on en donne dans la plupart des livres manque d'exactitude ; les douleurs sont presque toujours rémittentes, ou, si elles sont intermittentes, c'est à la manière des autres symtômes qui dépendent des maladies du foie et donnent lieu, d'ailleurs, à d'autres symptômes persistants, tels que l'ictère et la gastralgie.

Hépatalgie.

L'*Hépatalgie* est une douleur qu'on ne peut rattacher à aucune maladie actuelle du foie ; elle en est la névralgie idiopathique. Presque toujours liée à des affections locales qu'il n'est pas possible de préciser, pendant la vie, l'hépatalgie se voit cependant chez les sujets chloro-anémiques, dans l'hystérie, le rhumatisme, la goutte. Elle peut se rattacher à une maladie commençante ou confirmée de l'estomac, du pancréas, du duodenum, de l'utérus, et à toutes les formes de la gastro-entéralgie : dans ces cas elle est dite *sympathique* et doit cesser de porter le nom d'hépatalgie.

En résumé, la douleur hépatique est un signe qui manque rarement dans les maladies du foie, dont elle constitue pendant longtemps le seul et le meilleur signe. Elle est aussi l'expression fidèle de la souffrance des viscères abdominaux, et l'extension des névroses gastro-intestinales (douleurs sympathiques) ; comme les autres névralgies, elle indique parfois une irritation nerveuse du plexus hépatique ; ce cas est rare.

*Résumé*

B. **Lésion de la sécrétion et de l'excrétion de la bile.** Ces fonctions subissent de fréquentes altérations dans les maladies : 1° la bile est sécrétée en plus grande abondance ; 2° cette sécrétion cesse de se faire ou diminue ; 3° quelques-uns de ses matériaux passent dans le sang et sont séparés par les vaisseaux exhalant dans tous les tissus de l'organisme. De là, trois ordres de symptômes sur lesquels nous devons insister.

*Trouble de sécrétion et d'excrétion biliaires.*

1° *Augmentation de la sécrétion biliaire.* Elle se reconnaît à des évacuations alvines répétées et presque entièrement formées de bile, à des vomissements de même nature, à la coloration ictérique de la peau. De ces trois symptômes, le flux biliaire est le seul qui indique, à coup sûr, une hypercrinie de la glande hépatique. Il reste à déterminer, à l'aide d'autres symptômes, s'il existe une congestion ou une phlegmasie du foie, comme il est fréquent de l'observer dans les pays chauds, où le flux est sous la dépendance d'un état morbide général (fièvre bilieuse, polycholie), ou d'une phlegmasie gastro-intestinale.

*Augmentation de la sécrétion ; flux biliaire.*

Diminution de la sécrétion.

2° *Diminution et cessation de la sécrétion hépatique.* La décoloration, à différents degrés, des fèces qui sont alors dures, arrondies, grisâtres comme de l'argile ou cendrées, blanches comme du plomb, annonce que la bile n'est plus sécrétée ou qu'elle ne s'écoule plus par ses voies naturelles. L'ictère est un symptôme ordinaire de ces deux altérations.

De l'ictère.

**De l'ictère** (s. m. de ἴκτερος, loriot, à cause de la coloration jaune qui rappelle le plumage de cet oiseau). On donne ce nom à la coloration jaune de la peau, produite par la matière colorante de la bile déposée dans les mailles du derme.

Pathogénie.

*Pathogénie de l'ictère.* L'ictère est essentiellement caractérisé par la présence dans le sang d'une quantité anormale de matière colorante, ou biliverdine, qui va se mêler aux liquides de l'organisme et s'infiltrer dans tous les tissus vasculaires. Cette altération du sang est consécutive à une lésion de l'appareil de sécrétion ou d'excrétion de la bile, ou à un trouble de l'une ou de l'autre de ces deux fonctions. Disons par quel mécanisme s'opère cette altération du sang.

Deux théories sur la production de la matière verte.

Depuis Galien, deux théories sont en présence; on suppose, dans l'une, que les principes constituants de la bile existent dans le sang, et que le foie a, pour fonction, de les séparer de ce liquide; dans l'autre, les matériaux de la bile sont apportés par le sang et servent à constituer la bile que le foie est chargé de fabriquer de toute pièce.

Remarquons d'abord qu'on ne peut soutenir, jusqu'à présent, la première hypothèse qu'en ce qui concerne les matières colorantes et la cholestérine; car aucune analyse chimique n'a pu démontrer l'existence dans le sang de l'acide choléique et cholique, qui sont les principes caractéristiques de la bile. On pourrait d'ailleurs objecter que les matières colorantes ne se trouvent dans le sang qu'après avoir été confectionnées par le foie et résorbées par les vaisseaux ; mais c'est là également une hypothèse.

Voici comment on a argumenté pour expliquer la formation de l'ictère : suivant les uns, la biliverdine, car il ne peut être question des autres matériaux de la bile, n'est plus séparée du sang, par le foie malade, et alors ce liquide se charge, de plus en plus, de la matière colorante, et la dépose çà et là, dans tous les tissus. Suivant les partisans de l'autre théorie, la matière verte est créée, de toute pièce, par le foie, mais en quantité trop grande, et alors, ou elle circule difficilement dans les canaux, ou elle est résorbée. Dans les deux cas, elle est en quantité surabondante, dans le sang, d'où elle est éliminée par les vaisseaux capillaires. En un mot, d'après la première théorie, l'ictère est dû à une *acrinie élective*, c'est-à-dire à ce que la sécrétion du foie est suspendue, en ce qui touche la biliverdine ; d'après la seconde hypothèse, l'ictère tient à une *hypercrinie élective*, c'est-à-dire à ce que la sécrétion de cette matière colorante se fait plus activement. Il faut reconnaître qu'un certain nombre de faits pathologiques s'expliquent mieux par l'une que par l'autre hypothèse et que d'autres ne se plient à aucune d'elles.

1° Acrinie du foie : rétention de la matière verte.

2° Hypercrinie du foie : plus grande quantité de biliverdine ; absorption.

Au point de vue de la pathogénie de l'ictère, on peut partager les différents cas en deux catégories : dans l'une les conduits d'excrétion sont oblitérés ; il y a ralentissement du cours de la bile ou obstacle complet à sa circulation ; dans l'autre les voies sont libres, mais il existe une lésion du parenchyme hépatique, et tout fait croire que la sécrétion est suspendue (hépatite, abcès, phlébite de la veine porte). Dans le premier cas, la bile serait formée comme à l'état normal, puis résorbée ; dans le second, les fonctions de l'organe étant suspendues, les matériaux de la bile, et spécialement sa substance colorante, reste-

*Objections sérieuses faites à la théorie de l'acrinie hépatique.* raient dans le sang. L'objection la plus sérieuse qu'on puisse opposer à l'hypothèse d'une hypercrinie biliaire et à la résorption de la bile, c'est qu'il est difficile d'admettre que dans une hépatite, une congestion par obstacle à la circulation, dans une phlébite de la veine porte, la sécrétion de la biliverdine soit augmentée ainsi que la résorption de ce principe. D'une autre part, il faudrait supposer, dans la théorie de l'acrinie hépatique, que les vaisseaux capillaires généraux deviennent autant de petits foies qui sécrètent la biliverdine, puisque le foie a cessé de remplir cette importante fonction. On remarquera qu'il faut alors imaginer un travail morbide spécial, pour que les capillaires séparent la biliverdine, de la même manière qu'ils laissent passer de la fibrine, du pus ou du sang, dans l'inflammation et l'hémorrhagie ; ce qui est difficile à croire, en dehors de tout travail morbide local. Lorsque la sécrétion lactée cesse de s'effectuer, chez une nourrice ou une nouvelle accouchée, on ne voit pas ce liquide, ni même un de ses éléments, tel que le caséum, le sucre de lait, l'acide lactique, sortir par les capillaires généraux, se mêler aux sérosités, ni s'infiltrer dans les tissus à la manière de la biliverdine. On ne voit pas davantage l'urée suivre la même voie chez les sujets dont les reins sont lésés, ou chez les animaux auxquels on a extirpé ces organes ; il reste dans le sang, mais ne s'échappe point par les capillaires. Nous sommes conduits, par toutes ces considérations, à croire que la biliverdine est réellement formée, en plus forte proportion, dans le foie, et versée dans le sang en plus grande abondance, et qu'elle se sépare du sérum dans les capillaires généraux. Il ne faut pas se dissimuler que, sur ce point et sur d'autres encore qui touchent aux sécrétions, la physiologie pathologique a beaucoup à faire.

*Symptômes de l'ictère.* La biliverdine, transportée dans tous les organes par le sang, traverse les vaisseaux sécréteurs et les glandes sans y être altérée ni détruite. Elle circule avec le sérum du sang et se répand ainsi dans tous les tissus et dans les liquides; on la retrouve dans l'urine, dans la salive, le lait et la sérosité infiltrée ou épanchée.

Cliniquement, l'ictère est surtout caractérisée par la couleur jaune, verdâtre ou vert bronze que toute la peau ne tarde pas à contracter. Cette coloration s'aperçoit, dès le principe, sur le blanc de l'œil, où elle a toujours une plus grande intensité que partout ailleurs ; elle se propage au cou, à la poitrine, au ventre, presqu'en même temps. Nous devons insister sur la teinte jaune des sclérotiques, parce qu'elle suffit, quelque minime qu'elle soit, pour caractériser l'ictère et toute la classe des maladies qui ont reçu le nom de *bilieuses.* Il faut s'habituer à rechercher et à reconnaître cette coloration jaune, lorsqu'elle n'est encore que limitée au blanc de l'œil, lorsqu'elle est très-légère et à peine indiquée, sans quoi l'on court risque de méconnaître l'existence de l'ictère, dans les cas où ce symptôme, quoique très-peu marqué, existe réellement. Cette teinte se montre dans le cul-de-sac que fait la membrane muqueuse en passant sur le globe oculaire et dans le grand angle de l'œil. Combien de fois avons-nous pu diagnostiquer l'ictère à une époque

Symptômes de l'ictère.

Coloration de la peau.

où il avait été entièrement méconnu ! On se rappellera aussi, qu'à un si faible degré, il échappe lorsqu'on se sert de la lumière artificielle pour observer le malade. Il en est de même de la coloration jaune de la peau, même lorsqu'elle est intense et généralisée.

L'ictère est toujours général ; seulement il paraît plus intense dans certaines régions. Ce qu'on a dit des ictères *partiels* est dû à quelque erreur de diagnostic. On ne comprend pas physiologiquement la possibilité d'un semblable ictère. La couleur jaune peut se foncer rapidement et augmenter du matin au soir.

Urine ictérique.

L'urine prend une teinte d'un jaune citron, à la lumière réfractée, verdâtre à la lumière réfléchie. Sa coloration varie, depuis la teinte jaune paille, jusqu'à la couleur de la bière forte ou du vin de Malaga. Elle constitue le signe le plus important de l'ictère ; elle a cependant moins de valeur que la teinte jaune de la peau ; elle peut manquer complétement ou être à peine appréciable, quoique l'ictère cutané soit très-intense. Néanmoins il faut chercher cette coloration dans l'urine. On y fait paraître une teinte verte, tantôt légère, tantôt intense, avec l'acide nitrique. C'est le meilleur et le plus fidèle de tous les réactifs. L'acide sulfurique que l'on a recommandé et que nous avons essayé avec toutes les précautions désirables, ne vaut rien. La teinture d'iode et surtout la solution iodurée de potassium (iodure de potassium, 8 gr.; iode, 5 gr.; eau, 32 gr.) sont d'excellents réactifs, qui donnent à l'urine une couleur verte manifeste, pour peu qu'elle renferme de la biliverdine. Il arrive, à chaque instant, que la couleur de l'urine est tout à fait normale, que l'acide n'y décèle pas l'existence de la biliverdine, quoique l'ictère soit très-marqué aux sclérotiques et ailleurs.

Réactifs qui décèlent la présence de la biliverdine.

La couleur jaune de la peau offre de singulières varia- tions dans le cours des maladies. Ordinairement elle acquiert chaque jour plus d'intensité, parce que la matière colorante se dépose en plus grande proportion qu'elle n'est résorbée. La peau devient jaune foncée, plus rarement d'un vert pareil à celui du bronze antique, comme dans certains cas d'ictère chronique.

On a beaucoup exagéré la fréquence du prurigo, de l'érythème, de l'hyperesthésie prurigineuse de la peau et de l'urticaire, qui se montrent cependant chez quelques sujets atteints d'ictère chronique.

La céphalalgie, l'insomnie, le brisement des forces, l'accélération du pouls venant à des heures à près fixes, le soir principalement et pendant la nuit, l'intermittence complète, et, plus fréquemment, l'exacerbation des symptômes précédents chaque soir, leur rémission le matin et pendant la journée, la répétition quotidienne d'un véritable accès de fièvre marqué par des frissons, de la chaleur et de la sueur, ou incomplet et offrant seulement une vive chaleur nocturne ou une sueur matinale, tels sont les caractères communs, sinon à tous les ictères, du moins à la plus grande partie d'entre eux.

Il est impossible de confondre l'ictère avec l'ecchy- mose ; celle-ci est toujours partielle, l'autre générale. Les colorations morbides qui ressemblent le plus à l'ictère sont : 1° la teinte jaunâtre qu'on observe chez les sujets soumis à une longue insolation ; 2° celles des malades en proie à la cachexie paludéenne ; 3° la teinte grise et terreuse produite par les affections cancéreuses de l'estomac, de l'utérus, ou par la phthisie pulmonaire ; 4° une teinte bistrée, qui donne à la peau quelques traits de ressemblance avec celle des mulâtres, et qu'on a prétendu rapporter à une maladie des capsules surrénales. En admettant que ces colorations, les unes morbides, les autres physiologiques, puissent en imposer pour un ictère, ce qui est peu probable, on ne conservera plus de doutes en examinant la sclérotique qui est pâle et exempte de toute coloration jaune; l'urine est également pâle et anémique. La teinte chloro-anémique, la décoloration plus ou moins complète de la peau dans les cachexies et l'empoisonnement saturnin, etc., n'ont rien qui puisse les rapprocher de l'ictère.

Divisions.

*Divisions.* Il faut préférer à toutes les divisions proposées dans les livres celle qui est déjà très-ancienne et qui reconnaît : 1° un ictère symptomatique; 2° sympathique; 3° idiopathique.

1° Ictère symptomatique ;

1° *Ictère symptomatique.* On appelle ainsi celui qui se rattache directement à une lésion matérielle ; A, du foie; B, de l'appareil excréteur de la bile. •

A. Des maladies du foie. Congestions sanguines aiguës et chroniques.

A. *Maladies du foie.* Il suffit d'une très-légère congestion phlegmasique ou d'une simple hypérémie pour que ce symptôme se manifeste. On ne peut donc rien conclure de l'apparition d'une jaunisse, si ce n'est que le parenchyme hépatique est devenu le siège d'une hyperémie dont les caractères doivent être cherchés ailleurs que dans l'intensité et la fréquence du symptôme que nous étudions. En effet, l'hépatite aiguë ne donne pas lieu plus fréquemment à la jaunisse que la congestion simple, soit primitive, soit consécutive. On doit même reconnaître que les états morbides qu'on a réunis, sous la dénomination si vicieuse de *cirrhose*, s'accompagnent souvent d'un ictère très-marqué. Quoi de plus commun que de voir les sclérotiques, ainsi que l'urine, se colorer en jaune, chez des malades atteints de lésions valvulaires du cœur, de maladies de la rate, d'un cancer mésentérique, ou bien encore chez un sujet qui a un érysipèle facial, une phlébite, une pneumonie, une fièvre puerpérale ou des accidents de pyémie? La congestion sanguine, dans toutes ses formes et à tous ses degrés, est la cause de la jaunisse qu'on observe dans ces différentes maladies. On l'a considérée, pendant longtemps, comme sympathique, spasmodique ou rapportée à des causes plus ou moins imaginaires.

Ainsi, la première idée que la jaunisse doive faire naître dans l'esprit du clinicien, c'est qu'elle est le signe d'une hyperémie du foie ou d'un simple trouble de la sécrétion biliaire. Elle est légère ou intense, passagère ou durable, suivant que la congestion offre les mêmes caractères.

On placera au rang des ictères symptomatiques de la congestion sanguine et de l'hépatite ceux qu'on observe à la suite de la phlébite spontanée ou traumatique, des blessures, des plaies de tête, des opérations chirurgicales, de la métrite, métro-ovarite et phlébite puerpérales. Nous avons trouvé, presque toujours, dans ces maladies des congestions hépatiques partielles ou générales; mais nous admettons aussi qu'un simple trouble de sécrétion peut être la seule cause de l'ictère. *Lésions traumatiques.*

La cirrhose vraie ou atrophique, la dégénérescence graisseuse, l'hypertrophie simple, l'atrophie, donnent rarement lieu à l'ictère. Il constitue un symptôme assez variable du cancer hépatique et des acéphalocystes. Dans ce dernier cas l'existence d'une congestion nous a paru rendre compte de la production de l'ictère beaucoup mieux que la compression des conduits hépatiques. La péritonite péri-hépatique et la phlébite de la veine porte en sont aussi des causes fréquentes. *Rare dans les maladies non congestionnelles du foie.*

B. *Maladies de l'appareil d'excrétion biliaire.* Les ma- *B. Maladies de l'appareil d'excrétion biliaire.*

Ictère
par obstacle
au
cours de la bile.

ladies qui causent l'ictère sont, par ordre de fréquence :
1° l'oblitération complète ou incomplète des canaux cholédoque, cystique et hépatique, par un ou plusieurs calculs biliaires. Elle s'accompagne souvent de la dilatation
des conduits hépatiques les plus fins, dans lesquels nous
avons vu la bile stagner, à la suite de l'obstacle apporté
à son cours ; 2° l'inflammation catarrhale et chronique
de ces mêmes canaux nous paraît déterminer l'ictère,
en se transmettant aux lobules hépatiques, à la manière
de la bronchite capillaire qui va produire les pneumonies
lobulaires ; 3° l'inflammation de la vésicule biliaire (cholécystite) consécutive ou non à la présence de calculs,
de tumeurs organiques, rétro-péritonéales, pancréatiques
et surtout gastriques ; 4° toutes les altérations de voisinage qui peuvent gêner ou empêcher le cours de la bile
dans les voies d'excrétion, comme le cancer de l'estomac,
du mésentère, du pancréas, la péritonite partielle, les
tumeurs, les kystes de l'ovaire, les acéphalocystes, etc.
Disons toutefois que l'on est tombé dans l'erreur quand
on a attribué à la compression exercée par l'estomac dilaté,
par l'ovaire enkysté, par l'épiploon ou le pancréas hypertrophié, l'ictère qui se manifeste en pareille occurrence. La congestion du foie en est la cause la plus
ordinaire. On est trop disposé aujourd'hui à rapporter la
jaunisse à des obstacles à la circulation de la bile sans
autre lésion.

L'ictère qui reconnaît pour cause les maladies précédentes a pour caractère commun : 1° de débuter tantôt
vite, tantôt lentement ; 2° d'acquérir une grande intensité,
de telle sorte qu'en peu de jours la peau devient jaune
foncé ou verte (ictère noir, *melas icterus*) ; 3° de se dissiper
très-rapidement ou de persister pendant plusieurs mois,

et même quelques années, suivant que l'obstacle est passager ou permanent.

2° *Ictère sympathique.* On appelle ainsi la jaunisse qui a sa cause appréciable ailleurs que dans l'appareil biliaire. Telle est la nature de l'ictère qui se montre dans les pyrexies, dans la fièvre jaune des Antilles, dont elle constitue un des symptômes caractéristiques ; dans la fièvre gastrique bilieuse, soit rémittente, soit continue, de nos pays et des contrées intertropicales ; dans toutes les fièvres compliquées d'état bilieux, comme la fièvre intermittente simple et pernicieuse ; dans les maladies de l'intestin, telles que la duodénite, la gastro-entérite, la dysenterie, la phlegmasie du poumon droit ou gauche, la pleurésie, le rhumatisme, l'érysipèle, le phlegmon, la lymphangite.

Ictère sympathique ; véritable sens de ce mot.

Une grande confusion règne encore aujourd'hui au sujet de ces ictères sympathiques. Il faut d'abord effacer de leur nombre ceux qui dépendent d'une hyperémie simple, inflammatoire du foie, développée sous l'empire d'une maladie locale ou générale. Cette hyperémie est souvent méconnue lorsqu'elle est légère ; et peut même dépendre d'une simple irritation sécrétoire, c'est-à-dire d'un trouble purement fonctionnel du foie ; ce qui est très-commun dans les maladies générales endémiques et dans le cours des grandes et des petites épidémies (constitution médicale bilieuse).

Il dépend souvent d'une congestion légère et méconnue du foie.

A l'ictère sympathique se rattache encore celui qu'on observe assez souvent dans la colique, le délire et la cachexie plombiques. On ne peut le rapporter à aucune lésion appréciable du foie ; mais on doit supposer que l'altération du sang en est la cause, et que la sécrétion hépatique est singulièrement troublée par ce liquide chargé du principe toxique. Telle est encore la cause de l'ictère dé-

Ictère sympathique d'une altération du sang.

Produit
par la morsure
d'animaux veni-
meux.

terminé par la morsure de la vipère, du crotale, de quelques serpents et d'autres animaux venimeux ; enfin de celui qui se montre dans les affections putrides, dans la résorption purulente, lorsqu'il n'existe ni phlébite, ni abcès métastatique, ni hépatite ; ce qui est très-rare.

On voit la jaunisse se développer dans le cours de la grossesse ; nous en avons recueilli quinze observations dans les hôpitaux : ni la compression des conduits excréteurs de la bile ni aucune autre lésion ne peut l'expliquer. Nous n'avons trouvé jusqu'ici aucune occasion de vérifier si l'ictère se développe chez l'enfant contenu dans le sein de sa mère, lorsque celle-ci est affectée de cette maladie. Nous n'avons aucune raison physiologique de douter de ce fait.

L'ictère sympathique, dont nous venons de signaler les causes, est dû à un de ces troubles secrétoires qui doivent arriver dans le foie plus souvent que dans tout autre organe, en raison des fonctions importantes qu'il accomplit, surtout de celles qui ont trait à l'hématose.

Se représenter le foie comme un organe qui fait seulement la bile, serait prendre une idée fort incomplète de ses fonctions. Non-seulement il extrait du sang certaines substances qui sont nécessaires à la chylification, mais, comme Galien l'a si bien établi, il sert à élaborer ce liquide, à le purifier ; il y jette certains principes de nouvelle formation. La fibrine, les globules, la matière sucrée, l'albumine s'y modifient dans leur quantité et leur qualité. Le passage de la biliverdine dans le sang n'est donc souvent que l'effet d'un trouble plus profond et plus complexe. Il doit y avoir autre chose qu'une simple lésion de sécrétion de la matière colorante dans les ictères épidémiques que nous voyons se développer à certaines époques de l'année, sous l'influence d'une constitution médicale, revêtir la forme d'état bilieux, de fièvre bilieuse simple ou gastrique, et compliquer tant de maladies locales ou générales qui ont reçu le nom de *bilieuses.*

Nous considérons encore comme un ictère sympathique celui qui se manifeste : 1° dans la fièvre gastrique bilieuse ; 2° dans les dysenteries endémiques et sporadiques, dans les diarrhées.

*État bilieux ; fièvres bilieuses.*

3° *Ictère idiopathique.* Un ictère idiopathique qui, par l'intensité et la nature de ses symptômes, mérite l'attention des médecins, a reçu le nom d'*ictère grave essentiel,* dénomination peu scientifique que nous nous avons proposé de remplacer par celle d'*ictère hémorrhagique essentiel.* La peau se colore fortement en jaune, et en même temps se produisent des hémorrhagies par différentes voies (1).

*3° Ictère idiopatique. Ictère hémorrhagique essentiel.*

L'ictère des nouveau-nés doit être distingué de la coloration jaune qui se développe naturellement chez eux immédiatement après la naissance, ou quelques jours après. Le véritable ictère se lie au trouble que doivent éprouver les fonctions du foie, lorsqu'elles commencent à se modifier. L'organe chargé jusque-là de fonctions, qui sont à coup sûr fort importantes, quoique inconnues, commence à en remplir d'autres, en rapport avec la digestion et la respiration. On conçoit dès lors que les troubles, même légers, qui surviennent dans les deux dernières, doivent en amener dans la sécrétion biliaire. Du reste quand les affections hépatiques de l'enfance

*Ictère des nouveau-nés.*

(1) Monneret, *De l'ictère hémorrhagique essentiel*, dans le journal *le Progrès*, année 1859.

seront mieux connues on arrivera à distinguer l'ictère idiopathique de celui qui est symptomatique.

**Ictère idiopathique, dit spasmodique.** L'ictère idiopathique reconnaît parfois, pour cause, une forte émotion morale de peine, de plaisir, la frayeur, toutes les affections de l'âme, de violentes douleurs ressenties pendant quelques instants ou plusieurs jours. C'est à cet ictère qu'on a imposé le nom fort mauvais d'*ictère spasmodique, nerveux*, ou par émotion *morale*. On a supposé que les conduits étaient fermés par le spasme qui s'en empare. Outre que rien ne démontre la réalité de ce phénomène, n'est-il pas plus simple, plus conforme à la physiologie, de supposer que la glande hépatique devient le siége d'une lésion de sécrétion telle que la matière colorante passe dans le sang? Du reste, nous nous sommes assuré un grand nombre de fois que les ictères, que les malades aiment à faire remonter à une émotion morale, dépendent, neuf fois sur dix, d'une hyperémie active, mais légère du foie, et qu'il n'y a rien de spasmo-

**Il est lié à la congestion passagère du foie.** dique dans leur développement ni leur marche ultérieure. On peut s'assurer de l'exactitude du fait que nous annonçons, en percutant avec soin l'organe hépatique, et en étudiant les symptômes rémittents ou intermittents, fébriles ou douloureux, que présentent ces ictères. Si nous avions obéi à notre opinion personnelle, nous aurions placé ces ictères dans les symptomatiques. Dans tous les cas, il n'est plus permis de conserver l'ictère spasmodique et d'en faire une entité qui ne repose sur aucune donnée pathologique de quelque valeur.

Nous devons, en terminant l'histoire de l'ictère, faire remarquer que ce symptôme ne peut qu'indiquer l'existence d'un trouble fonctionnel sympathique lié à une altération matérielle du foie dont il reste à trouver la cause, à l'aide d'autres symptômes. Seul il ne pourrait révéler ni la nature ni le siége spécial de la lésion hépatique.

## § II. Symptômes fournis par les appareils de sécrétion et d'excrétion urinaire.

*Divisions.* L'exploration des organes chargés d'accomplir la sécrétion de l'urine et de l'expulser au dehors comprend l'étude, 1° des phénomènes d'ordre physique que présentent les reins ; 2° des phénomènes chimiques qu'on constate dans le produit d'excrétion une fois qu'il a été rendu. On peut y rattacher les troubles des mouvements des muscles vésicaux.

*Symptômes fournis par le rein.*

1° *Symptômes fournis par les altérations des propriétés physiques du rein. a. Augmentation de volume.* Les seules altérations qu'on puisse reconnaître pendant la vie consistent : 1° dans une augmentation de volume de l'organe ; 2° dans la fluctuation ; 3° dans l'existence d'une fistule, avec ou sans écoulement de matières au dehors. On trouve, quoique très-rarement, dans le flanc droit ou gauche, une saillie appréciable formée par le rein, dont le volume est accru par l'effet, soit d'une phlegmasie de son parenchyme, des calices et du bassinet, soit de la présence de calculs rénaux ou d'une tumeur développée dans l'organe. C'est avec peine qu'on peut en reconnaître la limite et les dimensions normales, à l'aide de la palpation et la percussion. On arrive parfois à constater l'existence d'une tumeur profonde, bosselée, dure ou fluctuante. La pyélo-néphrite, un abcès rénal, une hydro-néphrose peuvent être diagnostiqués ainsi, quoique avec peine.

*Symptômes tirés des altérations rénales.*

*b. Symptômes fournis par les troubles de la fonction.* Ils

sont peu nombreux, et consistent dans la manifestation d'une douleur vive, située à la région rénale et dans le flux ou la suppression de l'urine.

Symptômes dynamiques, Douleurs rénales.

*c. Symptômes dynamiques. Douleurs rénales.* Des altérations profondes, mais chroniques, de la substance des reins, peuvent exister longtemps, sans produire de souffrance manifeste. Cependant il est rare qu'il ne survienne pas, à un moment donné, quelque douleur, surtout quand le rein s'enflamme. Les douleurs sourdes, semblables à celles du lombago rhumatismal, qui siégent de chaque côté de la colonne vertébrale, ne sont pas aussi fréquentes dans la néphrite, même aiguë, qu'on l'a prétendu. Elles le sont, à un haut degré, dans la néphrite, la néphro-pyélite calculeuse et dans la gravelle. Elles se développent, parfois, seulement quand on vient à percuter ou à palper fortement la région rénale; les mouvements imprimés au tronc l'augmentent.

Coliques néphrétiques.

Ces mêmes douleurs acquièrent souvent une violence remarquable qui les rapproche de la forme névralgique. Elles partent d'un rein, descendent dans la partie profonde du ventre jusqu'à l'aîne, la cuisse, le testicule : elles arrachent des cris aux malades; le moindre mouvement les exaspère, et le patient ne peut redresser le tronc; il reste courbé fortement sur lui-même. Les douleurs paraissent brusquement ou graduellement, et se dissipent de même, en prenant ainsi la forme d'accès intermittents plus ou moins éloignés. On a donné à ces douleurs le nom de *coliques néphrétiques*, lorsqu'elles tiennent a la présence de calculs engagés dans les reins, les calices, le bassinet et même dans l'uretère. La phlegmasie aiguë des membranes qui forment ces conduits, ainsi que les ulcérations et la suppuration rénale, produisent ces mêmes douleurs, mais moins vives et sous forme continue. Les concrétions urinaires les font paraître, à l'état d'accès, d'abord intermittents et très-éloignés les uns des autres, puis ils finissent par se rapprocher et par devenir continus.

La suspension et la suppression de la sécrétion urinaire sont des phénomènes rares et dont on ne peut reconnaître l'existence qu'au moyen des quantités d'urine rendues chaque jour. Pour qu'elle se supprime, il faut que les deux reins soient affectés en même temps, et qu'on se soit assuré qu'il n'y a aucun obstacle au passage de ce liquide, soit dans la vessie, soit dans le canal de l'urètre. Il se manifeste quelquefois un état général grave encore fort mal déterminé et problématique auquel on a donné le nom d'*urémie*. Nous en dirons quelques mots plus loin.

**De l'urine**. *Divisions*. Nous voulons seulement chercher, dans l'étude de l'urine, les symptômes des maladies locales et générales qui modifient les propriétés physiques et chimiques de ce liquide. Nous supposerons connues les qualités physiologiques, et toute la partie chimique qui traite des divers réactifs à l'aide desquels on reconnaît les éléments de l'urine. Il est désormais impossible de rassembler, dans les livres consacrés à la pathologie générale, les donnés fournies par la physiologie, la chimie et la physique. A chaque subdivison de la science appartient une tâche spéciale, qui est représentée dans l'enseignement actuel de la médecine par les sciences accessoires qui y sont plus directement afférentes. Le lecteur ne doit donc pas s'attendre à trouver dans un article consacré à la séméiologie ce que renferme un traité de chimie, de physique ou de physiologie, et s'il l'y

Séméiotique de l'urine. Divisions.

rencontre, c'est que l'auteur a empiété sur les attributions de ces sciences. Ces invasions continuelles faites sur le territoire voisin sont très-fréquentes, et il faut dire qu'elles ne tournent pas ordinairement à l'avantage de la clarté ni de la précision.

**Idées générales.** L'urine est un véritable excrément liquide, une lessive du corps, comme l'appelait Fourcroy. Elle contient toutes les matières solubles que le sang lui-même renferme normalement ou accidentellement, et, comme les altérations du sang sont presque toujours consécutives à celle du solide, on peut souvent conclure de l'altération de l'urine à celle du sang et à celle du solide. Les anciens avaient envisagé de cette manière l'étude de l'urine ; seulement comme ils n'avaient pas les données scientifiques dont nous disposons aujourd'hui, ils sont tombés souvent dans l'erreur ; cependant ils sont aussi parvenus à découvrir d'importantes vérités.

**Maladie des reins.** 1° La cause fréquente de l'altération de l'urine doit être cherchée dans l'organe secréteur lui-même qui, devenu malade, jette quelques-uns de ses produits morbides dans le liquide excrété. On éprouve quelque difficulté pour savoir si c'est du sang, du rein ou d'un autre organe que proviennent les altérations de l'urine. L'albumine par exemple peut être fournie par le sérum du sang altéré ou par le rein lui-même qui a subi une lésion évidente. On a cru aussi pendant longtemps que le sucre diabétique venait du rein.

**Maladie de l'appareil d'excrétion urinaire.** 2° Une autre cause des modifications pathologiques de l'urine a son siége dans les voies qu'elle parcourt, l'uretère, la vessie et le canal de l'urètre.

Ainsi lésion du rein, lésion des conduits excréteurs maladie du sang, maladie d'un autre organe, voilà les

quatre grandes sources des altérations du liquide urinaire.

Cherchons maintenant quelle est la nature des altérations de l'urine. Dans un premier groupe se trouvent
celles qui nous présentent augmentés ou diminués les éléments normaux, tels que l'eau, les sels, l'urée, l'acide
urique.

Dans un second, les urines pathologiques dans lesquelles nous voyons paraître un produit morbide nouveau, avec analogue dans l'organisme, comme l'albumine,
la matière grasse, le sucre, le sang, les spermatozoaires.

Dans une troisième subdivision doivent être mises
les substances anormales qui sont sans analogue dans
l'organisme; telles que le pus, le cancer, etc.

Le quatrième groupe comprend les substances solubles
qui ont été introduites par la bouche et qui ont pénétré
dans le sang, comme les sels de quinine, de fer, l'iodure de
potassium, les poisons.

Le cinquième groupe est caractérisé par la présence
d'animaux, tels que les acéphalocystes et le strongle.

La séméiologie de l'urine se trouve donc divisée natu- Séméiologie de
rellement de la manière suivante : I. *Altération de la* l'urine :
*composition chimique*, portant sur la quantité des éléments Divisions :
normaux; 2° altération due à la présence d'un élément
anormal : A, homologue (fibrine, albumine, sang); B, hétérologue développé dans l'organisme; C, venu du dehors
(poisons, médicaments); II. *Altération des propriétés physiques.*

I. **Altération de la compostion chimique de l'u-** 1° Altération
**rine.** Ces altérations, dont la connaissance est due à la de la composition
chimie, constituent maintenant la partie la plus essentielle chimique.

de la séméiologie des urines. Cependant il ne faut pas s'exagérer la précision des analyses chimiques ni la valeur des altérations que celles-ci nous révèlent. Consacrons quelques lignes au développement de ces deux propositions avant d'aller plus loin.

Valeur des faits trouvés par l'analyse chimique.

La pathologie interne n'avance et ne se perfectionne qu'à l'aide des méthodes d'explorations, ou pour mieux dire de l'observation rendue plus rigoureuse et plus certaine par les progrès des sciences naturelles, de la physiologie, de la chimie et de la physique. Or quand la pathologie vient demander à la chimie de lui faire connaître la composition normale et morbide du sang ou de l'urine, elle ne doit pas s'attendre à posséder des résultats aussi positifs que s'il s'agissait d'une substance minérale. Tout est encore à faire dans la chimie appliquée à l'étude des liquides animaux, et il suffit pour s'en convaincre de jeter les yeux sur les analyses faites, à quelques années de distance. Les variations et contradictions nombreuses qu'on y remarque prouvent, tout à fois, la difficulté qui se rattache à de pareilles recherches et le danger qu'on court, en voulant les faire servir prématurément à la constitution définitive de certaines parties de la pathologie. Ainsi, tout en leur accordant une place importante dans la nosologie, nous croyons qu'on doit le faire, à titre provisoire, et surtout ne pas leur subordonner les notions bien autrement positives qu'on retire des troubles fonctionnels et des altérations de texture. Un exemple va nous servir à prouver la vérité de cette proposition. Quand on eut démontré, à l'aide de nombreux réactifs, la présence du glycose dans l'urine, on ne tarda point à trouver ce sucre dans tous les sangs et dans toutes les urines. Les enfants, les vieillards, les femmes grosses, les nouvelles accouchées, les asphyxiés, les cholériques, ceux qui respirent bien et ceux qui respirent mal, tous étaient diabétiques. A quoi tenait, dans la plupart des cas, cette glycosurie *universelle*? A l'imperfection des réactifs qu'on emploie, notamment de la liqueur cupro-potassique et des autres réactifs proposés pour la remplacer. N'avons-nous pas vu les médecins éprouver un embarras du même genre lorsque, le réactif à la main, ils cherchaient à constater l'albumine dans l'urine? N'a-t-on pas alors distingué l'albumine de l'albuminose, de la caséine, etc. etc.? Nous passons sous silence d'autres incertitudes du même genre et, pour ne pas donner à ces remarques critiques un trop long développement, nous conclurons, qu'avant de raisonner, à perte de vue, sur des faits annoncés, il faut d'abord examiner si leur existence a été mise hors de toute contestation, par des recherches positives qui ne laissent plus de place à l'erreur. La chimie médicale cherche sa voie ; il ne faut donc pas lui demander plus qu'elle ne peut donner, quant à présent.

En séméiotique, une fois qu'on a constaté l'altération de l'urine, il reste à déterminer si elle dépend d'une maladie des reins , du sang, ou d'un organe qui verse dans le sang un produit morbide. Nous nous occuperons de cette importante et difficile question chaque fois que nous étudierons les altérations de l'urine.

1° *Altération de proportion des éléments normaux.* L'urine doit être représentée comme de l'eau tenant en dissolution une proportion à peu près constante de matières organiques et inorganiques , et en suspension l'épithélium provenant des conduits urinifères.

On trouve parmi les matières organiques l'urée et

Incertitude
des procédés
d'analyse.

1° Altération
de
proportion
des éléments
normaux.

l'acide urique qui sont les éléments caractéristiques de l'urine, et en font un liquide distinct de tous les autres liquides de l'économie.

Parmi les matières inorganiques nous citerons un grand nombre de sels, tels que le chlorure, les phosphates et les sulfates alcalins. Voici la composition de l'urine, d'après M. Becquerel et Rodier (1) :

Eau. . . . . . . . . . . . . . . . . . . . . .     971
Urée. . . . . . . . . . . . . . . . . . . . . .     12
Acide urique. . . . . . . . . . . . . . . . . .  0,398

Sels fixes :
{ chlorures        de chaux
  phosphates       de soude
  sulfates         de potasse
                   de magnésie }              6,919

Matières inorganiques :
{ acide lactique
  lactate d'ammoniaque
  matières colorantes
  —      extractives
  chlorhydrate d'ammoniaque }                 8,647

Pour prendre une juste idée des altérations de quantité de l'urine dans les maladies, il faudrait agir sur l'urine de vingt-quatre heures, comme l'a fait M. Lecanu pour l'urine normale. Or, il est rare qu'on ait pris cette précaution, qui est cependant indispensable si l'on veut avoir des observations comparables et des résultats positifs.

Modification de l'acidité de l'urine.   *Acidité et alcalinité de l'urine.* L'urine normale est constamment acide. On ne sait pas encore si cette réaction est due à l'acide urique ou à l'acide lactique. L'acidité peut être augmentée, diminuée, nulle, ou remplacée par l'alcalinité.

(1) *Traité de chimie pathologique,* p. 270, in-8°, Paris, 1854.

Il est rare que l'urine perde son acidité dans les mala- Acidité augmentée. dies. Elle augmente lorsque l'urine est chargée d'acide urique et d'urates alcalins, lorsqu'elle est dense, peu aqueuse, colorée en jaune, rougeâtre, et laisse déposer des sédiments rouges. Cette acidité se remarque dans toutes les urines fortement animalisées, dans toutes les pyrexies, les inflammations, toutes les fois, en un mot, que la circulation est activée, et la caloricité augmentée. Quant à l'interprétation chimique du fait, elle est difficile à donner ; il est possible que la combustion imparfaite des substances azotées en soit la cause. (Voyez *Acide urique.*)

Dans la pneumonie, dans les affections du cœur, la phthisie, les maladies du foie, le rhumatisme, cette acidité est très-prononcée. Il en est de même dans les urines critiques qu'on observe à la fin des maladies aiguës précédentes.

L'*urine neutre* se rencontre dans le cas où elle contient Urine neutre. de l'eau en excès et où elle est très-abondante, comme dans la polyurie et le diabète sucré, etc., dans l'anémie et les maladies organiques non fébriles, celles du cœur exceptées.

L'alcalinité est rare dans l'urine, et si l'on retranche Alcalinité. les cas dans lesquels l'usage des alcalins, la présence du pus ou du sang, le séjour prolongé de l'urine dans la vessie malade ou paralysée, enfin la putréfaction de ce liquide, la malpropreté du vase, expliquent cette réaction, on ne trouve qu'un petit nombre de maladies où elle se présente réellement.

Voici ce que notre observation nous permet d'établir. Ses caractères. L'urine alcaline ou neutre est limpide, incolore ou à peine colorée en jaune, plus souvent louche ou opaline comme du petit lait, avec un léger nuage ou un dépôt blanchâtre, pulvérulent, formé sur la paroi inférieure du vase. L'ébullition seule fait souvent paraître ce caractère, et alors l'urine devient blanchâtre, trouble, floconneuse à un tel degré qu'on pourrait croire à l'existence de l'albumine, si l'addition d'une goutte d'acide nitrique, dans la liqueur bouillante ne lui rendait pas, à l'instant même, une limpidité parfaite, après y avoir produit une vive effervescence. On a attribué le précipité à la production des bi-carbonates de chaux solubles, de magnésie ou d'ammoniaque qui, ramenés par la chaleur à l'état de sous-carbonates, se décomposent en présence de l'acide, laissent dégager l'acide carbonique et forment un sel qui se dissout dans l'urine.

*Causes générales : l'alcalinité se rattache à la production de l'albumine ou du pus.* Il reste beaucoup à apprendre sur la cause et la véritable composition de cette urine. Nous l'avons rencontrée dans les conditions morbides suivantes : 1° chez des malades anémiés ou infiltrés, et qui plus tard ont offert tous les symptômes de l'albuminurie ; 2° chez d'autres qui avaient présenté d'abord les signes de cette maladie ; l'albumine disparaissait et l'urine devenait alors alcaline et carbonatée. Il nous serait difficile d'expliquer cette succession de réactions chimiques. 3° Nous l'avons notée chez des malades qui étaient en proie à une diathèse purulente, chez des femmes atteintes d'accidents puerpéraux, dans la phlébite, dans les varioles terminées par des abcès disséminés dans le tissu cellulaire général, dans quelques fièvres typhoïdes graves, à forme ataxo-adynamique, dans le farcin chronique et la scrofule à marche aiguë, etc.

*Altération des quantités d'eau.* 1° *Altération de proportion de l'eau dans les maladies.* La quantité moyenne de l'eau, dans l'état normal, varie suivant qu'on examine l'urine le matin, avant l'usage des

boissons ou trois heures après le repas, La première, qui
a reçu le nom d'*urine du sang*, est moins aqueuse et plus
chargée de sels ; l'urine des boissons est pâle, contient
plus d'eau ; celle de la digestion entraîne beaucoup de sels
et représente un véritable liquide excrémentitiel. La quantité d'eau peut être augmentée ou diminuée dans les maladies. Elle varie entre 900 et 950, sur 1000 parties d'urine.

A. L'*augmentation absolue* est marquée par la quan- 1° Augmentation:
tité surabondante d'urine, comme dans le cas où l'on          A. absolue;
fait usage de boissons aqueuses. L'urine est pâle ou tout
à fait décolorée, n'exhale aucune odeur urineuse. On
observe cette altération dans la polyurie ou diabète non
sucré, dans la glucosurie et dans les affections nerveuses, l'hystérie et l'hypocondrie principalement, les
névralgies, la névrosthénie. Les émotions morales agissent, de la même manière, ainsi que l'air froid, l'humidité
et tout ce qui réduit la sueur à son minimum.

L'*augmentation relative* est fort douteuse. Elle dépen- B. relative.
drait de ce que la quantité des matériaux solides de l'urine
diminue, comme dans la chlorose, les affections chroniques non fébriles, les maladies du système nerveux, la
convalescence.

B. La *diminution* absolue de l'eau ne peut être rigou- 2° Diminution :
reusement appréciée que par l'évaporation qui fait connaître le rapport qui existe entre l'eau et les matières
solides ; mais le clinicien peut se contenter de l'étude des
propriétés physiques que lui offre alors l'urine. Elle
est en moindre quantité, d'un jaune plus ou moins foncé,
d'une odeur aromatique, forte ; son acidité et sa densité
sont augmentées ; les sels se précipitent aisément par le
refroidissement et forment des dépôts, des sédiments, à
la partie inférieure du vase,

Maladies
qui la produisent.

Les conditions morbides qui paraissent surtout diminuer les quantités d'eau sont : 1° la phlegmasie des reins (néphrite aiguë simple ou calculeuse, certaines formes aiguës de la maladie de Bright) ; 2° la pyélite simple, calculeuse ou rhumatismale ; 3° les maladies du foie qui donnent lieu à l'ictère ; 4° les affections du cœur qui congestionnent le foie, le rein et produisent l'hydropisie ; 5° les phlegmasies aiguës des viscères ou plutôt la fièvre qui les accompagne lorsqu'elle est intense ; 6° les sueurs abondantes produites par les phlegmasies, le rhumatisme articulaire, la phthisie, et par tant d'autres affections. 7° Ajoutons enfin que les maladies les plus diverses peuvent agir sympathiquement, sur la sécrétion urinaire, tantôt parce que le travail de la digestion est arrêté ou diminué, tantôt parce que les boissons ne sont plus ingérées, en quantité suffisante. Il faut que le médecin tienne compte de toutes ces circonstances s'il veut tirer quelque signe important de l'étude de l'urine.

Le l'urée;
normale dans
le sang.

*Altération de quantité de l'urée.* On ne peut pas supposer l'existence de l'urine sans urée, pas plus que celle du sang, sans globules, du lait sans caséum. On s'accorde à croire que l'urée, contenue normalement dans le sang, en est éliminée par les reins. Formée, aux dépens des matières organiques et par leur décomposition, dans la substance même des organes, elle est reprise et charriée, en proportion plus grande, par les lymphatiques que par les veines (analyse de M. Wurtz) surtout pendant l'abstinence (expérience de M. Bernard). Arrivée avec le sang dans les reins, elle en est éliminée en partie. Le sang de l'artère rénale en renferme moitié plus que le sang de la veine rénale (expérience de M. Picard, de Strasbourg). On conçoit dès lors que si la quantité d'urine augmente, celle de l'urée suit la même proportion. Ainsi, chez le diabétique, elle ne paraît diminuée qu'à cause de la grande quantité d'urine que rendent les malades. On ne connaît que très-imparfaitement les variations de quantité de l'urée dans les maladies.

A. *Augmentation.* On a fixé à 18 ou 32 grammes la quantité d'urée éliminée en vingt-quatre heures. On a dit qu'elle était accrue dans l'urine des diabétiques : c'est une erreur. Elle le serait plutôt chez les sujets soumis à l'abstinence, comme elle l'est chez les animaux sacrifiés, après une abstinence prolongée.

Augmentation de l'urée.

B. *Diminution de l'urée.* Elle peut tenir à ce qu'elle se détruit très-facilement, en présence d'une matière animale, telle que le mucus, le pus ou le sang contenu dans le rein ou la vessie. Elle se convertit alors en carbonate ou cyanate d'ammoniaque, qui entre dans la composition de l'urine qui commence à s'altérer et de l'urine alcaline dont nous avons parlé plus haut. (Voyez *Acidité* et *Alcalinité*). On sait que l'urée, en prenant deux atomes d'eau, se transforme en carbonate ou en cyanate d'ammoniaque.

Diminution.

Nous signalerons parmi les maladies dans lesquelles on a noté la diminution de l'urée : 1° la néphrite aiguë, simple ou albumineuse. On rapporte les accidents éprouvés dans ce cas, par les malades, tels que le vomissement, le délire, les convulsions, le coma, à l'urémie, c'est-à-dire, à l'excès d'urée dans le sang ; ce principe cesse alors d'être éliminé par les reins, comme chez les animaux auxquels on a extirpé ces organes. On a porté, à la moitié, la diminution de la quantité normale d'urée, dans la maladie de Bright (Christison). 2° Dans les fièvres, les inflammations, elle est moindre, dit-on, tandis que la quantité d'eau

Causes de cette diminution.

reste normale. 3° Dans les maladies avec débilité, la chlorose, les affections chroniques, l'eau augmente et l'urée diminue. Des recherches physiologiques, qu'on doit à Magendie et à M. Cl. Bernard, font supposer que la suppression de la sécrétion urinaire, ou de l'élimination d'urée, est remplacée par la sécrétion de ce principe dans le suc gastrique et les liquides de l'intestin; seulement on ne peut l'y retrouver parce qu'il est détruit aisément et décomposé en carbonate d'ammoniaque, ainsi que nous l'avons dit précédemment.

Altération de quantité de l'acide urique et des urates.

*Acide urique et urates.* Après l'urée, la substance qui se rencontre le plus constamment est l'acide urique. On leur a assigné une origine commune; on les a considérés comme le résultat de la combustion, de l'oxydation des matières azotées. L'acide urique serait un degré moins avancé et moins parfait d'oxydation de l'urée (Voehler, Frerichs). On sait qu'en donnant de l'oxygène à l'acide urique il se forme de l'urée, de l'acide oxalique et de l'allantoïne. Cet acide existe dans le sang normal, mais en très-petite proportion (un millième).

On a prétendu que tout ce qui peut ralentir les fonctions respiratoires et l'hématose hépatique, par conséquent diminuer l'oxydation des matières, donne lieu à la production de cet acide en excès (Dumas). Il faut se rappeler qu'il est peu soluble dans l'eau, ce qui explique pourquoi il se sépare aisément de l'urine, par le refroidissement, sous forme amorphe ou plus souvent de rhombes très-réguliers. Il constitue, avec les urates acides de soude ou d'ammoniaque, la plus grande partie des sédiments qu'on trouve à la partie inférieure du vase contenant l'urine refroidie.

Augmentation des urates.

A. *Augmentation de quantité.* On reconnaît assez bien une

urine chargée d'acide urique et d'urates, à ce qu'elle est très-acide, d'un jaune foncé ou rouge, à ce qu'elle laisse précipiter spontanément, par le refroidissement ou par l'addition de quelques gouttes d'acide nitrique, une poudre jaunâtre ou rouge, d'apparence cristalline ou amorphe, dans laquelle on découvre aisément, avec le microscope, de beaux cristaux. Le précipité est soluble dans un excès d'acide nitrique ou par l'ébullition : ce qui n'a pas lieu pour l'albumine. On remarque aussi que la quantité de mucus et de matière colorante s'accroît, en sorte que l'urine est en même temps plus rouge et donne des sédiments, des énéorèmes. (Voyez *Altérations physiques*.)

L'augmentation de l'acide urique et des urates peut dépendre : A, de ce qu'ils sont réellement, en plus forte proportion ; B, de ce que la quantité d'eau est diminuée.

L'acide urique et les urates augmentent réellement, chez les sujets qui ont une nourriture fortement azotée, qui boivent beaucoup d'alcool, qui restent au repos.

À l'état pathologique, on observe l'accroissement de ces sels : A. Dans la fièvre, quelle que soit sa cause et surtout lorsqu'elle est liée à une inflammation parenchymateuse ; B. Dans les pyrexies continues, les exanthèmes, les fièvres intermittentes et rémittentes. Si un malade qui n'a pas actuellement de fièvre rend une urine jumenteuse et fortement chargée d'acide urique et d'urate, on peut affirmer qu'il existe une fièvre intermittente, qu'on peut avoir intérêt à arrêter immédiatement. C. Les maladies du foie, l'hépatite, l'hyperémie simple, la cirrhose, produisent la même altération de l'urine. D. Il en est de même des maladies du cœur, des troubles profonds de l'hématose provoqués par l'emphysème, de la phthisie, de

Dans les inflammations et les pyrexies ;

les fièvres d'accès;

les maladies du foie;

du cœur.

la pneumonie et des affections très-douloureuses. Les expérimentateurs ont noté qu'en tourmentant des animaux ceux-ci rendent plus d'acide urique. E. La gravelle dite *rouge* a précisément, pour caractère essentiel, la formation d'un sédiment ainsi colorée et presque entièrement composé de cristaux d'acide urique et d'urates de soude, de chaux, d'ammoniaque.

**Goutte et gravelle.** La diathèse d'acide urique est marquée par l'émission fréquenté et souvent pénible d'une urine qui renferme une proportion beaucoup plus grande, qu'à l'état normal, d'acide urique et d'urates alcalins. On sait qu'elle constitue un des éléments essentiels de la goutte et de la gravelle; ce qùi ne veut pas dire que la cause de ces deux maladies soit la formation de l'acide et de ses sels, en excès. On peut supposer que les matières azotées, au lieu d'être oxydées et de passer à l'état d'urée, deviennent acide urique, ou en fournissent une plus grande proportion.

**Diminution de quantité de l'acide urique et de ses sels.** A. *Diminution de l'acide urique et des urates.* On reconnaît cliniquement cette altération, à ce que l'urine est claire, transparente, sans sédiments et peu dense. La quantité d'eau peut être accrue, et alors la diminution des sels est relative. Tout ce qui affaiblit l'organisme, les hémorrhagies, les affections chroniques apyrétiques, la chlorose, l'anémie, les affections nerveuses, l'hystérie, l'hypocondrie, diminue la proportion de ces composés azotés. Les urines ainsi constituées forment les urines *aqueuses* ou *crues*, signalées par les anciens, dans les maladies.

**Résumé.** En résumé, ce qu'il importe au praticien d'établir, c'est une ligne de démarcation entre l'urine foncée, rouge, riche en matières salines, spontanément précipitable, précipité qui se redissout aisément, et l'urine qui est, au contraire, décolorée et sans aucun dépôt. Les premières appartiennent aux maladies aiguës, fébriles et de courte durée ; les secondes, aux chroniques et aux maladies qui désorganisent lentement les tissus.

*Altération de l'urine par la réaction chimique réciproque de plusieurs de ses éléments.* Lorsque l'urée se trouve, pendant un certain temps, en présence de l'eau et d'une matière organique, elle se décompose en sous-carbonate d'ammoniaque (1). La réaction que celui-ci éxerce à son tour sur les autres principes de l'urine explique la formation des sous-carbonates de chaux et de magnésie qui se décomposent, avec effervescence, par l'acide, lorsqu'on les a précipités par l'ébullition (voyez *Urine alcaline*), des phosphates neutres de chaux et des phosphates ammoniaco-magnésiens neutres ou bibasiques. On sait que ces derniers sont acides ; or le carbonate d'ammoniaque cédant son alcali à l'acide phosphorique, en ,excès, il en résulte un phosphate neutre et un phosphate ammoniaco-magnésien. La forme des cristaux, observés au microscope, fournit un moyen sûr et rapide d'analyse. Les urines alcalines et ammoniacales, deviennent telles par suite des réactions chimiques dont nous venons de parler. On les observe, d'abord dans les maladies des calices, du bassinet, de l'uretère et de la vessie, lorsque l'urine séjourne dans son réservoir impuissant ou paralysé ( myélite, paralysie cérébrale, etc. ) ; dans un grand nombre de maladies graves, ataxo-adynamiques (fièvres typhoïdes, puerpérales, hémorrhagies cérébrales et paraplégies) et celles qui désorganisent lentement les tissus (productions homologues et hétérologues).

Altération spontanée de l'urine.

(1) M. Becquerel en a fait une étude complète, dans un ouvrage publié, en collaboration avec M. Rodier. Nous conseillons la lecture de ce livre (*Traité de chimie pathologique*, p. 297, in-8°, 1854).

**Cystine.**

*Cystine.* Quelques chimistes assurent que la cystine se trouve fréquemment, sinon toujours, dans l'urine normale. D'autres en nient formellement l'existence et attribuent l'erreur commise à ce que les hexagones de la cystine supposée ne sont que des cristaux tronqués d'acide urique. On dit qu'on trouve la cystine dans la scrofule, la chlorose, la phthisie, la dégénérescence graisseuse du foie. De récentes recherches démentent ces assertions.

**Acide hippurique.**

*Acide hippurique.* On n'est pas sûr qu'il se trouve normalement dans le sang; son existence paraît liée à l'alimentation. Quand on soumet des herbivores à la diète, cet acide disparaît, et au contraire l'acide urique, qui n'existe pas chez eux, se développe. Il serait en plus grande proportion, chez les diabétiques, les fébricitants soumis à la diète, et dans l'albuminurie chronique.

**Sels inorganiques.**

*Sels inorganiques.* Ce sont : le chlorure de sodium, les sulfates de potasse et de soude, les phosphates de soude, de chaux, de magnésie, d'ammoniaque, le lactate de soude, la silice. On ne sait encore rien de positif sur les variations de quantité de ces différents sels ; cependant il est sûr qu'elles doivent être très-grandes, dans les maladies qui modifient si profondément les sécrétions et surtout la composition normale du sang. Ces sels forment la base des graviers, des calculs rénaux et vésicaux. On y voit figurer, en différentes proportions, les urates, les phosphates, les oxalates, la xantine, la cystine et le silice.

**Matières organiques normales.**
**Acide lactique.**

*Matières organiques.* A. *Acide lactique.* On en admet généralement la présence dans l'urine normale ; on croit qu'il s'y trouve à l'état de lactate d'urée, et peut-être de lactate de soude et d'ammoniaque. Il lui donne une très-grande acidité.

B. L'*hydrochlorate d'ammoniaque* qu'on y rencontre parfois a été attribué à la décomposition de l'urée.

Nous n'avons rien à dire d'une matière colorante bleue analogue à l'indigo qui existe dans l'urine. Occupons-nous seulement de la matière colorante rouge, du mucus et de l'épithélium.

C. *Matière colorante.* On a donné le nom d'*acide rosacique* ou *purpurique* à une matière colorante dont la composition chimique est restée ignorée jusqu'à présent, mais qui n'en a pas moins une existence aussi réelle que la biliverdine dans la bile et l'hématine dans le sang. Elle contient du fer comme elles et donne à l'urine la teinte jaune qui lui est propre.

Matière colorante rouge.

L'augmentation de quantité de cette matière colorante s'accompagne presque toujours d'une augmentation pareille de l'acide urique, des urates et d'une diminution de la quantité d'eau. Il se forme alors des sédiments roses, ou d'un rouge pourpre ou vermillon, qui adhèrent aux parois du vase; quelquefois l'urine devient rouge comme du sang. L'addition d'une quantité variable d'eau ou l'ébullition, fait reprendre à l'urine sa coloration naturelle. Lorsque ce liquide est coloré par la biliverdine, la teinte en est toute différente; d'ailleurs l'acide nitrique et la solution d'iode et d'iodure de potassium donnent à cette dernière une couleur verte que ne contracte jamais la matière jaune normale de l'urine.

Augmentation de cette couleur. Valeur séméiotique.

Quoiqu'on ignore le mode de production du principe colorant, il peut être le sujet de quelques remarques générales qui ne sont pas sans valeur pour le diagnostic. L'urine, dans laquelle ce principe est en excès, est rouge, dépose aisément par le refroidissement; elle est acide et souvent chargée d'urates. On l'observe dans les mêmes

Maladies dans lesquelles on l'observe.

conditions morbides que celles qui produisent un excès d'urates, ainsi dans tous les états fébriles, la fièvre intermittente, les maladies aiguës, le rhumatisme, la goutte, la gravelle, et les maladies qui s'accompagnent de sueurs abondantes, etc.

*Diminution de la matière colorante.* Les urines pâles, décolorées, peuvent tenir à ce que la matière colorante est étendue dans une plus grande quantité d'eau ou, ce qui est plus rare, à une diminution de quantité de cette matière.

*Épithélium.* *Mucus et épithélium.* L'urine entraîne, avec elle, une quantité considérable de cellules épithéliales, qui se détachent de la surface de tous les conduits sécréteurs et excréteurs et qui, tenus en suspension dans le liquide, se manifestent sous forme de nuage, d'énéorème, ou se déposent à la partie inférieure. On les a regardés jusque dans ces dernières années comme du mucus ; mais le microscope y fait aisément reconnaître la présence de cellules de différentes formes, qui appartiennent à l'épithélium des conduits urinifères, ou sont des globules de pus. On sait qu'il est très-facile, aujourd'hui, de distinguer au microscope ces deux espèces de cellules.

On retrouve une grande quantité d'épithélium dans les urines jumenteuses et dans les dépôts et les énéorèmes. Les maladies des voies urinaires et un très-grand nombre de maladies caractérisées par l'anémie et l'adynamie, donnent lieu à cette altération de l'urine.

*Altération de l'urine par des produits morbides homologues et hétérologues.* **II. Altération de la composition chimique de l'urine résultant de la présence d'un produit morbide homologue.** Ces altérations sont caractérisées par l'existence dans l'urine : A, du sang ; B, de l'albumine ; C, du sucre ; D, de la matière colorante de la bile ; E, du sperme ; F, du lait, de la graisse, des matières fécales.

A. *Sang. Urine sanglante.* Suivant la proportion plus ou moins grande du sang, la couleur de l'urine varie du rouge noirâtre à la teinte rouge vif ou rose. Tantôt le sang est en quantité telle qu'il se dépose sous forme de caillots noirs, volumineux à la partie inférieure du vase, tantôt d'une matière granuleuse, rouge, formée par les globules du sang. La couleur ordinaire de l'urine qui contient peu de sang, comme dans la forme chronique de la maladie de Bright, est celle de l'eau rougie par une petite quantité de vin ou qui a lavé de la substance musculaire. Le microscope y découvre aisément des globules sanguins plus ou moins déformés, quelquefois des flocons de fibrine. En raison de la présence du sérum nécessairement mêlé à l'urine sanglante, celle-ci offre une réaction alcaline et laisse précipiter l'albumine par l'acide et la chaleur.

Urine sanglante.

Ses caractères chimiques et physiques.

On donne le nom d'*hématurie* (αἷμα, sang, οὐρεῖν, uriner) à l'expulsion par la vessie d'une urine sanglante. Elle est le *symptôme* d'une maladie, 1° des organes génito-urinaires (reins, vessie, urètre) ; 2° du sang. Elle est *sympathique* d'une maladie générale ou locale ; ou enfin *idiopathique.*

Division de l'hématurie.

1° *Hématurie symptomatique : a. D'une maladie des organes génito-urinaires, néphrorrhagie.* La première pensée qui doive naître dans l'esprit du praticien quand il aperçoit une grande quantité de sang mêlé à l'urine, c'est que le rein est malade. Les affections aiguës qui produisent ce symptôme sont : la maladie de Bright, l'hyperémie rénale, la néphrite aiguë simple ou exanthématique, la rhumatismale, la goutteuse, la néphrite cantharidienne, ou provoquée par quelques médicaments

1° Hématurie symptomatique.

Maladie des reins; irritants (térébenthine, diurétiques). Dans la forme chronique, nous trouvons le second et le troisième degré de la maladie de Bright, la pyélo-néphrite causée par la présence de concrétions urinaires développées dans les calices et le bassinet, dans la gravelle rénale simple ou goutteuse, les lésions chroniques, tels que le cancer, les acéphalocystes, les kystes. Quelquefois une tumeur cancéreuse du mésentère ou de l'intestin contracte des adhérences avec le rein et y produit une dégénérescence qui s'annonce par des hématuries chroniques, répétées et irrémédiables.

des voies d'excrétion urinaire ; *b*. La phlegmasie des calices, du bassinet, de l'uretère, reconnaît presque toujours pour cause une des lésions précédentes; aussi quand une hématurie se déclare doit-on annoncer l'existence de l'une d'elles.

*c*. Nous signalerons seulement les maladies de la vessie, de la prostate et de l'urètre, comme s'annonçant d'ordinaire par l'hématurie.

*d*. A ce groupe d'hématurie nous paraît devoir être rattachée l'hématurie endémique dans les régions tropicales (1), dont la cause est fort obscure et qui s'accompagne, en même temps, de formations d'acide urique, d'albumine, de matière grasse, de chyle (?). Peut-être cependant appartient-elle au groupe suivant.

du sang. *e. Hématurie symptomatique d'une maladie du sang.* C'est encore le rein qui fournit le sang, par exhalation ; il y a néphrorrhagie. Nous citerons, comme cause bien positive des urines sanglantes, la variole et la scarlatine adynamiques, la fièvre jaune des contrées tropicales, de

(1) Voyez sur ce sujet le *Traité des maladies des reins* de M. Rayer, t. III, in-8°, Paris, 1841.

laquelle il faut rapprocher, sous ce point de vue, comme sous beaucoup d'autres, l'ictère hémorrhagique essentiel (1). La fièvre typhoïde, la puerpérale, les affections charbonneuses et hémorrhagiques, les fièvres paludéennes pernicieuses, donnent lieu à l'hématurie.

2° *Hématurie sympathique.* Elles sont peu nombreuses et n'ont été observées que chez les femmes dont les règles étaient supprimées, depuis quelque temps, ou à titre de flux supplémentaire de quelque autre hémorrhagie. Il faut se tenir en garde contre l'hématurie dont aucune lésion appréciable ne peut rendre compte, et faire tous ses efforts pour la rapporter à une altération de texture. Cependant nous en avons observé des cas réellement sympathiques chez de jeunes filles aménorrhéiques, qui ont été prises, plus tard, des symptômes les plus violents de l'hystérie et de la chlorose.

2° Hématurie sympathique ;

3° *Hématurie idiopathique.* Nous ne ferons que marquer la place de ces hémorrhagies, parce qu'elles constituent et le symptôme et la maladie même. De ce nombre sont l'*hématurie endémique*, dont nous avons parlé précédemment, et peut-être celles qui se montrent chez les hystériques et les chloro-anémiques. Nous les avons rattachées aux hématuries sympathiques.

3° idiopathique.

B. *Albumine. Urine albumineuse, albuminurie.* La présence de ce principe, dans l'urine, constitue une des altérations les plus étudiées de ce liquide. Toutefois on est loin de connaître sa nature et toutes les causes qui jettent ce principe dans l'urine et donnent à ce liquide des propriétés physiques et chimiques toutes spéciales.

Urine albumineuse.

(1) Nous avons fait connaître plusieurs cas d'hématuries dans notre mémoire sur l'ictère hémorrhagique essentiel (journal *le Progrès*, 1859).

L'albumine est contenue, comme on le sait, dans le sérum du sang dont elle se sépare facilement lorsque le rein est affecté ou le sang altéré. Elle est tantôt mêlée à un autre élément du sang, à la fibrine ou à sa matière colorante, tantôt à du pus qui vient de l'appareil sécréteur ou excréteur. Occupons-nous d'abord des cas où l'albumine est seule dans l'urine. On a donné le nom d'*albuminurie* à cette altération spéciale qui était connue déjà, à la fin du dernier siècle, mais seulement dans ses rapports avec l'hydropisie et les maladies générales. Aujourd'hui qu'on en a fait une étude approfondie, on s'est aperçu que ce principe ne se présente pas toujours de la même manière, et l'on a donné le nom d'*albuminose* à celle qui n'est pas coagulable par l'acide nitrique. Nous ne pouvons aborder les discussions toutes chimiques que ce sujet obscur a soulevées.

**Ses caractères physico-chimiques.** On reconnaît aisément l'albuminurie aux caractères suivants : urine de couleur et de densité variables, acide, alcaline ou neutre, donnant, lorsqu'elle est acide et qu'on la chauffe à 100 degrés, un coagulum plus ou moins abondant, sous forme de grumeaux excessivement fins et suspendus dans le liquide, ou d'un précipité opalin et caséeux, à la partie inférieure du vase. Ce précipité se dissout dans la potasse et les solutions alcalines. L'albumine est également précipitée, quand on ajoute à l'urine quelques gouttes d'acide nitrique ou chlorhydrique. Il en faut un grand excès, ou que l'albumine soit en petite proportion pour qu'elle soit dissoute par un excès d'acide. Ces deux caractères réunis sont suffisants pour révéler sûrement la présence de l'albumine dans l'urine. Les distinctions qu'on a voulu établir entre elle et l'albuminose sont, jusqu'à présent, peu décisives.

**Albumine et albuminose.**

Si l'urine est alcaline, la présence du principe anormal Causes d'erreur. ne peut se manifester par l'ébullition. Il suffit alors ou de la traiter à froid par l'acide nitrique, ou de l'acidifier, avant de la faire bouillir, pour que la coagulation ait lieu. Rappelons que l'albumine ne peut, dans aucun cas, se précipiter spontanément, à froid, de l'urine.

L'ébullition fait naître dans certaines urines, soit acides, Urine alcaline. soit alcalines, une coloration opaline, blanchâtre, quelquefois un véritable précipité. Si l'on jette une goutte d'acide nitrique, l'urine s'éclaircit, en faisant effervescence et en dégageant de nombreuses bulles d'acide carbonique. Ces phénomènes sont dus à la formation du carbonate de chaux ou d'ammoniaque. Les urines ainsi carbonatées ont été prises, bien souvent, pour des urines albumineuses par ceux qui ne connaissent pas les caractères différentiels que nous venons de retracer.

On trouve quelques urines fébriles, colorées, acides qui Urine précipitable spontanément ou par l'addition de quelques gouttes d'acide. laissent précipiter spontanément, à froid, des urates acides. Une ou deux gouttes d'acide, versé graduellement, donnent lieu au même précipité, qui se redissout, à l'aide de nouvelles quantités d'acide ou de la chaleur. Ces caractères les distinguent des urines albumineuses.

Si l'albumine est mêlée à du sang, à du pus, ou à une grande quantité d'épithélium, l'aspect physique de l'urine fait reconnaître ces divers éléments et l'examen microscopique, bien plus que l'analyse chimique, permet de constater la présence des cellules caractéristiques du sang, du pus et de l'épithélium.

1° On a diminué l'importance de l'albuminurie, en 1° Albuminurie symptomatique d'une lésion des reins ou des voies d'excrétion urinaire. la faisant dépendre exclusivement d'une altération de structure du rein. La plus grande partie des recherches récentes tendent, au contraire, à faire admettre que le

passage de l'albumine dans l'urine, est lié à des maladies
générales nombreuses. Parmi les maladies du rein qui ont
pour symptôme ordinaire l'albuminurie, on doit citer :
1° les différentes lésions qui ont été rattachées à la
maladie de Bright (congestion, hypertrophie, dégénérescence jaunâtre, granulations) ; 2° toutes les phlegmasies chroniques ou aiguës de la substance rénale et les
hémorrhagies ; 3° l'inflammation des calices ou du bassinet (pyélite, pyélo-néphrite, gravelles). 4° Les maladies de la vessie, de la prostate et du canal urétral,
produisent l'albuminurie de la même manière, c'est-à-
dire en mêlant, à l'urine, le sérum du pus ou du sang.

2° Albuminurie
sympathique
d'une maladie
qui congestionne
le rein.

2° D'autres maladies qui ont leur siége ailleurs que dans
les reins, donnent naissance à l'albuminurie et provoquent, dans l'organe sécréteur, une congestion sanguine
plus ou moins forte, comme on le voit, à une période
avancée des maladies du cœur, ou à la suite des dyspnées
organiques, et dans un certain nombre de cas de scarlatine, de rougeole, de variole.

Il est aujourd'hui bien démontré, par des expériences
physiologiques, qu'on rend l'urine albumineuse, en injec-
tant de l'eau dans le sang. Il n'est pas douteux que le
changement morbide, survenu alors dans le rapport des
éléments normaux, modifie le travail moléculaire des reins
et que l'albumine passe dans l'urine; mais nous ignorons
à quel état est ce principe. Il est probable que sa constitution chimique n'est plus la même. Les cachexies, les
hémorrhagies répétées, les affections hétérologues, en
altérant la composition du sang, donnent lieu à l'albuminurie.

3° Sympathique
d'une maladie qui
trouble

3° Dans un troisième groupe de maladies, il est permis
de croire que la présence de l'albumine tient à un trouble

survenu dans la sécrétion rénale. Cette hétérocrinie se voit, par exemple, dans le choléra-morbus, dans l'éclampsie des femmes en couche, pendant les derniers mois de la grossesse, dans un grand nombre de névroses (hystérie, épilepsie, convulsions générales éclamptiques chez les enfants), dans quelques lésions du système nerveux telles que les affections de la moelle ou du cerveau, dans la paralysie générale ou partielle. Remarquons que, dans ce dernier cas, le séjour prolongé de l'urine dans son réservoir, toujours plus ou moins enflammé, explique la production de l'albuminurie. On a enfin retrouvé ce principe chez un certain nombre de diabétiques, de goutteux, de rhumatisants, de sujets tombés dans la cachexie, etc., etc.

L'état de la science n'est point assez avancé pour qu'on puisse grouper méthodiquement, et en les rapportant à des actes morbides bien déterminés, les cas dans lesquels l'albumine se trouve mêlée à l'urine.

Un fait capital, en séméiologie, est la persistanc dant plusieurs semaines, plusieurs m    et même plusieurs années, d'une quantité nota    d'albumine dans l'urine. Elle annonce toujours une maladie grave, le plus ordinairement une affection du rein, et l'on peut affirmer qu'un danger imminent menace toujours le sujet qui offre ce symptôme, lors même qu'on n'en voit pas d'autres se manifester. L'albuminurie éphémère est loin d'avoir la même gravité.

C. *Glycose* (s. fém. ou m., d'où *glycosurie* qui dérive de γλυκὺς, doux, et οὐρεῖν, uriner), *sucre diabétique.* Suivant quelques chimistes, la glycose se trouve, quoiqu'en petite quantité, dans l'urine normale. D'autres, au contraire, en nient formellement l'existence. On donne le nom de *glycosurie* à l'état morbide caractérisé par la présence dans l'urine d'une proportion anormale de glycose.

(Un mot sur l'imperfection des réactifs qui en décèlent l'existence dans l'urine.) Il n'appartient pas à la pathologie générale d'étudier les procédés divers, les réactifs nombreux, qu'on a proposés, tour à tour, pour découvrir la glycose dans l'urine. Nous dirons seulement que des résultats variables et contradictoires ont été obtenus, et que l'histoire de la glycosurie n'est pas aussi avancée que se l'imaginent quelques personnes. Si l'on en excepte le diabète, on ne sait pas exactement, dans quelles affections internes, le principe sucre se développe et se mêle à l'urine. Il faut s'en prendre, de cette incertitude, à l'imperfection des méthodes d'analyse et des réactifs. On sait que la liqueur cupro-potassique et la solution de potasse donnent des réactions, avec des urines non diabétiques et des colorations douteuses qui peuvent en imposer. Il faut des précautions minutieuses pour décolorer l'urine, pour lui enlever certains principes, tels que le mucus, l'acide urique, la biliverdine, etc., et lorsqu'on a satisfait à ces conditions rigoureuses d'expérimentation, on trouve encore d'autres causes d'erreurs dans les réactifs, et dans la présence de principe accidentels, de telle sorte qu'on n'est jamais sûr de pouvoir constater l'existence d'une très-petite quantité de sucre. La solution cuivreuse n'a réellement quelque valeur, que quand elle ne s'altère pas, au contact de l'urine : alors seulement on est sûr qu'il n'y a pas de sucre. La solution de potasse seule, ou additionnée d'une certaine quantité de sous-nitrate de bismuth suffit, dans les cas les plus ordinaires, pour déceler la présence de ce principe ; la première se colore en jaune orangé ; la seconde se réduit et noircit. Le réactif qui ne

*Polarimètre de M. Biot.* trompe pas, et le seul qui mérite toute la confiance des observateurs, est le polarimètre de M. Biot. On peut révoquer en doute l'existence de la matière sucrée, dans une urine qui ne dévie pas le plan des rayons polarisés vers la droite. La fermentation et la production d'acide carbonique ne seront peut-être plus bientôt un caractère irréfragable de la présence du sucre (1)?

On sait que la glycose ne peut arriver dans l'urine que par le sang, où elle est en excès, et d'où elle est éliminée par le rein, en proportion souvent considérable. Il semble, d'après les travaux de Lehmann, que le sucre n'est pas expulsé par les reins tant que le sang ne contient pas au moins 3 p. 100 de son résidu sec. La théorie prédominante aujourd'hui, qui est celle de M. Cl. Bernard, veut que le sucre se forme dans le foie d'où il est versé dans le sang. Il est ensuite expulsé par les reins, lorsqu'il n'est pas détruit dans les appareils où il doit subir diverses transformations (poumon et capillaires généraux).

Le diabète est la seule affection connue jusqu'ici, qui donne lieu, d'une manière constante, à la glycosurie. Les quantités de sucre sont loin d'être les mêmes dans l'urine du matin et du soir; lorsqu'elles sont très-minimes, on éprouve quelques difficultés à en constater l'existence. Le polarimètre est l'instrument le plus fidèle pour déterminer immédiatement les quantités de sucre, et par conséquent pour suivre les progrès de la maladie. *Du sucre dans le diabète.*

On a signalé l'existence de la glycose dans l'urine des femmes grosses et pendant la lactation. Il paraît que l'acide urique en excès, ou quelque imperfection des expériences, a fait croire à la présence du sucre qui ne s'y rencontre pas, ou n'y est que d'une façon accidentelle. *Chez les femmes grosses (?)*

(1) Voyez sur ce sujet un opuscule qui résume tout ce que l'on a écrit sur le diabète. Ce travail est dû à M. le d{r} Guitard (*De la glucosurie, de son siége*, etc., in-12, Paris et Toulouse, 1856).

On l'a vu se manifester dans l'urine, après l'emploi du chloroforme, dans le cours de quelques maladies du système nerveux cérébro-spinal, dans le choléra-morbus, après l'usage excessif et surtout matinal d'une grande quantité de sucre ou d'aliments sucrés, dans le cours des maladies du cœur ou du poumon, lorsque le champ de la respiration et de la circulation est diminué ou restreint à peu de choses, comme dans l'asphyxie. Dans presque tous ces cas, le sucre se montre, en petite quantité, et d'une manière passagère.

La glycosurie ne se rattache à aucune maladie rénale, comme on l'avait supposé avant qu'on connût son mode de production. Nous devons faire aussi remarquer que les maladies du foie ne s'accompagnent pas de glycosurie ; ce qui devrait cependant arriver si, en effet, le diabète était dû à une hétérocrinie de la glande hépatique. Pour notre part, nous ne l'avons presque jamais rencontré dans les faits nombreux de maladies du foie qu'il nous a été donné d'observer.

L'urine diabétique est pâle, acide ou neutre et même alcaline, d'une saveur sucrée, d'une densité toujours assez grande (1023 à 1045 et rarement à 1055) ; elle contient peu d'urée ; elle fermente, aisément, à l'air, et alors on y découvre les tubes du *Penicillum glaucum.*

D. *Biliverdine.* Contenue dans le sang, à l'état normal, en proportion très-minime, la biliverdine en excès passe dans l'urine, à laquelle elle donne une couleur jaunâtre ou même rouge assez prononcée. Nous avons indiqué ailleurs les caractères qu'elle présente : nous n'y reviendrons pas. (Voyez *Ictère.*)

E. *Sperme.* Le microscope est seul en possession de faire reconnaître la présence des spermatozoaires dans

*Marginal notes:*

Dans quelques maladies ;

dans l'asphyxie.

Très-rare dans les maladies du foie.

Biliverdine.

Sperme.

l'urine. Ils sont vivants ou morts, mêlés ou non à du
pus ou à de l'albumine. Ils servent de symptômes caractéristiques à toutes les maladies dans lesquelles le sperme
s'écoule accidentellement de ses réservoirs naturels,
comme dans la spermatorrhée diurne ou nocturne, la
masturbation, les maladies de la prostate ou des vésicules
séminales, l'urétrite, l'hypocondrie.

F. *Chyle*; *urines chyleuses.* On les a aussi surnommées
*urines laiteuses ou grasses*, parce qu'elles ont une teinte
trouble blanchâtre, lactescente; elles sont souvent albumineuses. On y découvre parfois des globules de graisse;
dans d'autres cas, la matière grasse est si intimement
mêlée à l'urine que celle-ci forme une sorte d'émulsion.
On y voit avec le microscope des cellules qui ont une
grande ressemblance avec celles du chyle ou avec les globules blancs du sang, quoiqu'il reste bien avéré que de
pareilles cellules ne puissent point traverser le rein. L'u-
rine se rencontre dans l'hématurie endémique, à l'île de
France et dans quelques formes de la maladie de Bright.

G. *Lait.* On a supposé que le lait pouvait passer dans
l'urine; mais il est bien démontré aujourd'hui que ni le
caséum, ni les globules, ni le sucre du lait n'ont pu être
constatés dans les urines appelées *laiteuses*.

*Matières fécales.* Elles ne se mêlent au liquide que par
suite de communications anormales établies entre la
vessie et les portions d'intestin situées dans son voisinage.

III. **Altération de l'urine due à la présence
d'un produit hétérologue développé dans l'organisme.** Les produits morbides ainsi constitués sont
de trois sortes : les uns sont des matières organisées détachées des tissus, tels que le pus, le tubercule, le cancer;
les autres des organismes doués de vie; les troisièmes
des végétaux.

Urine chyleuse.

Lait.

3° Altération
de l'urine
par un produit
morbide
hétérologue.

**Urine purulente.** 1° *Produits morbides organisés, sans vie propre.* A. *Pus.* L'urine purulente est souvent blanchâtre, au moment où elle est rendue ; elle s'éclaircit ensuite, en laissant déposer une couche blanche, ou jaune ou verdâtre, qui forme avec l'ammoniaque un liquide épais, transparent, jaunâtre et gélatineux. Elle entre promptement en fermentation, et développe une grande quantité de carbonate et d'urate d'ammoniaque. Elle est acide, neutre, ou forte ment alcaline, suivant la proportion de pus qui s'y trouve mêlé.

Pour en constater la présence on peut employer, avec un plein succès, l'examen microscopique de l'urine. La présence des cellules de pus, l'altération qu'elle subissent lorsqu'on les traite par l'acide acétique, l'apparition de trois à quatre noyaux, etc., caractérisent l'urine purulente.

**Urine muqueuse. Distinction entre les deux urines précédentes.** Le mucus, réparti en forte proportion dans l'urine, lui donne un aspect blanchâtre ou opalin et se précipite, à la partie inférieure du vase, où il forme une couche blanche plus ou moins épaisse, comme le pus. L'urine purulente présente les mêmes propriétés physiques que l'urine muqueuse. Elle s'altère rapidement, devient glaireuse et filante, comme cette dernière, et l'on éprouve quelque difficulté à en reconnaître la nature. La présence de l'albumine dans une urine nouvellement sortie de la vessie et alcaline, suffit pour faire admettre qu'il existe du pus. D'ailleurs, nous répéterons ce que nous avons dit pour les autres sécrétions muqueuses ; les mêmes maladies donnent lieu, sur les membranes sécrétantes, à des produits morbides liquides dans lesquels prédominent tantôt les cellules épithéliales, à leurs diverses périodes d'évolution, tantôt du pus, suivant les modalités du travail phlegmasique.

Le pus se forme et se mêle à l'urine, sur des points différents des voies de sécrétion et d'excrétion ; par conséquent, lorsqu'on observe cette altération du liquide urinaire, on ne peut que certifier l'existence d'un travail phlegmasique primitif ou consécutif dans le rein, l'uretère, la vessie et le canal de l'urètre ; mais on ne peut pas en déterminer le siége précis.

B. *Tubercule*. Ce produit morbide, développé dans le rein ou dans le testicule et la prostate, se mêle rarement à l'urine, qui est alors purulente, en même temps. Il serait difficile de reconnaître un pareil état pathologique, par l'inspection de l'urine.

Tubercule.

C. *Cancer*. La cellule cancéreuse pourrait s'y rencontrer ; mais nous ferons remarquer, une fois pour toutes, que les cellules pathologiques s'altèrent ou se déforment avec une promptitude extrême, quand elles sont mêlées à d'autres produits morbides et détachées depuis longtemps.

Cancer.

2° *Organismes vivants mêlés à l'urine*. Il règne encore une grande incertitude sur l'existence des vers qui peuvent se développer dans les voies de sécrétion et d'excrétion urinaire. Ceux qui paraissent acceptés par les zoologues sont, le spiroptère de l'homme, le *Dactilus aculeatus* et le strongle géant. Les échinocoques provenant de la rupture d'acéphalocystes développées dans les reins ou dans les organes environnants, se montrent fréquemment dans l'urine.

Entozoaires<br>mêlés à l'urine.

Tout en admettant l'existence des trois helminthes rénaux dont nous avons parlé d'abord, nous conseillons aux praticiens, qui feront de pareilles rencontres, de s'en défier soigneusement, surtout lorsqu'elles ont lieu chez des femmes hystériques, et même chez des sujets qui n'ont, en apparence, aucune raison de tromper (1).

(1) Voyez sur cet intéressant sujet : *Du strongle géant dans les voies urinaires de l'homme*, par Lecoq, *Arch. génér. de méd.*, p. 666, janvier 1859.

3° *Végétaux.* Lorsque l'urine a subi la fermentation acide et qu'elle est restée exposée à l'air, il se forme parfois, comme, du reste, dans les liqueurs acides ou acidifiées de l'économie, des cryptogames. On sait que dans les couches superficielles de l'urine où existe une matière qui a reçu, chez les femmes grosses, le nom de *kystéine*, il se développe des tubes articulés de *Penicillum glaucum*, en très-grand nombre. Le microscope les fait apercevoir dès le commencement de leur évolution. On y a aussi trouvé les cellules du *sporotrychium*.

IV. **Altération de l'urine par une substance venue du dehors et introduite par voie d'absorption.** Nous ne voulons que marquer la place d'un genre d'altération de l'urine qui est due à la présence, dans ce liquide, d'un agent médicamenteux, vénéneux ou même alimentaire, introduit par l'absorption cutanée, pulmonaire ou gastro-intestinale. Tous les médicaments, tels que l'iodure de potassium, la quinine, le copahu, le cubèbe, l'indigo, certains principes odorants, l'asparagine, etc., se retrouvent dans l'urine. La chimie enseigne les moyens d'en constater la présence dans l'urine aussi bien que dans d'autres liqueurs animales. La médecine légale a aussi intérêt à connaître ces altérations. Le médecin doit savoir si les médicaments qu'il emploie passent dans la circulation, s'ils y arrivent promptement, se détruisent ou sont expulsés en grande proportion, sans être altérés. Nous ne pouvons aborder ce sujet qui est du domaine de la physiologie, de la thérapeutique et de la médecine légale.

V. **Altération des propriétés physiques de l'urine.** Elles étaient à peu près les seules connues des anciens médecins qui se sont livrés à l'uroscopie. Or, si l'on en excepte quelques phénomènes physiques, sur la nature desquels les études chimiques modernes ont seules pu jeter quelque lumière, on peut dire, qu'on n'a jamais retiré des caractères physiques de l'urine des données bien certaines, soit pour le diagnostic, soit pour le pronostic des maladies. Ces caractères n'acquièrent quelque valeur que parce qu'ils nous représentent des altérations chimiques correspondantes, bien déterminées.

Les altérations des propriétés physiques portent : 1° sur la quantité ; 2° la densité ; 3° la couleur ; 4° l'odeur ; 5° la saveur.

1° *Quantité.* On évalue, en moyenne, à 1200 ou 1300 grammes la quantité d'urine rendue dans les vingt-quatre heures, à l'état de santé. Cette quantité varie peu dans les maladies légères, non fébriles ou chroniques, dans lesquelles la nutrition est peu troublée.

La quantité de l'urine représente presque exclusivement la quantité d'eau qui est assez variable suivant les maladies (voyez *Altérations chimiques, Eau*). Elle est parfois augmentée, à un tel point, qu'elle est le signe principal de la maladie, comme dans la glycosurie, la polyurie, et la polydipsie. On sait que dans la glycosurie cette quantité varie entre 1000 grammes et 12 à 15 litres par jour. Les attaques d'hystérie sont très-souvent suivies d'un accroissement notable, mais passager, de la quantité d'urine. Il en est de même d'un très-grand nombre de névroses, telles que la nosomanie, la gastralgie sympathique d'une maladie du foie, de la chlorose, de l'anémie, etc.

On observe la diminution de la quantité normale d'urine dans le cas où la proportion d'eau diminue, comme dans les fièvres symptomatiques ou essentielles, les hypercri-

Elles empruntent leur valeur des propriétés chimiques.

Quantité de l'urine.

1° Augmentée.

2° Diminuée.

nies cutanées (sueurs abondantes), intestinales (choléra, dysenterie, diarrhée), la bronchorrhée, la galactorrhée, les maladies du cœur, qui produisent l'hydropisie, les affections du foie et celles qui suspendent le travail de la nutrition (cancer de l'estomac, de l'intestin). L'urine alors devient rouge, acide, dense, et contient plus de matériaux solides.

**Densité de l'urine.**

2° *Densité* (1). On a contesté la valeur des symptômes tirés de l'étude de la densité de l'urine. Bien que celle-ci soit variable, elle ne doit cependant jamais être négligée. Il faut toujours examiner, ainsi que le recommande M. Lecanu, l'urine rendue dans les vingt-quatre heures. On se sert du flacon à densité, et plus aisément de l'aéromètre de Baumé. La densité peut varier entre 1016 et 1030 (Lecanu). On lui assigne la moyenne 1017. Elle indique, d'une manière assez exacte, quoique approximative, le rapport qui existe entre l'eau et les matières contenues en solution dans l'urine.

**Augmentée.**

L'accroissement de la densité peut exister dans trois conditions différentes : 1° la quantité de l'urine étant augmentée ; ce qui n'a lieu que dans la glycosurie : on voit la densité varier dans cette maladie entre 1000 et 1040 ; 2° la quantité étant diminuée : l'urine fébrile offre ce caractère dans un grand nombre de maladies ; 3° la quantité d'urine restant normale : alors l'accroissement de la densité tient à une augmentation des matériaux solides, comme dans la plupart des maladies fébriles et les affections où il y a déperdition de l'eau, du sang (sueurs, évacuations alvines, vomissement, hydropisie, etc.).

(1) Voyez sur ce sujet Becquerel, *Séméiotique des urines*, p. 140, in-8°, Paris, 1841 ; John Bowman, *A practical Handbook of medical chemestry*, p. 81, in-12, London, 3° édit., 1855.

On a noté, au contraire, la diminution de la densité lorsque la quantité d'eau est accrue : ainsi dans la polydipsie, la polyurie et l'albuminurie, lorsqu'on a précipité et enlevé l'albumine ; dans la chlorose et les maladies caractérisées par la débilitation. Cet abaissement de la densité normale peut tenir : 1° à ce que la quantité d'eau a augmenté ; 2° à ce que la quantité des matières solides a diminué. *Diminuée.*

3° *Coloration.* Les modifications de couleur doivent être recherchées avec soin, parce qu'elles mettent aisément sur la voie des altérations chimiques correspondantes. Elles dépendent d'une matière colorante en dissolution, ou en suspension. Dans l'état normal, l'urine est jaune clair, foncée, rougeâtre ou presque incolore, suivant les proportions d'eau. *Coloration de l'urine :*

A. *Matière colorante en dissolution. A. Bile.* Lorsque l'urine est fortement colorée en jaune et semblable à de la bière forte, à du vin de Malaga, ou en rouge, comme de l'acajou, on doit songer à la présence de la matière pigmentaire de la bile. L'urine ictérique teint en jaune le linge du malade. Il ne faut pas la confondre avec l'urine fébrile, qui est souvent fortement foncée et chargée de la matière colorante rouge normale, ni avec l'urine sanglante, dont il n'est pas toujours facile de la distinguer. *jaune : urine ictérique ;*

B. *Hématine.* La matière colorante du sang lui donne une teinte rouge sale, ou vermeille, ou rouge foncé et brunâtre, suivant les quantités de sang. *rouge ;*

C. *Matière colorante blanche.* L'urine peut être blanche dans toute sa hauteur ou à sa partie inférieure seulement, lorsque le pus vient à s'y mêler, en forte proportion. Le mucus y détermine des changements de couleur presque identiques, en sorte qu'il serait imprudent de se contenter *blanchâtre.*

des caractères physiques de l'urine pour conclure à l'existence du pus ou du mucus. (Voyez *Lésion des propriétés chimiques.*)

**Sperme.**     D. *Sperme.* Le mélange de la liqueur prostatique et du sperme avec l'urine donne également lieu à une coloration blanche des couches inférieures de ce liquide. La spermatorrhée, le catarrhe vésical, les phlegmasies aiguës et chroniques des voies urinaires (pyélite et pyélo-néphrite) s'accompagnent de cette altération de l'urine.

**Sels**     E. *Sels.* Les urines qui doivent leur couleur blanche à la présence des urates et des phosphates ammoniaco-magnésiens, qui se déposent, en grande quantité, ont reçu le nom de *jumenteuses;* elles ressemblent, en effet, à celles du cheval.

La transparence de l'urine est troublée par des matières tenues en suspension, précipitées spontanément ou par l'addition d'un acide. Il importe d'étudier ces diverses altérations, sur lesquelles portent exclusivement les recherches illusoires et toujours ridicules des uropathes ignorants.

**Dépôts :** **sédiments;** **nuages.**     On donne, 1° le nom de *cremor,* de *pellicule,* de *couronne,* à la couche mince, irisée, qu'on aperçoit à la face supérieure de l'urine, recueillie dans un verre à pied; 2° celui de *nuage* (*nubes, nubecula*), à la matière qui est suspendue à la partie supérieure de l'urine, et qui en trouble plus ou moins fortement la transparence; 3° celui d'*énéorème* (dérivé de ἐναιωρέομαι, je reste suspendu), aux substances plus pesantes, également suspendues, mais se rapprochant du fond du vase; 4° celui de *sédiment* ou d'*hypostase* (dérivé de ὑπὸ, au-dessous, et στάσις, position), aux dépôts qui se forment à la partie inférieure de l'urine, et reposent sur le fond du vase qui la contient,

A ces modifications des propriétés physiques de l'urine il faut rapporter celle qu'on a désignée sous le nom de *gravidine* ou de *kyestéine*. Elle consiste dans la formation dans l'urine, vingt-quatre heures après qu'elle a été rendue par une femme grosse, d'un nuage blanchâtre qui se sépare en deux parties, l'une qui gagne les parois du vase, l'autre qui se précipite à sa partie inférieure. Il est établi maintenant que ces phénomènes physiques n'ont aucune valeur, pour le diagnostic de la grossesse, et qu'ils tiennent à une altération chimique que l'urine subit au contact de l'air, et spécialement à la production de phosphate, de carbonate de chaux, de phosphate ammoniaco-magnésien, de vibrions et de tubes nombreux de *Penicillum glaucum*. Cette dernière production a lieu lorsque l'urine, au lieu de devenir alcaline comme dans le premier cas, passe à la fermentation lactique, ce qui retarde ou empêche la transformation de l'urée en carbonate d'ammoniaque (1).

La pellicule bleuâtre irisée qu'on remarque sur l'urine récente, dépend de la formation par le refroidissement de cristaux d'acide urique, d'urates, et plus tard de la décomposition de l'urine. Elle n'a aucune signification séméiotique.

Le nuage et l'énéorème sont dus à des substances de nature très-différente, qui sont d'ailleurs les mêmes que celles qui constituent les sédiments ou dépôts. La présence du mucus, de l'épithélium, de l'acide urique et des urates acides, en est la cause ordinaire. Le nuage et l'énéorème se rencontrent donc dans les mêmes maladies que les

*Kyestéine.*

*Nuage ; énéorème ; leur constitution chimique.*

___

(1) Voyez sur ce sujet un excellent travail de M. le professeur Regnauld, *Des modifications de quelques fluides de l'économie pendant la gestation*, thèse, n° 10, Paris, 1847.

urines sédimenteuses; ils tiennent, en grande partie, au mucus et à l'épithélium, et sont très-fréquents dans la chlorose, l'anémie, les maladies chroniques et adynamiques. Les maladies des voies urinaires, en provoquant l'hypersécrétion de l'épithélium, produisent le même symptôme.

Des dépôts ou sédiments. Les *dépôts* se présentent sous forme de couche pulvérulente plus ou moins épaisse, colorée diversement et adhérente à la paroi inférieure du vase qui renferme l'urine. Leur composition est variable ; les uns qui ont reçu le nom de *sédiments organiques* sont constitués par du mucus, de l'épithélium, du pus, du sang, du sperme, soit seuls, soit mêlés aux sédiments inorganiques. La coloration blanchâtre ou verdâtre du pus, du mucus, celle du sang, ne suffisent pas pour caractériser la nature des dépôts. Il faut toujours recourir à l'analyse chimique et à l'examen microscopique, si l'on veut acquérir quelque notion certaine à ce sujet.

Les *sédiments inorganiques* ou salins des urines acides sont dus à la précipitation, sous forme cristalline ou amorphe : 1° de l'acide urique et de l'urate acide d'ammoniaque ; 2° de l'oxalate de chaux ; 3° d'une quantité variable de phosphate ammoniaco-magnésien. A ces sels se mêle presque toujours une quantité assez grande de matière colorante rouge, appelée *acide rosacique* et de mucus. Ces sédiments se manifestent ou par l'addition d'une goutte d'acide nitrique ou spontanément. Dans le premier cas, l'urine *précipitable* dont nous avons donné le caractère ailleurs (voyez *Acide urique*), laisse apercevoir sous forme, soit de sédiment rouge, soit d'énéorème, l'acide urique et les urates, mêlés au mucus à l'épithélium ou à une autre matière animale.

Marginal notes:
Sédiments organiques.
Sédiments inorganiques des urines acides.
urine précipitable.

On observe assez souvent dans l'urine fébrile un caillot gris nacré, transparent et léger qui flotte au milieu du vase. Il retient, dans ses mailles, une foule de petits corpuscules arrondis, rougeâtres, formés par l'acide urique ou l'urate acide d'ammoniaque, et ressemble assez bien à du frai de poisson.

La précipitation spontanée de ces mêmes sels s'explique par l'excès d'acide ou d'urate, par l'abaissement de la température de l'urine, comme on le voit surtout en hiver, saison pendant laquelle ces urines sont fréquentes. On les observe dans les grandes maladies fébriles et surtout dans le rhumatisme, la goutte, la gravelle, les congestions et les maladies du foie avec ictère, dans les affections du cœur, etc.

D'autres sédiments appartiennent à l'urine alcaline ou neutre et sont composés de phosphate de chaux ou de phosphate ammoniaco-magnésien. Ils sont le résultat ordinaire ou de la décomposition d'une urine depuis longtemps sortie de la vessie, ou qui y a séjourné, par suite de la paralysie de l'organe, ou enfin qui est sécrétée telle par le rein malade. Cette altération peut être indépendante de toute maladie des organes urinaires. L'abondance du mucus et du pus ajoute de nouvelles propriétés physiques et chimiques à ces sédiments. Ils sont blanchâtres, sous forme de poudre amorphe, alcalins ou neutres. (Voyez *Urines alcalines*.)

*Sédiments formés par des sels alcalins dans une urine alcaline.*

L'urine doit sa couleur normale à une matière colorante jaune qui a reçu différents noms (acide rosacique, purpurique). Est-elle sécrétée en plus grande proportion, alors l'urine se colore en rouge, comme dans les maladies fébriles et dans celles qui produisent une surabondance d'acide urique et d'urate, comme les affections du foie et du cœur, etc.

III.                                                                45

Urine blanche
chyleuse.

Enfin l'urine peut prendre une coloration blanche et laiteuse, quand une certaine quantité de matière grasse ou de fibrine se mêle à ses éléments normaux (urine chyleuse).

Odeur.

4° *Odeur*. L'odeur aromatique et spéciale de l'urine naturelle est remplacée par une odeur nulle lorsque ce liquide est aqueux et peu animalisé, comme dans l'hystérie, la polydipsie, la polyurie; très-forte dans l'urine fébrile, dense. fortement colorée; fade et rappelant l'odeur du bouillon aigre ou de veau dans l'albuminurie; aromatique, ayant l'odeur de la violette, après l'usage de la térébenthine, du copahu; fétide après l'ingestion des asperges, etc.

Saveur.

5° *Saveur*. On sait par les malades ou par ceux qui ont goûté l'urine diabétique qu'elle possède une saveur fortement sucrée; qu'elle est amère après l'emploi du sulfate de quinine, nulle lorsqu'elle contient beaucoup d'eau.

§ III. Symptômes fournis par la peau considérée comme organe de sécrétion et d'excrétion.

Ordre et division
des matières.

La peau est le siège de deux sécrétions, l'une de matière aqueuse appelée *sueur*, l'autre de matière *grasse* ou sébacée. Nous réunirons à l'étude de ces deux produits, celle de quelques autres qui sont le résultat d'actes physiologiques étroitement associés aux premiers; nous voulons parler des modifications pathologiques offertes par l'épiderme, les ongles, les poils, les cheveux, les dents, la matière colorante ou pigment. A côté de ces produits normaux, dont l'altération morbide fournit des symptômes importants, nous devons encore ranger les exhalations accidentelles du sang, par la peau. Les hémorrhagies cutanées ont été étudiées à leur place naturelle. (Voyez *Symptômes fournis par la circulation capillaire.*) Quant aux troubles de l'innervation cutanée et des sens spéciaux, ils ont été examinés ailleurs. (Voyez *Appareil de sensibilité.*)

*Divisions.* Les sujets que nous nous proposons de traiter sont les suivants : 1° de la sueur ; 2" des matières grasses ; 3° des signes fournis par les substances pigmentaires ; 4° ou qui tiennent à des changements morbides survenus dans la structure de l'épiderme, du derme, des ongles, des poils et des cheveux.

**De la sueur.** On sait que la sueur est un liquide excrété qui n'a plus, comme les liqueurs sécrétées, un rôle physiologique à remplir. Sous ce rapport, comme sous beaucoup d'autres, elle mérite d'être rapprochée de l'urine. Comme celle-ci, elle contient, d'après M. Favre, de l'urée ($0^{gr}$,428). Elle a ses produits spéciaux qui sont l'acide sudorique, qu'on a rapproché de l'acide urique, en outre l'acide lactique et phosphorique. Les sels sont à peu près semblables dans les deux liquides, mais leur proportion varie beaucoup ; ainsi, dans 14 litres de sueur, on trouve : chlorures, $34^{gr}$,639 ; sulfates, $0^{gr}$,160 ; phosphates, des traces ; dans l'urine : chlorures, $57^{gr}$,018 ; sulfates, $21^{gr}$,769 ; phosphates, $5^{gr}$,381. On voit sur-le-champ que l'urine est un liquide très-chargé de sels, tandis que la sueur en contient beaucoup moins. La sueur est acide ; cette réaction varie quand elle s'écoule en grande abondance ; dans ce cas, d'abord acide, elle devient neutre, puis alcaline (1).

*De la sueur : notions chimiques.*

*Comparaison entre la sueur et l'urine.*

(1) On doit à M. Favre un travail d'une grande valeur et qui peut être mis à profit par le médecin : *Recherches sur la composition chimique de la sueur chez l'homme, Archiv. génér. de méd.*, juillet 1853.

Divisions.

**Divisions.** Nous ne possédons que des données fort incomplètes sur la séméiotique de la sueur; c'est d'hier que date ce que nous savons de précis, sur sa composition normale. Nous étudierons : 1° l'altération des propriétés chimiques ; 2° des propriétés physiques; A, quantité ; B, odeur; C, consistance ; D, température ; E, couleur ; F, saveur.

1° Altération des propriétés chimiques.

I. *Altération des propriétés chimiques.* Les personnes qui boivent une grande quantité d'eau de Vichy, ont des sueurs alcalines. On ne connaît absolument rien des variations de quantités des principes normaux de la sueur, dans les maladies. La matière colorante du sang, de la bile peuvent se mêler à ce liquide. On y a trouvé, dit-on, de l'albumine ; dans la fièvre hectique et le rhumatisme, de l'acide urique; dans cette dernière affection, de l'urate de soude; dans la goutte, de l'acide lactique en plus forte quantité, ainsi que dans la scrofule, le rachitisme. Le sulfate de quinine, le mercure, l'iode, l'indigo ont été retrouvés, lorsque les malades avaient fait usage de ces médicaments. On ignore si la quantité d'eau ne change pas, dans les sueurs rares, visqueuses et gluantes, comparées aux sueurs profuses de la suette ou du rhumatisme. Dans l'état physiologique, le rapport de l'eau à la somme des matériaux solides ne varie pas sensiblement, aux différentes époques où l'on recueille la sueur.

On a attribué le diabète à l'acide non expulsé de la sueur; qu'il nous suffise de signaler cette erreur pour montrer combien nos connaissances, sur ce point, sont peu avancées. On a aussi prétendu que la rétention de la sueur pouvait amener de funestes accidents et que ce liquide agissait comme un poison.

II. *Altération de quantité.* A. *Augmentation de la sueur.* Elle est générale ou partielle.

*Sueur générale; hyperhidrose* (dérivé de ὑπέρ, au-dessus et ἱδρὼς, sueur ou *hyperéphidrose* de ὑπὲρ et ἐπὶ, sur). On ne saurait indiquer, même d'une manière approximative, la quantité souvent énorme de sueur qu'un malade peut perdre dans la suette, le rhumatisme articulaire aigu et la fièvre pernicieuse sudorale. Le linge, les matelas sont traversés par ce liquide. Il faut distinguer, sous le rapport de la quantité, la sueur proprement dite, dans laquelle le liquide se réunit sous forme de gouttelettes nombreuses sur toute la surface du corps et la *moiteur* qui consiste dans l'humidité de la peau, due à une transpiration plus modérée. La sueur est *continue, intermittente* ou *rémittente, nocturne* ou *diurne.* Chacune de ces particularités fournit des signes importants.

Cherchons, d'abord, à ramener les cas nombreux dans lesquels on observe la sueur, à un petit nombre de causes morbides bien déterminées. L'accroissement de la température du corps et l'accélération de la circulation sont les deux actes morbides qui les produisent le plus ordinairement. L'intervention d'un troisième n'est pas moins nécessaire : nous voulons parler du trouble de l'innervation. Rappelons que, dans l'expérience qui consiste à couper les branches du grand sympathique d'un côté, on voit, outre l'élévation de la température et la rougeur, l'écoulement de la sueur se faire, avec abondance. On sait que le rôle joué par le système nerveux dans toutes les sécrétions est considérable. Il faut donc placer, sur la même ligne, parmi les causes de la sudation pathologique, les troubles de la circulation, de la température et de l'innervation. Ce qui prouve d'une manière

2° Altération des qualités physiques de la sueur ; A. quantité. Sueurs générales.

Différents degrés d'intensité.

Causes morbifiques des sueurs.
1° Accélération du pouls ; 2° élévation de la température ; 3° trouble de l'innervation.

*Physiologie pathologique de la sueur.*

péremptoire que cette assertion est fondée, c'est l'ensemble des symptômes auxquels l'état fébrile donne lieu. En effet, la chaleur et l'accélération du pouls sont parfois, à leur maximum, comme dans le premier et le second stade d'une fièvre intermittente ou dans une pneumonie; et cependant elles ne suffisent pas pour déterminer la sueur : la peau reste sèche; elle ne se couvre de liquide que dans le troisième stade des fièvres paroxystiques, et, à différentes époques des fièvres continues et rémittentes, soit symptomatiques, soit essentielles. Il faut donc admettre que la chaleur et l'accélération du pouls, ces deux éléments essentiels de la fièvre, sont incapables, à eux seuls, de produire la sueur. Cependant ils peuvent agir dans quelques cas, ainsi qu'on peut le constater pendant la contraction musculaire, où l'on trouve, tout à la fois, élévation de température et sudation. Les troubles, de l'innervation, suffisent à eux seuls pour la provoquer; on sait que, sous l'empire d'une crainte subite ou d'une vive émotion morale, la peau se couvre de sueur. Nous retrouvons dans l'ordre pathologique les trois causes que nous venons de signaler.

*Sueur des fièvres.*    La sueur est le symptôme de la fièvre symptomatique et essentielle, par conséquent des phlegmasies, des exanthèmes, des pyrexies continues, des fièvres intermittentes et rémittentes paludéennes. Elle annonce ordinairement dans les fièvres, même dans les continues, la diminution des phénomènes morbides, spécialement de la chaleur et de la fréquence du pouls. Pendant le maximum de la chaleur, la peau est ordinairement sèche et brûlante; sa température baisse pendant la sueur.

*Elle caractérise la troisième période des fièvres,*   L'apparition de la sueur, à certaines heures fixes, du jour ou de la nuit est régulière ou irrégulière. Il en résulte la certitude qu'il s'agit d'une fièvre paroxystique, mais on ne peut pas en conclure à l'existence d'une fièvre intermittente, puisqu'on observe ces sueurs périodiques, pendant la nuit, chez les phthisiques ; le soir, dans presque toutes les maladies du foie ; à différentes heures du jour, chez les malades qui sont en proie à une résorption purulente ou septique, à une suppuration viscérale, etc. On désigne sous le nom de *sueurs colliquatives* celles qui s'accompagnent d'un amaigrissement rapide. L'apparition de la sueur, pendant la nuit indique, l'existence d'un mouvement fébrile, ou l'exacerbation d'une fièvre rémittente. Elle peut servir à faire diagnostiquer une des nombreuses affections viscérales qui amènent les sueurs nocturnes.

*Sueur des résorptions purulentes et putrides.*

Dans une autre classe de maladies, la sudation est sous la dépendance plus spéciale d'un trouble de l'innervation auquel s'ajoutent probablement des causes dont nous ne pouvons pas saisir le mode d'action : telle est, par exemple, la nature de la sueur qu'on observe dans la suette miliaire, dans le choléra asiatique, dans les fièvres paludéennes sudorales et algides, dans presque toutes les agonies, dans toutes les affections marquées par l'ataxoadynamie, comme les fièvres typhoïdes, les formes comateuse, délirante et convulsive de la fièvre pernicieuse, dans les troubles névropathiques si pénibles que présentent les femmes parvenues à leur retour d'âge. Les bouffées de chaleur, avec sueurs profuses générales et disposition à la lipothymie, qu'on observe alors chez elle, caractérisent le trouble du système nerveux.

*Sueur liée plus particulièrement à une lésion de l'innervation ;*

La douleur est une cause générale et fréquente de la sudation. Les malades en proie à une colique néphrétique ou hépatique, à une névralgie, à des douleurs intestinales, ou sur lesquels on pratique une opération douloureuse,

*à l'existence d'une vive douleur.*

ont la peau couverte de sueur. On l'observe presque constamment dans toutes les adynamies, dans la convalescence, dans les maladies chroniques. Nous ne cesserons de répéter qu'il faut encore l'intervention d'un autre élément morbide, puisque des sujets réduits à une faiblesse extrême par un cancer gastrique, une hémorrhagie abondante, etc., ont la peau sèche jusqu'à la mort.

**Sueur dans les maladies asphyxiques.** Nous retrouvons encore la sudation, dans toutes les affections qui gênent la circulation et la respiration ; dans le croup, l'angine gutturale phlegmoneuse, l'emphysème pulmonaire, l'œdème de la glotte, la bronchite spasmodique, la bronchorrhée et dans les différentes formes d'asphyxie. Les efforts violents de respiration auxquels se livrent les malades ne sont certainement qu'une cause accessoire de cette sudation morbide. Les troubles de la calorification et de l'innervation nous paraissent jouer un rôle bien autrement important, en pareille occurrence. Mais c'est surtout l'altération du sang, qui suit l'anhématosie longue ou rapide que déterminent les affections des organes circulatoire et respiratoire, qu'on doit considérer comme la cause la plus puissante de la sudation morbide. Tous les malheureux qui succombent à une pneumonie, à un hydrothorax, à une phthisie aiguë, sont inondés de sueurs, pendant toute la durée de la gêne asphyxique de la respiration.

**Sueur déterminée par la contraction musculaire.** La sudation, qui est placée plus spécialement sous l'empire de la contraction musculaire, est celle qu'on observe après les efforts violents, après la course, pendant le travail de l'accouchement et dans les attaques d'épilepsie ou d'hystérie, etc. La gêne que la circulation éprouve alors, et l'accélération qu'on y remarque, concourent, avec les symptômes nerveux, à la production de ces sueurs.

Ainsi les causes principales du symptôme que nous venons d'étudier consistent : 1° dans des troubles de la calorification et de la circulation ; 2° de l'innervation (cette cause est la plus puissante de toutes) ; 3° dans la gêne de la respiration et dans l'altération de l'hématose ; 4° dans le développement insolite de la contraction mus-culaire.

B. *Augmentation de la sueur dans certaines régions du corps. Éphidrose* (de ἐπὶ, sur, et ἱδρόω, je sue). Ce que nous avons dit précédemment de la part très-grande que prend le système nerveux à la production de la sueur, est corroboré par l'acte morbide singulier auquel on donne le nom de sueur partielle. On la trouve limitée à un côté du visage, à la face, au cou, à la poitrine, aux mains, aux pieds, aux aisselles, aux parties génitales, à un seul côté du corps, à un ou plusieurs doigts de la main. Le trouble du système nerveux est le seul qu'on puisse invoquer pour rendre compte de ce symptôme. En effet, c'est presque toujours, dans les névroses, telles que l'hys-térie, dans la névralgie, la grossesse, qu'on l'a observé. Les émotions morales sont souvent suivies d'une éphidrose. Nous avons pu observer sur un homme bien portant, au moment où il transpire, une sueur exactement bornée à un côté du front, à la tempe et au sourcil du même côté. Quelquefois cette hypercrinie sudorale tient à une mala-die, à la phthisie, à une paralysie, à une névralgie ou à une lésion de l'appareil sudoripare. La sueur des pieds doit être rattachée à une affection de ce dernier genre.

C. *Diminution générale de la sueur.* La sueur n'est jamais supprimée, mais elle peut être réduite à son mini-mum. Il en résulte un état de sécheresse de la peau qui se présente souvent dans les maladies, et qui fait éprouver

*De la sueur partielle. Éphidrose.*

*Diminution de la sécrétion sudorale. Sécheresse de la peau :*

à la main, lorsqu'elle est jointe à une élévation de température, une sensation pénible de chaleur âcre, mordicante.

dans la fièvre; 　　1° La diminution de la quantité normale de sueur se rattache à l'état fébrile qu'elle accompagne souvent;

dans les flux; 　　2° A des maladies qui ont pour effet de provoquer une hypercrinie considérable dans un appareil sécréteur; les lois qui président à l'équilibre des fonctions rendent alors compte du trouble qui survient, en pareil cas. Le diabète sucré est, de toutes les affections, celle qui excite la sécheresse de la peau, au plus haut degré. On l'observe également dans la dysenterie, les diarrhées aiguës et chroniques, l'albuminurie, les hydropisies, après les hémorrhagies abondantes. Dans tous ces cas la peau ne laisse plus passer que la perspiration insensible.

dans les névroses; 　　3° Un troisième ordre de causes a son point de départ manifeste, dans un trouble de l'innervation. Les névroses, l'hystérie, la nosomanie, la manie, les névralgies de la face ou d'un membre, et les affections marquées par une douleur violente, continue ou périodique, s'accompagnent de sécheresse de la peau.

dans les phlegmasies violentes; 　　4° Il est difficile de dire pourquoi la sueur est si peu marquée dans le premier stade de la fièvre symptomatique des maladies du foie, dans la métrite, les phlegmasies violentes, suppuratives ou gangréneuses. Il est rare que la sueur ne se manifeste pas, même en petite quantité, à certaines périodes de ces maladies.

dans le second stade des fièvres intermittentes. 　　C. La sueur succède fréquemment à la sécheresse de la peau dans les maladies : c'est sur cette succession régulière des deux phénomènes morbides que repose la distinction des deux derniers stades des fièvres intermittentes. Ils ont reçu le nom de *stades de chaleur et de sueur;* ils indiquent l'existence d'une fièvre intermittente ou rémittente, lorsqu'ils affectent une périodicité bien prononcée.

*Odeur des sueurs.* L'odeur acide, naturelle à la sueur est remplacée par des odeurs ammoniacales, cadavériques, urineuses, spermatiques. Elles tiennent presque toujours à des causes accidentelles, à la malpropreté, à l'écoulement lochial ou des menstrues, à l'urine, aux matières fécales, à des principes odorants qui s'échappent des substances introduites dans l'organisme (musc, térébenthine, camphre, phosphore, etc.). Ne nous arrêtons pas sur ces phénomènes morbides qui ont peu de valeur. *Odeur de la sueur.*

La *consistance* de la sueur augmente dans certaines maladies. D'*aqueuse* qu'elle est, le plus ordinairement, elle devient épaisse, gluante, *visqueuse* ou poisseuse dans les maladies graves, accompagnées de symptômes adynamiques, dans le choléra surtout, les fièvres algides, la phthisie, les asphyxies et l'agonie. Elle est *grasse* et comme huileuse dans la période ultime de plusieurs maladies chroniques du ventre. *Sueur visqueuse; grasse.*

La *saveur acide* de la sueur normale change-t-elle dans les maladies? Cette altération est probable puisque, pendant la sudation forcée, la réaction est successivement acide, neutre, alcaline.

*Température.* L'évaporation incessante de la sueur détermine un refroidissement marqué de la peau. Ce phénomène purement physique a donné lieu à bien des erreurs. On a désigné sous le nom de *sueur froide*, celle qui produit chez le malade ou sur la main du médecin une sensation de froid. Il est à peine besoin de faire remarquer que, en pareille circonstance, c'est l'évaporation de la sueur qui détermine l'abaissement partiel de la température de la peau dans les parties qui sont exposées à l'air libre. *Température.*

716      SYMPTOMES CUTANÉS.

Nous ne dirons rien de la *coloration* de la sueur en vert, en bleu, en jaune, parce qu'elle dépend de l'excrétion des matières sébacées ou de quelques autres liquides. (Voyez plus loin.)

**Hématidrose** (dérivé de αἷμα, sang, et ἱδρώς, sueur), *sueur de sang*. On donne ce nom à l'exhalation du sang par la peau. Cette hémorrhagie ne peut s'effectuer que par les vaisseaux sudoripares et dans des conditions pathologiques qu'il n'a été donné qu'à un petit nombre de médecins de rencontrer ; aussi la réalité de cette exsudation a-t-elle été mise en doute, et il faut reconnaître que, parmi les faits publiés et déja anciens, il s'en trouve peu qui méritent confiance. On l'a observé comme hémorrhagie supplémentaire après la suppression des règles, des hémorrhoïdes, d'une épistaxis, ou comme symptôme d'une altération du sang (fièvres graves, scorbut, peste, etc.).

*3° de l'excrétion des matières grasses.*

3° *De l'excrétion des matières grasses à la surface de la peau.* Nous signalerons d'abord l'existence de l'enduit sébacé blanchâtre qui couvre le corps de l'enfant nouveau-né. On voit dans quelques maladies qui produisent le marasme, comme la phthisie, le cancer intestinal, l'inanition, la peau lubréfiée par une matière qui lui donne un aspect gras et luisant.

*1° Des colorations pathologiques de la peau.*

1° **Colorations pathologiques de la peau.** La peau peut se colorer, de différentes manières et par des causes très-diverses. C'est sur la nature et le siége de ces colorations, et non sur leurs nuances, que doit reposer la description.

*Critique des divisions généralement adoptées.*

Nous n'avons pas besoin de faire remarquer combien est peu scientifique la division adoptée dans les livres les plus récents, qui traitent de colorations bleues, noires, rouges, comme si la même cause, l'altération du sang, ou la gêne de la circulation, par exemple, ne pouvait pas donner lieu à des colorations très-différentes.

Une première classe de colorations morbides est due, 1° à la présence du sang accumulé, en proportions variables, dans les capillaires du derme ; 2° extravasé dans ce tissu, ou à sa surface, sous l'épiderme ; 3° altéré dans sa composition (taches bleues, ecchymoses) (Voyez *Troubles de la circulation capillaire.*) Divisions fondées sur la cause.

Dans une seconde classe se trouvent les colorations dues à la sécrétion d'une matière pigmentaire : 1° fournie par l'organisme ; 2° introduite dans l'économie (coloration par le nitrate d'argent).

I. *Coloration de la peau due à une matière colorante.* La peau, surtout dans les parties qui sont habituellement découvertes, comme le visage, le cou, les mains, acquiert une teinte brunâtre, cuivreuse ou bistrée, lorsqu'elle a reçu, pendant longtemps, les rayons d'un soleil ardent. Il faut prendre garde de confondre cette teinte purement physiologique avec la coloration morbide de la peau. Le tissu cicatriciel, blanchâtre est souvent environné, chez les sujets à peau brune, d'une large tache de même couleur due à l'accumulation du pigment, sur ce point. 2° Coloration de la peau par une matière colorante.

Les *taches de rousseur* proviennent également de l'accroissement partiel du pigment grenu. Rappelons que l'*albinisme* est caractérisé précisément par un état contraire ; que la décoloration est générale et s'étend à l'iris. Dans le *vitiligo*, la décoloration partielle qu'on observe aux parties génitales, sur le visage, le cou, les mains ou ailleurs, donne lieu à des taches irrégulières, sinueuses, plus ou moins étendues, sur lesquelles, la peau, d'un blanc mat, contraste avec la couleur plus foncée des parties environnantes. Taches de rousseur. Vitiligo : pityriasis.

Dans le *pityriasis versicolor*, la peau offre une couleur de suie ordinairement limitée au cou, à la poitrine, au ventre, aux parties génitales.

Couleur bistrée de la peau.

La peau devient brunâtre, bistre, ou seulement d'une teinte sombre, dans un grand nombre de maladies, sans qu'on sache précisément, si l'accroissement des quantités du pigment en est la cause. On observe ce phénomène à différents degrés :

A. Chez les sujets en proie à la cachexie paludéenne.

B. Dans les désorganisations lentes des viscères. Elle est fréquente chez les phthisiques, dans le cours des affections cancéreuses de l'estomac, du mésentère, dans la péritonite chronique, les diarrhées anciennes, et toutes les affections qui entraînent une émaciation considérable. Il semble que la sécrétion des cellules pigmentaires s'altère, à un haut degré, à mesure que la nutrition générale subit elle-même des modifications pathologiques.

Teinte bistrée. Maladie des capsules surrénales ou d'Addison. (??)

C. La peau, a-t-on dit, acquiert la teinte qu'elle offre chez le mulâtre, lorsque les capsules surrénales sont malades. Mais supposons que cette maladie fort problématique existe, la coloration dont il s'agit ne lui serait pas spéciale puisque, d'une part, on la trouve dans d'autres maladies et qu'elle a manqué complétement dans des cas que nous avons cités, où les deux capsules étaient profondément altérées.

Mélanémie.

D. La teinte bistrée de la peau se voit encore dans la mélanémie, maladie plus douteuse encore, s'il est possible, que la précédente, et qui aurait pour cause la formation d'une plus grande quantité de matière pigmentaire dans le sang.

Coloration causée par

E. Dans quelques cas de troubles menstruels, on a vu la peau des mains, des doigts et des cuisses se colorer en noir, comme si ces parties avaient été imprégnées de suie ou de charbon. Ordinairement les paupières, quelquefois certaines parties de la face ou des membres se teignent en une couleur noire ou bleu foncé, chez les femmes hystériques mal réglées ou parvenues à l'âge critique. On ignore si les follicules sébacés ou les sudoripares sont le siége de cette excrétion pigmentaire, car il faudrait savoir, avant de traiter cette question, si la coloration dont il s'agit, est bien réelle et si elle n'est pas due à la supercherie des malades; ce qui paraît être l'opinion la plus probable et ce que nous inclinons à croire.

*le dérangement des règles.*

F. *Coloration par la matière colorante de la bile.* La matière colorante de la bile, déposée par les vaisseaux exhalants dans la trame du derme, en proportion souvent considérable, leur donne une coloration qui varie entre le jaune clair et la teinte verte la plus prononcée. On désigne sous le nom d'*ictère* cette coloration morbide que nous avons décrite, en parlant des maladies de l'appareil sécréteur de la bile. On pourrait aussi l'étudier dans ce chapitre.

*Coloration par la bile.*

G. *Coloration par la matière colorante du sang extravasé dans la peau.* Nous en avons présenté la relation lorsqu'il s'est agi de la circulation capillaire.

*Par le sang.*

H. *Coloration par une matière introduite accidentellement dans l'organisme.* Nous ne ferons que mentionner la teinte bronze que prend toute la peau chez les sujets qui ont été soumis pendant longtemps à l'usage du nitrate d'argent, et les colorations que l'on produit à l'aide du tatouage sur les différentes parties du corps, les bras, et la poitrine. Elles servent en medecine légale à établir l'identité.

*Par le nitrate d'argent et d'autres matières colorantes.*

**Des symptômes tirés des altérations survenues**

**Lésions de texture de la peau.**

**dans la structure normale de l'épiderme et du derme**. A ce genre d'altérations se rapportent d'abord tous les symptômes locaux des affections de la peau. A moins d'entrer dans le domaine de la pathologie spéciale, il est impossible d'énumérer les modifications de structure et de fonction qui servent à caractériser ces maladies. Il est vrai qu'il n'existe pas une seule de ces altérations qui ne puisse reconnaître aussi pour point de départ une maladie générale ou d'un organe autre que la peau. Pour n'en citer qu'un seul exemple, nous rappellerons que la syphilis donne lieu à presque toutes les maladies cutanées. La scrofule s'en rapproche sous ce rapport (inflammation, ulcération, papules, etc.).

**Desquammation épithéliale.**

La desquammation partielle de la peau est le symptôme local des maladies vésiculeuse, papuleuse, squammeuse, des exanthèmes. Quand elle se fait, par larges lambeaux, au visage, au cou ou sur d'autres régions, on est porté à soupçonner l'existence antérieure d'un érysipèle ; sur les doigts des mains et des pieds, elle indique une scarlatine ; par petites lamelles presque insensibles et détachées de toutes les parties du corps, on doit incliner vers une rougeole, etc.

**Sudamina.**

**Sudamina ou hydroa**. Il se forme souvent, à la surface de la peau, surtout du ventre, du cou, aux environs des jointures, de petites vésicules arrondies de la grosseur d'une tête d'épingle ou d'une graine de millet, très-rapprochées les unes des autres et disséminées sur une assez grande étendue de la peau. Elles tiennent à l'épanchement, sous l'épiderme, d'une petite quantité d'un liquide transparent et acide, comme la sueur. Tout fait supposer qu'il est dû à une hypercrinie sudorale, car il serait alcalin s'il provenait d'un épanchement de sérosité fournie par les petits vaisseaux sanguins du derme. D'une autre part, cependant, on a peine à comprendre comment la sueur, au lieu de s'écouler par l'orifice libre de son conduit excréteur, s'épanche sous l'épiderme, qu'elle vient soulever ainsi régulièrement, de manière à former les milliers de petites vésicules qu'on observe alors.

Les sudamina ressemblent à des gouttes nombreuses de sueur déposée à la surface de la peau. La liqueur qu'ils contiennent ne s'en échappe que par un frottement assez rude, lorsqu'on a déchiré l'épiderme. Elle ne ressemble, par ses propriétés physiques et chimiques, à la sérosité du sang que lorsqu'elle est fournie par des miliaires rouges. Les sudamina font une saillie qu'on sent très-bien avec les doigts, lors même qu'on a quelque peine à les apercevoir. Leur durée est éphémère ; ils se rompent ou bien le liquide s'exosmose, et il se fait une desquammation facile à distinguer de toutes les autres. On découvre, sur les parties occupées par l'éruption, de petits lambeaux d'épiderme circulaires, en forme de godets, qui, en se réunissant, constituent des lamelles déchirées, irrégulières, d'une assez grande dimension. Lorsque la peau rougit et s'enflamme, la vésicule est entourée d'une auréole d'un rouge vif, le liquide devient opalin et blanchâtre. On donne le nom de *miliaire rouge* à cette forme de l'éruption.

*Leur description.*

Les auteurs se taisent sur la nature et la cause de l'hydroa. S'ils avaient porté leurs recherches sur ce sujet, important à tous les points de vue, ils auraient remarqué que la liqueur de l'hydroa ne devient semblable à la sérosité de l'hydropisie, c'est-à-dire opaline et purulente, qu'à la condition que le derme s'enflamme, comme dans le pustules de la variole ; en sorte que les qualités physiques

Mode de production et nature du liquide.

III. 46

et microscopiques du liquide varient suivant l'acte morbide qui se passe dans le derme lui-même. On doit donc distinguer les sudamina simples d'avec les vésicules à sérosité alcaline, limpide ou purulente. La liqueur contenue dans les premiers est acide.

Les sudamina sont le signe de plusieurs maladies générales. Le développement des sudamina est toujours lié à une maladie générale; la fièvre typhoïde, la suette, le rhumatisme, la scarlatine, la fièvre puerpérale, s'accompagnent presque toujours de cette éruption. Il faut donc admettre que le travail morbide, qui lui donne naissance et qui se passe à la peau, est entièrement subordonné au trouble général dont l'organisme est le siége. Nous voulons bien admettre que l'apparition des sudamina coïncide souvent avec des sueurs abondantes ou répétées, mais celles-ci sont loin d'être la cause de l'éruption; ces deux phénomènes tiennent à la nature des maladies générales qui, suivant l'expression de Cullen, jettent de fréquentes *déterminations morbides* vers la peau, ainsi que nous le voyons tous les jours, dans les fièvres éruptives, la suette, la peste, le typhus, la fièvre jaune, toutes maladies qui ont pour caractère spécifique une éruption cutanée.

*Symptômes tirés des lésions de texture de la peau.* *Symptômes fournis par les altérations de texture de la peau et de ses follicules.* Marquons seulement la place de ces altérations, qui sont les signes spécifiques de chaque maladie de la peau; l'hypertrophie générale caractérise l'éléphantiasis des Arabes; les tubercules livides, mous, l'éléphantiasis des Grecs. Les godets du favus, les croûtes de l'impétigo, les pustules de l'acné, de la mentagre, la décoloration de la peau dans le vitiligo, les larges croûtes du rupia et tant d'autres altérations, sont des symptômes propres à faire reconnaître chaque maladie cutanée. Dans les maladies générales les ulcérations, la gangrène, la formation de pustules, d'érysipèles, indiquent toujours l'intensité de l'affection.

## § IV. Symptômes fournis par les cheveux, les poils, les ongles.

*Signes tirés de l'examen des cheveux.* Sans parler ici des diverses altérations locales qui dépendent d'une maladie du bulbe et du cuir chevelu, nous devons mentionner quelques symptômes importants qui révèlent l'existence de maladies générales ou de lésions des viscères.

*Symptômes tirés de l'examen du système pileux.*

Le développement de plaques cuivreuses, de pustules, de croûtes sur le cuir chevelu, est le signe de la syphilis confirmée; l'agglutination des cheveux, le symptôme de la plique.

La chute des cheveux ou alopécie, des poils qui couvrent le pubis, de la barbe, etc., s'observe dans le cours et surtout dans la convalescence des maladies aiguës et des fièvres qui ont occasionné une grande faiblesse (fièvre typhoïde, puerpérale, chez les femmes en couche, dans la phthisie, le cancer, la scrofule, les cachexies). La reproduction des cheveux, à la suite de ces maladies, est le symptôme d'une heureuse convalescence. On les voit alors repousser avec une grande rapidité et, souvent, en nombre plus considérable qu'avant la maladie.

*Alopécie.*

La production d'une grande quantité de *pediculi* sur la tête, malgré les soins de propreté, se voit souvent chez des malades atteints d'affections graves, sans qu'on puisse en rien conclure pour le diagnostic, ni pour le pronostic.

*Maladie pédiculaire.*

La *couleur* des cheveux n'a aucune valeur séméiotique;

Couleur
des cheveux.

nous n'en parlons que pour réfuter tout ce que l'on a écrit sur les signes qu'on peut en tirer. La couleur noire des cheveux n'indique pas plus la phthisie que la couleur blonde ou rousse, et la scrofule se rencontre aussi bien chez des sujets à cheveux et à cils noirs que chez les sujets blonds ou roux. Nous en dirons autant de la quantité plus ou moins grande des cheveux, de leur finesse ou de leur grosseur, de leur chute prématurée ou de leur persistance, jusque dans un âge avancé, de leur intrication, etc.

On a cité un assez grand nombre d'observations de sujets dont les cheveux ont blanchi rapidement, par l'effet d'émotions morales subites ou longues, de douleurs physiques cruelles, ou d'une grave maladie. Ce changement de couleur indique, en général, une profonde altération de l'organisme, à moins qu'elle ne soit transmise par voie d'hérédité, comme dans certaines familles dont tous les membres blanchissent, avant le temps.

Ce que nous venons dire des cheveux s'applique rigoureusement aux cils, aux sourcils, à la barbe, ainsi qu'à tous le système pileux du corps.

Signes
fournis par les
ongles :
dans la phthisie;

*Ongles*. La forme des ongles et des doigts de la main a été étudiée par Hippocrate, qui avait remarqué que les phthisiques les ont souvent épais et uniformément bombés, dans le sens de la longueur. Cette déformation de la phalange se remarque en effet chez un certain nombre de phthisiques, mais à une époque déjà avancée de la maladie et lorsque le diagnostic est rendu facile par beaucoup d'autres symptômes plus importants. Il ne faut donc attacher à se signe qu'une valeur très-secondaire.

dans la cyanose.

La couleur *bleue* ou *noirâtre des ongles* indique la gêne de la circulation dans les capillaires généraux ou un défaut d'hématose. La cyanose et toutes les maladies dans lesquelles cette coloration se manifeste, s'accompagnent de cette teinte particulière des ongles (maladie bleue, affection du cœur, emphysème, choléra, etc.). En même temps la phalange onguéale s'aplatit, s'épaissit en forme de massue, de spatule, etc.

Quelquefois les ongles s'amincissent, se brisent, s'usent, tombent sans qu'il y ait de maladies bien prononcées. Cependant un état cachectique lié à quelque lésion viscérale est ordinairement la cause d'une semblable altération ; la syphilis, la diathèse goutteuse, rhumatismale, scrofuleuse ou le retour d'âge provoquent parfois la manifestation de ce symptôme. *Ongles cassants.*

## CAPSULES SURRÉNALES.

La fonction des capsules surrénales reste encore ignorée malgré les recherches nombreuses dont elles ont été l'objet dans ces derniers temps. On a prétendu qu'elles fournissent une matière pigmentaire ; qu'elles sont plus développées chez les nègres que chez les blancs, en raison de cette fonction. Lorsqu'elles deviennent malades, il se manifeste une coloration bronzée de la peau, qui acquiert la teinte que présentent les mulâtres. Nous avons déjà dit ailleurs, que ce caractère assigné par un médecin anglais, le docteur Addison, à la maladie des capsules, est controuvé. Nous avons peine à comprendre comment de pareilles assertions, si faciles à réfuter, ont pu prendre créance parmi des observateurs dignes de ce nom. *Capsules surrénales.*

## CORPS THYROÏDE.

L'accroissement de volume du corps thyroïde est le *Corps thyroïde.*

signe du goître et du crétinisme. On l'observe aussi après l'accouchement, dans la scrofule et quelquefois dans des maladies qui occasionnent une gêne considérable dans la circulation cardiaco-pulmonaire. Dans ce cas la distension du système veineux est la cause principale de l'augmentation de volume de la glande.

# CHAPITRE XI.

## § 1. Symptômes fournis par l'appareil génital chez l'homme.

Divisions.

*Organes génitaux de l'homme.* On doit, suivant les règles que nous avons tracées, soumettre les organes génitaux à une exploration qui portera d'abord sur les phénomènes physiques, puis sur les phénomènes dynamiques offerts par ces organes. Les premiers comprennent les changements de volume, de couleur, de position, des testicules, de la verge, etc. ; les seconds, les troubles de la sensibilité, de la sécrétion spermatique, de la génération (spermatorrhée, impuissance).

Symptômes physiques.

I. *Symptômes fournis par les changements physiques survenus dans les testicules, le scrotum et la verge.* A. *Testicule.* L'examen des testicules fait d'abord reconnaître si ces organes ont leur volume et leur conformation naturels. L'engorgement du cordon, de l'épidydime ou du testicule, en totalité, peut être syphilitique, scrofuleux ou cancéreux. On a le plus grand intérêt à constater ces symptômes pour établir un diagnostic précis.

Le gonflement testiculaire se montre, passagèrement, à l'époque de la puberté, ou dans le cours de certaines maladies, comme dans l'affection rhumatismale des parotides. Il peut être dû à une orchite ou à l'hypertrophie de la glande dont la sécrétion est activée. Le volume souvent considérable que ces organes acquièrent chez quelques sujets, peut faire soupçonner l'usage et l'abus des plaisirs vénériens ou le vice invétéré de la masturbation.

*Tuméfaction des testicules.*

Le gonflement *partiel* se rattache à d'anciennes urétrites propagées jusqu'au testicule, à des phlegmasies trumatiques, à la présence du tubercule, du cancer. Ce serait empiéter sur le domaine chirurgical que d'indiquer, même sommairement, les maladies du cordon et du testicule qui donnent lieu à des tumeurs de ce genre.

La diminution de volume liée à l'atrophie de l'organe peut dépendre : 1° d'un arrêt de développement congénital ; 2° plus rarement d'excès de coït ou de masturbation ; 3° de l'inaction fonctionnelle et longtemps prolongée de ces organes (1) ; 4° d'une phlegmasie aiguë du testicule ; 5° d'une compression exercée par un liquide épanché dans la tunique vaginale ou par une tumeur située dans le voisinage ; 6° des maladies du cerveau ou de la portion lombaire de la moelle, ou des vaisseaux et des nerfs spermatiques. 7° Elle peut être enfin le résultat des progrès de l'âge ; 8° d'un arrêt de développement, comme chez certains crétins.

*Diminution de volume.*

L'absence d'un ou des deux testicules est le signe d'une migration imparfaite de ces organes qui ne sont pas descendus dans le scrotum, ou qui sont restés dans le

*Absence des testicules.*

(1) On en trouve plusieurs exemples dans le *Traité pratique des maladies du testicule*, par Curling, p. 74, in-8°, Paris, 1857, traduit par M. Gosselin qui l'a enrichi de faits extrêmement curieux.

ventre, près de l'anneau inguinal interne, dans le canal ou au-dessous de l'anneau externe

**Signes tirés de l'examen du scrotum.**

*Scrotum.* On doit aussi examiner les symptômes physiques présentés par le scrotum. Nous signalerons seulement leur hypertrophie énorme dans l'éléphantiasis, leur tuméfaction dans l'érysipèle et le plegmon diffus, leur hydropisie quelle qu'en soit la cause, et le cancer épithélial. Rappelons au praticien qu'il ne doit jamais négliger de s'assurer, en pareil cas, s'il existe une hernie, si elle est réduite, réductible ou étranglée; s'il oublie de faire cette recherche, il risque de méconnaître la cause des symptômes graves de l'étranglement. La palpation, la percussion, l'exploration à l'aide d'une lumière, sont aussi le conplément indispensable de toute espèce d'étude faite sur le testicule et le scrotum.

*Cordon spermatique.* Le gonflement du cordon spermatique est le symptôme du varicocèle, des tumeurs adipeuses et des kystes.

L'inspection de la verge permet d'y découvrir immédiatement, la rougeur phlegmasique du gland, du prépuce et de l'orifice urétral, les écoulements simples ou spécifiques, le phymosis, et le paraphymosis, les ulcérations, l'état de flaccidité ou d'érection, sur lesquels nous reviendrons plus loin, l'augmentation persistante de volume qui dépend souvent des excès vénériens ou de la masturbation.

**Symptômes dynamiques.**

II. *Symptômes tirés des troubles fonctionnels.* Il faut étudier successivement les symptômes fournis par la sensibilité générale et par le trouble des deux actes vénériens, connus sous le nom de *copulation* et d'*éjaculation.*

**Troubles de la sensibilité;**

1° *Lésion de la sensibilité.* Les douleurs que le malade

éprouve dans la verge peuvent se manifester pendant
l'émission de l'urine ; elles tiennent à une urétrite simple
ou syphilitique, à une maladie de la prostate, à une cystite
du col. Leur siége plus spécial, à l'extrémité de la verge,
sur un point de son trajet ou au périnée, indique assez
bien le lieu qu'occupe l'inflammation. Une douleur limitée
au gland et qui précède la miction a été considérée
comme un signe de pierre dans la vessie.

La douleur locale qui ne se fait sentir que pendant l'éjaculation, en un point déterminé, est le symptôme d'un rétrécissement, d'une phlegmasie chronique ou d'une ulcération du canal de l'urètre. L'érection produit le même effet.

Toutes les lésions syphilitiques ou autres de la verge,
telles que la phlegmasie, l'ulcération, la blennorrhagie,
donnent lieu aux mêmes symptômes. Dans des cas plus
rares, une simple névralgie peut également provoquer
une douleur vive, circonscrite ou diffuse.

La douleur du testicule est continue ou intermittente.
Les premières sont la conséquence de l'éveil des organes
génitaux et de l'établissement de la puberté, de l'excitation génésique provoquée par des pensées ou des images
érotiques, du non-accomplissement du coït après une
vive excitation, ou enfin d'excès vénériens ou de masturbation. On a vu aussi la continence absolue causer des
douleurs, qui s'accompagnent parfois de priapisme.

Toutes les maladies aiguës et chroniques, l'orchite surtout, ont pour signe principal, une douleur, rarement lancinante, mais compressive, pénible, qui s'irradie dans les
cordons, le bas-ventre et les lombes. La compression
exercée par une tumeur située dans le voisinage du
cordon ou même des vésicules séminales produit le même
effet.

*douleurs à la verge.*

*Douleurs testiculaires;*

intermittentes.      La douleur intermittente du testicule ou du cordon est
la conséqnence d'une névralgie ilio-scrotale ou du cor-
don spermatique. Elle s'accompagne de rétraction testiculaire. La pénétration d'un calcul dans le bassinet ou
l'uretère, la pyélo-néphrite, sont la cause de cette douleur vive qui correspond au rein malade. On l'observe aussi
dans la colique saturnine.

La peau du scrotum est le siége d'une sensibilité
anormale dans le prurigo de ces parties, dans la dermalgie
rhumatismale, dans certaines hyperesthésies liées à une
affection de la moelle ou à la présence d'ascarides vermiculaires dans l'anus.

Erection de la        2° *Trouble de la copulation.* L'érection du membre
verge: ses causes  viril est un symptôme de maladie, lorsqu'elle s'effectue
pathologiques.     en dehors des conditions physiologiques qui doivent la
provoquer : 1.° dans le priapisme, où elle n'est point suivie
d'éjaculation et où elle est douloureuse; 2° dans le satyriasis qui donne lieu à l'émission spermatique ; 3° dans les
maladies du cervelet et de la moelle épinière ; 4° dans les
affections convulsives, l'épilepsie, le tétanos, la rage;
5° dans les maladies des organes génito-urinaires; les
calculs vésicaux, les maladies de la prostate produisent,
un peu avant la miction, une demi-rigidité du membre.
L'urétrite, la cystite, s'accompagnent de fréquentes érections, pendant la nuit surtout. Les pollutions nocturnes
et diurnes peuvent se faire, avec ou sans érection du
pénis. Les phlegmasies chroniques du scrotum, ont été
considérées depuis longtemps comme une cause de la pro-
pension à l'acte vénérien qu'on dit exister chez les dar-
treux. 6° On a mis encore au nombre de causes de l'érection la constipation opiniâtre, la congestion hémor-
rhoïdaire et prostatique, la présence de vers dans l'intes-

tin, des ascarides vermiculaires et surtout des oxyures qui occupent le rectum et y excitent une vellication continuelle.

*L'éjaculation* de la liqueur spermatique, complément ordinaire du coït, peut être précipitée, retardée ou rendue impossible par des causes que nous allons passer en revue.

*Troubles de l'éjaculation.*

3° *Troubles de l'éjaculation.* **Anaphrodisie**. On donne le nom d'*anaphrodisie* de à privatif, et de ἀφροδίτη, Vénus) ou même encore d'agénésie ( de à privatif, et γένεσις, génération), à l'imperfection ou à l'abolition du pouvoir générateur chez l'homme, c'est-à-dire à l'impossibilité de se reproduire. La non-éjaculation, qu'on le remarque bien, n'en est qu'une cause, car le sperme peut être lancé régulièrement dans les organes de la femme, s'il est privé d'animalcules, ainsi qu'on le voit souvent chez les vieillards et d'autres individus, il n'y aura pas de fécondation possible, et l'homme sera atteint d'anaphrodisie ou d'agénésie. D'une autre part il en sera de même si l'érection ne peut avoir lieu.

De l'anaphrodisie.

L'anaphrodisie, chez l'homme, peut être le symptôme d'un très-grand nombre de maladies différentes sur lesquelles il convient d'insister, parce que le médecin est appelé tous les jours à en découvrir les causes et à en indiquer le traitement. Voici ces causes :

Ses causes.

1° Le pénis peut être atteint d'un vice de conformation congénital ; il peut être d'un trop petit volume, distendu, recourbé, atteint d'hypospadias, etc., et encore la fécondation peut-elle avoir lieu, malgré cette imperfection du membre viril, parce qu'il conduit encore dans le vagin une quantité suffisante de liqueur séminale. 2° Une lésion organique de l'urètre, tel que le rétrécissement, les

1° Vice de conformation.

2° Lésion de l'urètre.

fistules, les abcès, les maladies de la prostate font re-fluer la liqueur dans la vessie, pendant l'éjaculation, et s'opposent à sa libre émission. 3° La lésion matérielle du testicule altère les qualités prolifiques du sperme, ou même empêche entièrement sa sécrétion. Parmi les causes d'impuissance qui agissent ainsi se trouvent, l'âge avancé,

3° Maladies des testicules.

la rétention des testicules dans le ventre, dans le canal inguinal ou ailleurs; les animalcules, dans ce cas, cessent d'être sécrétés ou deviennent plus rares, et le fluide est impropre à la fécondation. Les inflammations aiguës et chroniques terminées par induration, par abcès, le dé-veloppement du tubercule, du cancer, sont suivis des mêmes effets. Il faut savoir aussi que le varicocèle et l'orchite syphilitique frappent d'impuissance un assez grand nombre de malades. Il est à peine nécessaire de faire remarquer qu'un tel résultat ne peut avoir lieu qu'à la condition que les deux testicules sont également affectés.

De l'érection.

L'érection continue souvent à avoir lieu ainsi que l'éjaculation; sous ce double rapport, l'homme reste *puissant* pour effectuer le coït; mais il ne l'est plus, quant à la possibilité de procréer des enfants. Il faut sans cesse faire cette distinction, si l'on ne veut pas partager l'er-reur que commettent les malades qui rendent encore, pendant le coït, une liqueur plus ou moins abondante fournie en grande partie par les vésicules séminales et la prostate. Ils aiment à se persuader qu'ils n'ont point perdu leurs facultés viriles.

Pour arriver à découvrir les causes de l'agénésie qui dépend d'une affection des testicules, il faut examiner ces organes avec le plus grand soin, afin d'y constater l'induration, la mollesse, l'atrophie, ou les autres lésions dont ils peuvent être le siége.

4° Lorsque l'érection est insuffisante ou nulle et que l'introduction du pénis est impossible, la matrice ne peut recevoir la liqueur spermatique ; de là une espèce d'impuissance, tantôt temporaire et due à une trop vive émotion morale, à la crainte de ne pouvoir accomplir le coït, à la faiblesse générale, à l'embonpoint excessif, tantôt permanente et alors placée sous l'empire d'un affaiblissement général, sénile ou pathologique.

5° Dans d'autres cas, l'érection est très-forte, mais l'éjaculation se fait trop vite, au moment où le rapprochement a lieu, quelquefois même auparavant ( *agenesia anticipans*), ou bien elle traîne en longueur ( *agenesia cunctans*, dyspermatorrhée), comme on le voit chez des sujets trop ardents, atteints de priapisme, excités par les excès antérieurs, par l'usage de remèdes stimulants.

L'agénésie est souvent le résultat de la spermatorrhée. Les organes sexuels tombent alors dans un état d'irritabilité telle que l'éjaculation spermatique se fait, sans force, et pendant une érection faible, non complète, ou de courte durée. Comme cette spermatorrhée est elle-même l'effet très-ordinaire de la masturbation, il s'ensuit que l'agénésie peut faire reconnaître ce vice. Les malades honteux en dissimulent la cause à laquelle le médecin doit remonter. On sait que les symptômes de l'hypocondrie se rattachent souvent à la spermatorrhée.

L'affaiblissement du pouvoir génital se présente encore comme un signe fréquent d'affection de la prostate, de calculs de la vessie ou des reins, d'hémorrhoïdes, et de l'usage de médicaments réputés aphrodisiaques, tels que la cantharide, le phosphore. Dans tous ces cas, le pénis se gonfle sous l'empire de la congestion sanguine ; il y

*Marginal notes:*
4° Faiblesse de l'érection.

5° Trouble de l'éjaculation.

Spermatorrhée.

Maladies de la prostate ; de la vessie.

y a même des érections fortes, continues, mais qui ne s'accompagnent ni de désirs, ni de volupté, ni d'éjaculation spermatique.

Causes diverses. Plusieurs maladies du cerveau, comme la contusion ou la commotion et la paralysie générale, l'hémorrhagie et l'encéphalite, enlèvent à l'homme ses facultés viriles. Mêmes effets, après les blessures de la nuque, de la partie inférieure de la moelle, après de longues contentions de l'esprit, ou lorsqu'une émotion morale vive, l'aversion, le dégoût, arrêtent la sécrétion du sperme et empêchent l'érection.

Syphilis constitutionnelle. Quelques maladies générales peuvent être cause d'impuissance. On l'a observée très-souvent chez des hommes atteints de syphilis constitutionnelle, plus rarement chez les goutteux et les scrofuleux.

Action du tabac. Nous signalerons en terminant l'anaphrodisie qui frappe quelques sujets qui portent, à l'excès, l'habitude de fumer ou de mâcher du tabac ; ces faits sont assez rares.

Signes fournis par l'étude du fluide séminal. *Symptômes fournis par l'examen de la liqueur spermatique.* La liqueur qui s'écoule pendant l'éjaculation est formée surtout par le liquide que secrètent les vésicules séminales, puis par la prostate et les testicules. Ceux-ci fournissent seuls les zoospermes. La première condition pour qu'il y ait fécondation est la sortie de cette liqueur pendant le coït. Le médecin doit s'assurer par la relation exacte que fournit le malade que cette condition est remplie. La seconde consiste dans les qualités normales du sperme. Sans animalcules, point de sperme fécondant. Il faut donc examiner, au microscope, la liqueur séminale, afin de s'assurer que les zoospermes sont en grand nombre, qu'ils ont leur forme et leur dimension naturelle. Quand on les trouve petits, minces et rares, on peut affirmer que le sperme est peu fécondant. Il présente parfois ces qualités chez des sujets dont les testicules ne sont pas descendus dans le scrotum et qui éjaculent cependant une assez grande quantité de liqueur séminale. C'est aussi ce qui a lieu, chez les vieillards et un grand nombre d'impuissants qui s'imaginent fournir du sperme, tandis qu'ils ne rejettent qu'une liqueur stérile, sécrétée par la prostate et les vésicules séminales.

L'*émission du sperme*, pour être physiologique, doit se faire pendant l'acte vénérien, c'est-à-dire sous l'influence de l'excitation cérébrale qui préside à cet acte et des causes physiques qui en déterminent l'accomplissement. *Émission spermatique.*

Si cette émission a lieu pendant le sommeil, avec érection du membre et sensation volupteuse, si elle est en rapport avec des rêves lascifs, elle indique ordinairement la continence, la stimulation des organes génitaux, souvent aussi le début de la spermatorrhée. On lui donne le nom de *pollution nocturne*. *Pollution nocturne.*

Elle peut se faire pendant la nuit, sans érection du pénis, sans plaisir, quelquefois même avec douleur ou un sentiment de cuisson le long du canal de l'urètre. Elle est suivie d'une fatigue extrême, d'un brisement général, de céphalalgie, qui se manifestent le matin, après le réveil. Elle est le signe certain des pertes séminales.

On donne le nom de *perte séminale* ou mieux de *spermatorrhée idiopathique* à l'écoulement involontaire de liqueur spermatique qui s'effectue, soit pendant le jour, soit pendant la nuit, ou bien encore au moment où la vessie chasse les dernières gouttes d'urine, pendant la défécation, les efforts musculaires, à la vue d'objets lascifs ou par le moindre attouchement de la verge. *Pertes séminales:*

1° idiopatiques; 1° Ces pertes constituent tout à la fois le symptôme de la maladie et la maladie même. La masturbation, les excès vénériens en sont les causes ordinaires (sperma-

2° sympathiques; thorrhée idiopathique). 2° Elles peuvent dépendre aussi d'une névrose telle que l'hypocondrie, la gastralgie, l'hystérie chez l'homme, d'une grande faiblesse, suite elle-même des travaux de l'esprit (spermatorrhée sympathique); 3° d'une maladie des organes génito-urinaires (phimosis, affection des vésicules séminales, retrécissement de l'urètre, phlegmasie des conduits éjaculateurs,

3° Symptoma- des testicules, de la prostate, de la vessie). On donne
tiques. le nom de *spermatorrhée symptomatique* à celle qui est sous la dépendance d'une cause de ce genre.

## § II. SYMPTÔMES FOURNIS PAR L'APPAREIL GÉNITAL CHEZ LA FEMME.

Symptômes      Le diagnostic des affections de l'utérus est de date
génitaux
chez la femme. toute récente; il est fondé sur l'emploi des méthodes d'exploration qui permettent d'arriver facilement à déterminer le siége et la nature de ces maladies. Cependant les anciens en ont connu et décrit un assez grand nombre, et il nous serait facile de trouver, dans les écrits de l'école grecque, des descriptions qui s'appliquent à des affections de l'utérus et du vagin. Les écrits de Paul d'Égine, au viiᵉ siècle, renferment des indications précises sur les affections du col utérin. On est certain qu'il a eu à sa disposition, outre le toucher, l'examen à l'aide d'un instrument (*dioptra*) qui ne devait pas différer beaucoup de notre spéculum. Les préjugés religieux qui prédominaient dans l'école arabique et qui prévalurent également en France, pendant tout le moyen

âge, empêchèrent les médecins de se livrer à une étude complète des maladies des organes génitaux de la femme. Ajoutons que la pratique des accouchements, abandonnée aux matrones et aux sages-femmes, ne devint une branche de la chirurgie qu'à partir de la fin du xviᵉ siècle (Ambroise Paré, Guillemeau). On doit comprendre dès lors pour quels motifs les affections utérines ont été mal connues, jusque dans ces derniers temps.

Le perfectionnement des procédés opératoires et des instruments, d'une part, de l'autre la fréquence certainement plus grande des maladies de l'utérus, ont concouru puissamment à donner au diagnostic une grande précision. C'est à peine, si, dans quelques contrées de l'Allemagne ou en Angleterre, les médecins sont encore obligés de lutter contre la pruderie ou les préjugés qui s'opposent à l'exploration des organes génitaux.

Avant d'indiquer les principaux symptômes qui ressortent de l'étude de ces organes, rappelons au praticien quelques principes généraux qu'il doit avoir sans cesse présents à l'esprit, lorsqu'il est appelé à reconnaître une affection utérine chez la femme.

Quels que soient le siége et la nature de la maladie, quelque bien caractérisés que soient ses symptômes, il ne doit, sous aucun prétexte, négliger de s'enquérir très-exactement de l'état des organes et des fonctions génito-urinaires. Aucune espèce de considération ne doit l'arrêter. D'ailleurs il pourra toujours, avec la discrétion et la délicatesse requises en pareilles circonstances, surmonter les positions les plus difficiles. En agissant ainsi, il est sûr de rendre d'éminents services à ses malades et de ne jamais compromettre sa réputation.

Le diagnostic d'une maladie quelconque n'est complet,

Importance de l'exploration de ces organes.

III. 47

chez la femme, qu'à la condition ·que l'on connaît
l'état des organes et des fonctions de l'utérus. Sans
parler des maladies qui affectent cet appareil, et qui ne
peuvent être reconnues et traitées qu'après une exploration directe, combien ne trouve-t-on pas de symptômes
nerveux, de troubles généraux ou localisés, d'affections
anormales qui proviennent uniquement d'une lésion
utérine ! On court grand risque d'en méconnaître le véritable point de départ, si l'on ne s'habitue pas, dès le
principe, à rechercher et à recueillir, avec soin, tous les
symptômes fourn ispar les organes sexuels. A plus forte
raison, cette étude est-elle indispensable lorsqu'on se
trouve en présence d'une névrose des organes du sentiment, du mouvement, de l'intelligence et des névropathies viscérales, à la production desquelles les perturbations des fonctions utérines ont tant de part? A l'é-
poque de la puberté, de l'âge critique, et sous l'influence
de l'état puerpéral, il y a peu de maladies qui ne soient
modifiées par ces fonctions prédominantes. Ainsi le praticien ne peut, sous aucun prétexte, faire infraction à la
règle générale que nous avons posée, d'abord, en pres-
crivant l'étude préalable, minutieuse des organes et des
fonctions génito-urinaires ; sans cet examen il ne peut y
avoir de diagnostic complet et précis. Qui ne sait que des
affections cancéreuses avancées et des déplacements de
l'utérus ont été pris souvent pour des maladies de l'estomac, du foie et même du poumon et du cœur !

Nous ajouterons que le médecin doit apporter à l'étude
des fonctions génito-urinaires d'autant plus de soin
qu'il rencontre plus de difficultés à connaître la vérité,
dans la plupart des cas. La vie de la femme, déjà si mystérieuse, se couvre alors d'un voile plus épais et qu'on

a souvent peine à soulever : tantôt elle a intérêt à cacher une faute, à dissimuler les suites de quelque passion, de quelque goût dépravé, tantôt à faire prendre le change sur la nature ou le siége d'une maladie ; d'autres fois elle commet un mensonge, dans l'unique but de tromper. Il faut agir avec une circonspection extrême, opposer la ruse à la ruse, pour parvenir à connaître la vérité. Trop heureux quand on parvient à la découvrir ! Et cependant quel puissant intérêt se rattache à cette étude quand, par exemple, on se propose de découvrir la cause d'un trouble de l'intelligence, d'une maladie convulsive, d'une paralysie, dont le point de départ est dans une affection utérine.

*Divisions.* Les maladies des organes sexuels donnent lieu à deux ordres très-distincts de symptômes : les uns sont locaux, les autres généraux. Les premiers consistent dans des phénomènes : 1° d'*ordre physique*, tels que des changements de situation, de forme, de volume, de consistance, de couleur, de température. On les recueille par le toucher et l'inspection à l'aide du spéculum.

2° Les symptômes locaux d'*ordre dynamique ou fonctionnel* sont : A, des troubles de la sensibilité générale ou spéciale (douleurs, excitation génitale) ; B, des troubles de la fonction spéciale (ovulation, menstruation, grossesse).

Les symptômes généraux sont constitués par les troubles de la sensibilité, de la motilité, de l'intelligence et de la circulation.

Il existe en outre une autre classe de symptômes sympathiques localisés dans l'estomac, le foie, l'intestin (dyspepsie, congestion hépatique, gastralgie, constipation, etc.).

*[marginalia:]*
Divisions.

Signes physiques.

Signes dynamiques.

Symptômes généraux.

Sympathiques.

Les symptômes sont fournis : 1° par la vulve ; 2° le vagin ; 3° l'utérus et ses annexes, la trompe, le ligament large ; 4° les ovaires ; 5° les glandes mammaires. On doit faire une étude séparée des symptômes pendant l'état de vacuité et l'état de grossesse. Nous ne devons présenter au lecteur qu'un tableau séméiotique général, afin de ne pas pénétrer dans le domaine de la pathologie spéciale des organes génitaux.

Symptômes tirés de l'examen de la vulve.

1. **Symptômes tirés de l'examen de la vulve dans l'état de vacuité.** Les symptômes qui proviennent de l'exploration de la vulve sont, comme tous les autres, de deux ordres différents, 1° physiques ; 2° fonctionnels.

Symptômes physiques.

*Symptômes physiques.* Ils sont fournis par l'examen direct ou par le toucher. Ils permettent de constater les vices de conformation de la vulve, l'hypertrophie et l'atrophie des petites lèvres, l'allongement du clitoris, qui est souvent produit chez les jeunes filles par la masturbation, ou l'hypertrophie congénitale de cette même partie chez les hermaphrodites, la formation d'abcès dans l'épaisseur des grandes lèvres et l'inflammation des follicules sébacés qui leur donne le plus ordinairement naissance. On y observe aussi des végétations vénériennes uniquement dues aux relations sexuelles plus ou moins rapprochées. Il faut se garder de les confondre avec les syphilitiques, qui, le plus ordinairement, s'élèvent sur les points occupés par les chancres et les plaques muqueuses. Ces parties sont le siége ordinaire de ces accidents spécifiques.

L'œdème qu'on observe souvent dans les grandes lèvres peut être le signe d'une tumeur située profondément dans l'excavation du petit bassin, d'une affection organique du vagin, d'une hydropisie générale, d'une ascite,

La gangrène partielle ou de tout un côté, s'observe dans les maladies générales, la fièvre typhoïde, les exanthèmes, la variole, la fièvre puerpérale.

*Les symptômes dynamiques* proviennent des changements survenus dans les sécrétions glandulaires et la sensibilité de la membrane muqueuse. L'éréthisme génital et l'érection du clitoris se remarquent dans la nymphomanie, chez les femmes adonnées à la masturbation, très-rarement dans l'hystérie, quoiqu'on ait dit le contraire.

Le prurit de la vulve se voit dans les mêmes circonstances ou par l'effet d'une éruption cutanée, de la présence d'oxyure dans le rectum.

La douleur peut être le symptôme d'une névralgie iléo-vulvaire, d'une affection de l'utérus, de l'ovaire et des ligaments larges. Elle peut être excitée par le coït.

La vulve est lubrifiée par une petite quantité de mucus qui augmente pendant l'éréthisme vénérien, par l'effet des excitations manuelles, d'une phlegmasie simple ou spécifique (vulvite), pendant le cours de la grossesse. La présence d'un liquide blanc, jaune ou verdâtre sur les grandes lèvres ou le linge est le signe ordinaire des écoulements vaginaux.

L'examen du *canal* de l'*urètre* et du *méat urinaire* doit toujours être fait, parce qu'il révèle l'existence des végétations simples ou syphilitiques, et surtout d'un écoulement urétral, qui peut seul expliquer le développement d'une maladie semblable chez l'homme, après qu'il a eu des relations sexuelles avec une femme saine en apparence. Cet examen doit se faire avant l'émission de l'urine, lorsque la femme a intérêt à tromper le médecin.

On doit toujours explorer le canal de l'urètre avec la sonde ou le presser avec le doigt, introduit dans la vagin,

*Notes marginales :*
Symptômes dynamiques tirés de l'érection;
de la sensibilité;
des sécrétions.
Signes tirés de l'examen du méat urinaire;
du canal de l'urètre.

afin de s'assurer s'il est libre, induré, convulsé ou dilaté, s'il a sa direction naturelle, si aucun corps étranger n'a été introduit dans sa cavité, etc. La douleur, la cuisson et la chaleur qu'éprouvent les sujets atteints d'urétrite soit simple, soit spécifique, sont les signes de ces maladies.

II. **Symptômes fournis par l'étude du vagin.**

*Symptômes tirés de l'état de l'hymen.* Le conduit vulvo-vaginal est à demi oblitéré par une membrane verticale qu'on appelle l'*hymen*, et qui existe chez la femme, tant qu'elle n'a pas eu de rapports sexuels complets et prolongés. Quoique la structure congénitale et des causes nombreuses, telles que la masturbation, l'introduction de corps étrangers dans le vagin, puissent faire varier singulièrement la grandeur et la forme de cette cloison naturelle, sa présence indique la virginité, et l'on en tire, en médecine légale, des signes précieux pour reconnaître s'il y a eu viol.

Cette membrane prend une forme bombée lorsqu'elle est refoulée par le sang menstruel accumulé derrière elle, dans le cas d'imperforation complète de l'hymen. La déchirure de cette membrane, les lambeaux charnus et les végétations qui se forment alors sur les côtés de la vulve, prouvent que l'acte vénérien a été consommé. L'écoulement sanguin et leucorrhéique qui succède à cette violence passagère confirme le diagnostic.

*Contre-indication à l'emploi du spéculum. Existence de l'hymen.* L'existence de l'hymen chez les femmes vierges est-elle une contre-indication à l'emploi du spéculum? Quoi qu'on en ait dit, les maladies de l'utérus sont rares chez les jeunes filles avant dix-huit ou vingt ans. On trouve donc jusque-là peu d'occasions de recourir à l'emploi du spéculum. Plus tard encore, chez les femmes qui n'ont pas eu de rapports sexuels, ces maladies sont peu communes, en sorte qu'il ne se présente, au praticien qu'un très-petit nombre de cas qui nécessitent l'application de l'instrument. D'ailleurs, si la nature des accidents, l'existence d'une leucorrhée vaginale, d'une métrorrhagie abondante, ou les signes d'abaissement constatés par le toucher rectal, nécessitaient l'emploi du spéculum, il ne faudrait pas hésiter à y recourir, surtout si la vie était menacée. Ce que nous disons de l'exploration, au moyen du spéculum, s'applique à celle qu'on peut faire avec le doigt. Cependant lorsque l'hymen ne forme qu'une cloison incomplète, ce qui est le cas ordinaire, on peut, en usant de précautions, chercher à pénétrer dans le vagin jusqu'à l'utérus.

Les symptômes fournis par le vagin sont les uns physiques, les autres fonctionnels. Les premiers sont fournis par le toucher, l'examen au spéculum, et consistent dans des modifications de grandeur, de forme, de couleur, de température. Aux troubles fonctionels se rapportent la sensibilité exagérée, la douleur, les flux muqueux et purulents. *Symptômes vaginaux.*

*Symptômes physiques.* On constate par le toucher la grandeur, la direction, et la consistance de la membrane muqueuse et du tissu contractile et fibreux qui constituent le canal vaginal. *Symptômes physiques.*

On trouve, quoique rarement, des vices de conformation congénitaux, tels que l'absence complète ou incomplète du vagin, le cloisonnement de ce conduit dans toute sa longueur ou seulement dans une portion de son étendue. L'étroitesse du vagin, et les plis transversaux qu'on sent, en grand nombre, chez les vierges, peuvent tenir aussi à une contraction déterminée par l'inflammation aiguë, par l'induration cancéreuse de toute la paroi, qui est en même temps déformée, adhérente aux parties *Lésion de grandeur et de forme;*

voisines, parfois molle, fongueuse ou cartilagineuse.

de direction.

C'est par le changement survenu dans les rapports anatomiques qui existent, à l'état normal, entre le vagin et l'utérus qu'on parvient à déterminer si ce dernier organe est déplacé.

Lésion
de coloration.

Le spéculum permet d'apercevoir dans le vagin : 1° les colorations rouges, vermeilles de la vaginite aiguë ; 2° les teintes violacées et livides de la vaginite chronique ; les écoulements intarissables, contagieux, qui sont si communs chez les prostituées ; 3° les mêmes colorations liées à une gêne de la circulation cardiaque ou de la veine cave inférieure ; 4° les écoulements vaginaux ; 5° les ulcérations soit simples, soit syphilitiques de la membrane muqueuse ; 6° les végétations. C'est à l'aide du spéculum seulement qu'on peut déterminer aussi le siége de la leucorrhée, et dire si elle est vulvaire, vaginale ou utérine.

Symptômes
dynamiques.
Douleur.

*Symptômes fonctionnels. Troubles de la sensibilité.* Un sentiment de chaleur, qui se convertit en douleur vive, lorsque le vagin reçoit le doigt ou le pénis, est un symptôme fréquent de son inflammation aiguë. L'introduction du spéculum, contre-indiquée en pareille circonstance, produit les mêmes effets. Les douleurs continues peuvent tenir également à une dégénérescence cancéreuse des parois du vagin, à une maladie de l'utérus, à un simple déplacement de cet organe.

Leucorrhée
vaginale.

*Écoulement vaginal.* On ne peut plus, aujourd'hui, asseoir le diagnostic sur le seul fait de la présence d'un écoulement. Il faut s'assurer, par l'emploi du spéculum, que le flux pathologique a son siége sur la vulve, le vagin ou l'utérus, et constater l'état anatomique de ces parties. On ne peut tirer aucun signe diagnostique essentiel de la quantité ni de la qualité du liquide leucorrhéique. Voici de quelle manière on doit procéder, au point de vue clinique, lorsqu'on observe un écoulement vaginal. Il est le *symptôme* local d'une maladie du vagin ou de l'utérus (vaginite, métrite, grossesse), ou bien le phénomène *sympathique* d'une organopathie générale. Dans le premier cas, l'examen avec le spéculum révèle le siége et la nature de la lésion; il est négatif dans le second, et alors il convient d'explorer successivement tous les autres organes, toutes les autres fonctions.

III. **Symptômes fournis par l'étude de l'utérus et de ses fonctions.** Des troubles variés indiquent de bonne heure les affections dont l'utérus et les ovaires sont le siége. De ces troubles, les uns sont locaux, les autres généraux. Nous n'avons à nous occuper que des premiers.

*Symptômes fournis par l'utérus.*

Les symptômes utérins ou locaux d'ordre physique sont : 1° des altérations de position; 2° de volume; 3° de forme; 4° de couleur; 5° de consistance; 6° de température.

Les symptômes locaux et fonctionnels sont : 1° des troubles de la sensibilité; 2° de la menstruation; 3° de la fécondation; 4° des écoulements pathologiques de mucus et de pus; 5° la sécrétion de gaz (tympanite utérine).

*Symptômes locaux.*

I. **Symptômes utérins d'ordre physique.** 1° *Altération de situation.* L'utérus, en quittant sa position naturelle, perd ses rapports avec les parties molles et solides environnantes. Les points de repère sont la vulve, le rectum, le pubis et les parois du petit bassin.

*Lésion de situation.*

On désigne sous le nom de *déplacement* proprement dit le changement de position de l'utérus, qui tantôt remonte en totalité, derrière le pubis (élévation), ou s'abaisse au point de descendre à l'entrée du vagin (prolapsus incom-

*Déplacements utérins;*

plet), ou entre les grandes lèvres (procidence) et même les cuisses de la femme, avec une partie du vagin attiré au dehors (chute, renversement de l'utérus). On admet que l'orifice externe de l'utérus doit se trouver à 5 ou 7 centimètres de la vulve, et que, si cette distance est moindre, l'abaissement existe.

**Symptomatiques.** Quelquefois idiopathiques, les déplacements sont le *symptôme* : A, d'une ou de plusieurs grossesses antérieures ; B, du relâchement des parois vaginales, causé par des leucorrhées ; C, de maladies de l'utérus qui augmentent le poids de l'organe (hypertrophie, cancer, corps fibreux, polype) ; D, de tumeurs ovariques ou abdominales.

**Déviation.** *Déviation.* Les travaux importants auxquels on s'est livré, dans ces dernières années, pour parvenir à connaître et à spécifier la direction de l'axe de l'utérus, par rapport à celui du bassin, sont loin d'avoir levé toute incertitude, à cet égard. L'un veut que l'organe soit mobile et flottant, pour ainsi dire, au hasard, dans l'excavation pelvienne ; l'autre soutient que les axes ne sont plus les mêmes dans l'enfance, après la puberté et l'accouchement ; que la ligne de démarcation entre l'état normal et la maladie est impossible à tracer, etc. Cependant il faut dire qu'on s'accorde à voir une déviation, quand l'axe de l'utérus ne suit pas celui du détroit supérieur du bassin, et qu'on ne trouve pas le col utérin à 6 ou 8 centimètres au milieu du bassin et du conduit vaginal.

**Antéversion.** On appelle *déviation*, *version* ou *inclinaison* les changements de direction de l'axe utérin, et par conséquent des rapports naturels de l'organe. L'axe de l'utérus s'incline alors, d'une certaine quantité, sur l'axe du détroit supérieur ; ainsi, dans *l'antéversion*, l'utérus bascule en

avant, derrière le pubis ; le col, est en arrière et en bas;
dans la *rétroversion*, le fond se porte dans l'excavation du
petit bassin, vers le rectum, et le col en haut et en avant,
derrière le pubis ; les *versions latérales* ou *obliquités* sont
constituées par le fond de l'utérus qui s'incline latérale-
ment sur les parois du bassin, soit en avant, soit en
arrière, à droite ou à gauche, d'où les obliquités antérieure
ou postérieure latérales, gauche ou droite.

Elles peuvent constituer toute la maladie, être idiopathiques; mais souvent elles sont le symptôme, A, d'un
avortement ou d'un accouchement; B, d'un engorgement
phlegmasique ou d'une simple congestion de l'utérus ;
C, d'une maladie semblable du col utérin; D, d'un polype, d'un cancer ou d'un corps fibreux développé dans
l'organe ou dans l'ovaire; E, d'une hématocèle intra-
pelvienne.

Le corps de l'utérus est presque dans le prolonge-
ment du col, avec lequel il forme cependant un angle très-
ouvert antérieurement. On donne le nom d'*inflexion* ou de
*flexion* à la courbure angulaire qui résulte de la jonction
de l'utérus avec son col, plus ou moins fortement
fléchi sur le premier. Si cette inflexion a lieu, à la partie
antérieure de l'utérus, on a l'antéflexion ; la rétroflexion,
la flexion latérale droite, gauche, se forment d'une manière
analogue; l'ouverture des angles est dirigée en arrière ou
sur les côtés. Ces dernières ont été mises en doute et
paraissent tenir à des dispositions congénitales. Le toucher vaginal, rectal et le cathétérisme utérin sont des
moyens de constater les altérations dont il s'agit. Le
spéculum ne laisse apercevoir souvent qu'une des deux
lèvres ou une des deux faces de l'utérus. Les inflexions,
en général, ne sont le symptôme d'aucune maladie uté-

rine bien déterminée. Comme les déviations, elles indiquent l'état perpuéral antérieur, source de phlegmasies partielles, consécutives à l'avortement, à l'accouchement ou a des inflammations chroniques qui amènent, dans certaines couches, l'atrophie et le ramollissement du tissu fibro-musculaire.

Déviations et inversions.

Nous rappellerons que les déviations et les inflexions se trouvent réunies, dans un certain nombre de cas, et se rattachent aux mêmes affections.

2° Altération de volume. Augmentation : A. générale.

2° *Altération de volume.* L'augmentation de volume porte sur l'organe en totalité, sur le corps, ou le col. Le toucher et l'examen avec le spéculum sont les seuls modes d'exploration qui puissent fournir une entière certitude à cet égard. Nous ajouterons qu'à l'aide du palper abdominal, soit seul, soit combiné au toucher vaginal et à la percussion de l'hypogastre, on parvient aisément à déterminer le volume de l'utérus.

L'augmentation générale est le signe de la congestion, de la métrite aiguë ou chronique, surtout de l'hypertrophie, d'un corps fibreux, d'un polype qui distend l'utérus ou d'un cancer qui a envahi l'organe. Si l'augmentation de volume s'accompagne de sonorité évidente, on peut soupçonner l'existence d'une tympanite utérine.

B. Partielle : du col ;

L'augmentation *partielle* qui porte sur le col donne lieu à un allongement parfois très-considérable des deux lèvres et du col lui-même. Cette hypertrophie, quoi qu'on en ait dit dans une société savante, ne saurait être confondue avec le déplacement ni avec les flexions de l'utérus. Les maladies locales, telles que la métrite, la congestion, les tumeurs épithéliales, cancéreuses ou fibreuses s'accompagnent très-souvent d'hypertrophie.

du corps.

Toutes les maladies précédentes, la congestion et la

phlegmasie principalement, produisent l'accroissement de volume de l'organe utérin. On sent l'organe à l'hypogastre ; il donne à la percussion, quand on a eu soin de vider la vessie, une matité anormale et une résistance plus grande au doigt.

L'ouverture du col, à l'état normal, peut à peine recevoir l'extrémité du doigt. Dans quelques cas, il est tellement petit, qu'on peut à peine le sentir et l'apercevoir, comme dans certains cas de stérilité ; au contraire il est agrandi au point d'admettre le doigt qui pénètre jusque dans la cavité utérine, dans l'hypertrophie, les leucorrhées du col, le cancer, les métrorrhagies, etc.

3° *Altération de forme.* Le toucher pour le corps et le col, le spéculum pour le col seulement, fournissent des documents précieux lorsqu'il existe une déformation pathologique. Elle a son siége sur le col ou le corps. La forme de l'orifice externe est très-variable ; tantôt il est allongé ou court, tantôt arrondi, pointu, divisé en trois ou quatre lobules, ce qui dépend d'un état congénital, ou d'un ou de plusieurs accouchements, qui ont amené des déchirures, sur le museau de tanche. On peut, à l'aide des cicatrices qu'on y observe, soupçonner, mais non affirmer l'existence de grossesses antérieures, et quelquefois de manœuvres coupables destinées à provoquer l'avortement.

Au lieu d'être aplaties transversalement, les deux lèvres sont parfois arrondies, circulaires, ou bien allongées, pyriformes (métrite du col, hypertrophie), œdémateuses (grossesse, cancer), couvertes de végétations, de granulations simples, cancéreuses.

Les *tumeurs,* les *inégalités,* les *bosselures* du col, sont le symptôme de la dégénérescence fibreuse, cancéreuse

3° Altération de forme.

Déformation du col.

Inégalités, bosselures.

ou de la dilatation des veines. Il ne faut pas les confondre avec la saillie que peut faire un corps fibreux ou un polype intra-utérin.

On y aperçoit souvent des granulations rouges, vermeilles (métrite granuleuse), des ulcérations syphilitiques, des fongosités saignant au moindre attouchement et donnant lieu à des métrorrhagies dangereuses, enfin des tumeurs encéphaloïdes ou squirrheuses, etc.

Au lieu de ces tumeurs de diverse nature, on rencontre souvent des dépressions dues à des ulcères, à des pertes de substance cancéreuses, à de petits abcès formés dans les follicules muqueux et ouverts au dehors.

**Déformation de l'orifice utérin.** Les modifications que subit, dans sa forme, l'ouverture du col fournissent des signes diagnostiques importants. On la trouve allongée transversalement lorsqu'une tumeur aplatit l'utérus d'avant en arrière; petite, arrondie, circulaire, béante ou faite comme par un emporte-pièce, dans la métrite, l'hypertrophie, les indurations fibreuses et de mauvaise nature, etc. L'orifice est irrégulier, déchiqueté, anguleux, dans les ulcérations simples, syphilitiques, cancéreuses, etc.

**Déformation du corps.** Quand l'utérus forme une tumeur régulièrement arrondie et égale dans tous les sens, ce que le toucher seul peut révéler, on doit songer au développement d'un fœtus, d'un polype, d'un corps fibreux, à la rétention du sang menstruel, à l'accumulation de la sérosité ou de gaz dans la cavité utérine. La déformation porte sur un des hémisphères de l'utérus, quand il est hypertrophié partiellement ou le siége d'un corps fibreux, d'une hématocèle sous-péritonéale, etc.

**4° Altération de couleur. Rougeur foncée.** 4° *Altération de couleur.* La membrane qui couvre le col offre normalement une couleur rouge vermeille chez les femmes qui n'ont pas eu d'enfants, une couleur plus foncée et même violacée chez celles qui en ont eu plusieurs. L'état variqueux, assez fréquent, exagère cette coloration, ainsi que la phlegmasie chronique, les congestions liées à une maladie de l'utérus ou du cœur, les leucorrhées, les métrites spécifiques, etc.

La teinte rutilante, vermeille ou rouge brun est le signe ordinaire de la métrite superficielle et profonde. On trouve aussi sur le col des granulations framboisées et des végétations de nature diverse. *Rougeur vermeille.*

Une pâleur extrême, une décoloration plus ou moins complète de la membrane muqueuse, peut être le symptôme de métrorrhagies abondantes ou prolongées, d'une anémie générale ou d'une diminution atrophique de la circulation capillaire, occasionnée par l'induration squirrheuse commençante du col et du corps, ou par un tissu fibreux, sous-muqueux ou interstitiel, etc. *Pâleur.*

5° *Altération de consistance.* Le doigt seul peut fournir des indications utiles sur le degré de consistance de l'utérus. Celle-ci est normale dans les congestions simples; accrue, dans l'inflammation aiguë, au point de produire une sensation semblable à celle que donne un corps fibreux ou osseux. Même signe dans les cas où il se développe une tumeur cancéreuse ou fibreuse de l'utérus. Le col est ramolli aux approches de l'accouchement; mou lorsqu'il existe de l'œdème ou une dégénérescence encéphaloïde, etc. *5° Altération de consistance.*

6° *Altération de température.* Le doigt introduit dans le vagin perçoit une chaleur intense lorsque l'utérus, et surtout le col, sont enflammés, etc. *6° Altération de température.*

II. **Symptômes dynamiques.** Les maladies de l'utérus et un grand nombre d'affections d'organes éloignés produi- *Symptômes dynamiques.*

sent, dans les fonctions génitales, des troubles qui se traduisent : 1° par des modifications de la sensibilité ; 2° de
la menstruation ; 3° de la fécondation ; 4° par des troubles de la sécrétion (leucorrhée, écoulements morbides ;
tympanite utérine).

**1° Symptômes dus à l'altération de la sensibi-
lité.** *Douleurs utérines.* On doit en distinguer plusieurs
espèces ; elles peuvent être spontanées, ou provoquées
par le toucher et les relations sexuelles.

Douleur utérine spontanée.

A. La *douleur spontanée* est tantôt violente, névralgique, partant de l'utérus, s'irradiant dans les lombes,
les aines, le ventre et les cuisses, revenant à des époques
plus ou moins rapprochées, sous forme d'accès imitant
assez bien les douleurs qui accompagnent les contractions
Colique utérine. expulsives de l'accouchement ; on les a appelées *coliques
utérines.* Elles se montrent dans la névralgie, le rhumatisme de l'utérus, dans les inflammations aiguës, lorsqu'un
polype ou un corps fibreux se développe, dans la cavité de
l'organe, dans la *dysménorrhée,* et la rétention du sang
menstruel. On voit des femmes qui, à chaque époque menstruelle, ont des douleurs utérines si violentes qu'elles
provoquent le vomissement et pourraient faire croire à
une péritonite.

Siége
de la douleur ;
et irradiation.

La douleur sourde, gravative est beaucoup plus fréquente que la première. Elle occupe le pubis, le bas-
ventre, les régions inguinales : il est rare qu'elle ne se
propage pas, au loin, dans les cuisses et surtout dans
les lombes, la région dorsale, le sacrum, les fesses et les
hanches.

Douleur sourde,
gravative,
provoquée
ou non.

La douleur s'accroît ordinairement, ou se manifeste,
pour la première fois, lorsqu'on pratique le toucher, la
palpation abdominale, ou qu'on examine avec le spéculum ;

elle se montre aussi pendant l'acte vénérien, la marche, la danse, l'équitation, le mouvement de la voiture, les efforts de défécation ou de miction, etc. Elle annonce ordinairement le déplacement, la déviation de l'organe, la métrite aiguë ou chronique. Il n'est pas une affection utérine qui ne puisse la produire, depuis la plus légère jusqu'à la plus grave, depuis la phlogose du col jusqu'au cancer. Il ne faut donc attacher qu'une médiocre importance à la douleur, en tant que signe spécifique de telle ou telle affection, ce qui n'empêche pas qu'on doive la rechercher avec soin, dans tous les cas. Ajoutons que l'absence de ce symptôme n'est pas incompatible avec l'existence d'une maladie de matrice, puisqu'on découvre parfois d'affreux cancers, chez des femmes qui n'ont jamais ressenti la moindre douleur.

II. **Symptômes dus aux troubles de la menstruation**. Ces troubles consistent : 1° dans l'établissement prématuré, tardif ou nul des règles ; 2° dans l'altération de leur périodicité ; 3° dans leur prolongation, au delà du terme physiologique ; 4° dans leur écoulement immodéré ; 5° dans l'altération des propriétés physiques et chimiques du sang. De là découlent des signes qui indiquent, non plus comme les symptômes physiques que nous avons passés en revue, seulement les affections de l'utérus, mais des maladies générales ou localisées dans des viscères, autres que les organes génitaux.

*Symptômes fournis par la menstruation.*

1° La menstruation peut se montrer prématurément chez des filles de deux, cinq et sept ans ; ordinairement cette fonction est alors éphémère et cesse après quelques retours menstruels, comme nous l'avons observé nousmême sur deux jeunes filles, l'une de cinq, l'autre de sept ans, sans que leur santé ait subi le moindre dérange-

*1° Établissement prématuré des règles.*

III. 48

ment. Ce trouble n'est le signe d'aucune affection déterminée ; parfois il est en rapport avec le développement précoce de la puberté, ou avec une excitation vénérienne causée par la masturbation, ou enfin avec un état névropathique général.

2° Retardation de ce flux.

Il est beaucoup plus fréquent de rencontrer un état tout oppposé de la menstruation. Elle s'établit tardivement, et quoique les climats, les localités, l'hérédité fassent beaucoup varier l'époque de la première apparition des règles, on peut considérer, comme pathologique, l'aménorrhée qui se prolonge jusqu'à seize ou dix-sept ans, à Paris.

Maladies dont elle est le symptôme.

Contrairement à ce qu'on observe, chez la femme, à une période plus avancée de la vie, l'aménorrhée des jeunes filles n'est pas le symptôme d'une affection de l'utérus ou de l'ovaire, mais plus ordinairement l'effet d'une maladie générale ou d'une lésion d'organe. Insistons sur ce point essentiel de séméiologie.

Maladies générales.

La retardation menstruelle et l'aménorrhée sont les symptômes presque constants de l'altération du sang qui constitue l'anémie et la chloro-anémie, ou qui accompagne le développement de quelque altération viscérale, des névropathies hystérique, gastralgique et hypocondriaque, de plusieurs névroses convulsives, de la chorée, de l'épilepsie, de la folie, de la scrofule, de la syphilis, etc.

Maladies d'organes autres que l'utérus.

Elle traduit souvent de très-bonne heure, et avant même qu'on puisse en découvrir sûrement le siége, la production des maladies viscérales. Elle est le phénomène sympathique d'une phthisie pulmonaire commençante ou confirmée, des tubercules mésentériques ou intestinaux, d'une affection du foie, du cœur, des reins, du diabète.

Elle peut cependant accuser, sinon l'existence d'une lésion de l'utérus, du moins un trouble fonctionnel idiopathique, tel que l'atonie primitive de tout le système génital, ou la perturbation qu'y provoque l'éréthisme du système nerveux et qu'on voit chez les filles nerveuses qui ne sont pas précisément hystériques. Il est plus fréquent de trouver cette retardation des règles liée aux états morbides généraux que nous avons signalés d'abord, et la preuve qu'ils en sont bien la cause, c'est qu'en les combattant à l'aide d'un traitement approprié, on amène l'éruption menstruelle. Aménorrhée idiopathique.

Il n'est pas rare de voir les règles manquer complétement. La plupart des praticiens ont rencontré des exemples de ce genre. Cet état morbide est le symptôme : *a*, d'une évolution incomplète des ovaires ou de l'utérus ; *b*, de quelque vice de conformation ; *c*, de la rétention du sang par la membrane hymen ; *d*, de l'écoulement succédané des menstrues par un autre organe ; ce qui est fort rare, quoiqu'on ait rapporté un grand nombre de faits peu probants à l'appui. 3° Absence des règles; aménorrhée complète.

2° *Symptômes tirés de l'altération de la périodicité des règles.* Tous les trente ou vingt-sept jours, les menstrues paraissent et en durent quatre à sept. Elles anticipent souvent ; plus souvent elles retardent. Symptômes tirés du trouble de la périodicité menstruelle.

On remarque plusieurs espèces de troubles dans les règles. A. Après s'être établies tardivement ou prématurément, elles viennent d'abord d'une façon régulière, et bientôt elles manquent un ou plusieurs mois de suite, quelquefois même pendant plusieurs années, pour reparaître ensuite périodiquement. B. Elles se montrent à peu près chaque mois, puis elles ne paraissent plus que tous les deux ou trois mois, et alors la quantité de sang diminue, Différentes espèces de troubles.

augmente ou varie, à chaque époque. Cette dernière particularité sera examinée plus loin. (Voyez *Quantité de sang.*)

C. Chaque menstruation est accompagnée de douleurs vives. On a donné le nom de *dysménorrhée* à ce trouble de la menstruation et celui d'*aménorr ée* (de δὺς, difficilement, et de ἀ privatif, et de μὴν, μηνός, mois), à l'absence plus ou moins prolongée des règles. Disons sur-le-champ qu'on ne peut tirer aucun signe spécial de chaque espèce de trouble menstruel, et qu'ils peuvent se retrouver tous dans la même ou dans plusieurs affections différentes.

*Dysménorrhée et aménorrhée symptomatiques ;*  La dysménorrhée ou l'aménorrhée sont le signe très-ordinaire d'une maladie de l'utérus ou de ses annexes. Il est fréquent de les observer après un accouchement qui est suivi de phlegmasie, de congestion, d'engorgement de l'utérus, des ovaires ou des tissus du petit bassin. Les déplacements, les déviations, l'hypertrophie de l'utérus s'annoncent, presque toujours, par le dérangement du flux caticaménial, à ce point qu'on peut diagnostiquer, presque à coup sûr, une de ces maladies, quand on voit les règles offrir ces altérations. Le cancer, les tumeurs fibreuses, les kystes de l'ovaire, l'hématocèle leur donnent souvent naissance.

*sympathiques ;*  Ce symptôme peut aussi se rattacher comme phénomène sympathique à des maladies viscérales très-différentes les unes des autres, ainsi qu'aux maladies générales que nous avons déjà énumérées, en parlant de la retardation du flux menstruel. La fièvre typhoïde, un exanthème, une pneumonie, l'état anémique, la convalescence, peuvent faire manquer une ou plusieurs époques menstruelles.

*idiopathiques.*  Plus rarement l'altération du flux est le signe de l'asthénie primitive ou de l'arrêt de développement des organes génitaux. On a dit que l'excitation nulle ou insuffisante des fonctions génitales en était aussi la cause ; ce cas se présente rarement.

3° *Symptômes fournis par la continuation de l'écoulement menstruel, au delà de son terme.* De quarante-cinq ans à cinquante, les règles cessent ordinairement de couler. Elles se prolongent tard lorsqu'elles ont commencé de bonne heure. Si, après avoir disparu, elles reviennent ou continuent sans intermittence et à la manière d'une hémorrhagie, il faut les surveiller, parce qu'elles sont souvent le symptôme de quelque affection latente de l'utérus ou de ses annexes (tumeurs enkystés de l'ovaire, cancer de l'utérus, du vagin, du sein, etc.).

Continuation anormale des époques menstruelles.

4° *Des altérations de la quantité du sang des règles comme symptôme de maladie.* Quoique la quantité de sang que perd la femme, pendant son époque menstruelle, soit très-variable et qu'on l'ait évaluée depuis 200 jusqu'à 400 grammes, il est facile de s'apercevoir quand elle excède la perte habituelle. L'augmentation de la quantité normale de sang constitue la métrorrhagie ; celle-ci se montre, A, pendant les règles ; B, hors ce temps, à des intervalles plus ou moins rapprochés, deux ou trois fois par mois, ou d'une façon presque continue, pendant plusieurs années.

Symptômes fournis par la quantité de sang menstruel.

De la métrorrhagie ;

La métrorrhagie est un symptôme si manifeste qu'il est toujours reconnu par les malades et peut servir à caractériser l'affection dont elles sont atteintes. Elle est, avant tout, le signe des maladies de l'utérus (métrite, hypertrophie, état fongueux, corps fibreux, polype, cancer), des ovaires, de l'hématocèle péri-utérine, et surtout de l'avortement provoqué par des manœuvres coupables ou survenu accidentellement.

symptomatique d'une maladie utérine ;

On remontera encore aisément de la métrorrhagie à la

d'une maladie du sang.

maladie dont elle est symptomatique, en se rappelant que si l'utérus n'est le siége d'aucune lésion, il peut cependant laisser couler le sang, par exhalation, lorsque ce liquide est altéré, comme dans la pléthore, et les maladies hémorrhagiques telles que le typhus, les exanthèmes graves, la fièvre puerpérale, la diphthérie, le scorbut, etc. Les métrorrhagies qu'on observe, à l'âge critique, chez les femmes robustes sont parfois le signe de la pléthore, dont on ne saurait méconnaître les principaux caractères, ou de la diathèse qui a reçu le nom d'*hémorrhaphylie*. Jamais la métorrhagie n'est le symptôme de l'anémie ni de la chlorose, quoiqu'on ait avancé le contraire.

*de la pléthore.*

Nous nous bornons à marquer la place des métrorrhagies puerpérales, c'est-à-dire de celles qui ont lieu dans le cours de la grossesse, pendant et après la parturition, parce qu'elles sont du domaine de l'art des accouchements.

*Symptômes tirés de l'inspection du sang des règles.*

5° *Symptômes fournis par les qualités physiques du sang menstruel.* On sait que ce sang ne diffère pas du sang artériel et qu'il est le résultat d'une hémorrhagie sympathique de la face interne de l'utérus. A la fin de la période menstruelle, le sang se mêle à du mucus vaginal, en grande quantité, et aux produits de la desquammation épithéliale utérine qui est souvent très-abondante.

*Quantité.*

Le sang menstruel sort de l'utérus visqueux, noirâtre; il est rare qu'il se coagule, ou bien s'il passe à cet état, c'est dans le vagin, où il forme des caillots plus ou moins volumineux, suivant le degré de plasticité du sang. Il prend une couleur pâle et vermeille semblable à de l'eau rougie par du vin, et ne forme plus sur le linge que des taches à peine colorées, lorsque les sujets sont en proie à un état chloro-anémique ou épuisés par des hémorrhagies et des maladies chroniques. Lorsque les règles s'établissent, à leur époque ordinaire, dans le cours d'une fièvre, d'un exanthème, d'une maladie locale, il est rare que le sang conserve ses qualités normales ; cependant il ne faut pas compter beaucoup sur les signes diagnostiques qu'on peut en retirer.

Le sang des règles exhale une odeur assez forte, surtout à la fin lorsque le mucus vaginal se mêle au sang. Il contracte une odeur tout autre et caractéristique de lochies, s'il y a eu avortement. Ce symptôme a une grande valeur séméiologique.

*Odeur.*

Le sang dégage, dans les cas de cancer avancé de l'utérus, une odeur fétide qui rappelle celle de la putréfaction et de la macération des chairs dans l'eau, ou bien elle est fade et nauséeuse. Elle tient au mélange du sang avec les liquides qui s'écoulent des tissus altérés.

Ni la chimie ni la microscopie ne nous ont révélé de changements essentiels, soit dans la composition du sang des règles, soit dans la constitution moléculaire des globules, de l'albumine et de la fibrine.

III. **Symptômes tirés des altérations de la fécondation.** On donne le nom de *stérilité* (aphorie, ἀφορία, de ἀ privatif, et φέρω, je porte) à l'impossibilité où se trouve la femme de produire un germe capable de se développer ; en d'autres termes, au cas où la conception ne peut avoir lieu. Avant de chercher les causes de la stérilité chez la femme il faut s'assurer d'abord d'une manière positive qu'elle ne dépend pas de l'homme. (Voyez *Anaphrodisie.*)

*Symptômes fournis par le trouble de la faculté procréatrice chez la femme.*

La stérilité est le symptôme, 1° d'une affection de l'ovaire ; 2° de la matrice ; 3° du vagin ; 4° de la vulve ; 5° d'une maladie du système nerveux ; 6° d'une affection générale.

**symptôme d'une maladie de l'ovaire; de la trompe;**

La stérilité est quelquefois sous la dépendance d'une atrophie congénitale des ovaires ou des trompes, ou de leur phlegmasie aiguë et chronique, qui a déterminé des adhérences vicieuses entre ces organes et les parties environnantes. La stérilité est donc le signe fréquent d'une ancienne métro-péritonite, provoquée par un avortement, un accouchement à terme ou une phlébite des veines du petit bassin. Un grand nombre de femme deviennent inféconds après avoir eu, dans les premières années de leur mariage, trois ou quatre fausses couches, ou subi les accidents d'une fièvre puerpérale. Cependant il ne faudrait pas s'en prendre toujours à cette seule cause.

La stérilité est le symptôme de l'hydropisie enkystée, du cancer et de toutes les productions fibreuses et fibro-plastiques dont les ovaires sont le siége; toutefois, comme la lésion est presque toujours limitée à un seul côté, l'autre remplissant ses fonctions, il résulte que l'imprégnation continue à avoir lieu.

**d'une maladie de l'utérus;**

La métrite du col et du corps empêchent la fécondation pendant tout le temps qu'elle persiste. La stérilité est le symptôme le plus fréquent de cette organopathie, surtout lorsqu'elle a été la suite d'une fausse couche. Le praticien doit avoir sans cesse présent à l'esprit ce fait général, savoir que l'hypertrophie, les déplacements, la version, la flexion, et toutes les maladies chroniques de l'utérus, donnent lieu à la stérilité. L'oblitération de la trompe de Fallope, qu'on a constatée après la métrite simple ou puerpérale, et la péritonite, sont des causes d'une stérilité incurable.

**de la dysménor-rhée;**

Elle se lie très-souvent à l'aménorrhée, à la dysménor-rhée, lorsque celles-ci dépendent de l'atonie des organes génitaux ou d'une des maladies de l'utérus et de l'ovaire que nous venons de nommer. Quelques auteurs considèrent le dérangement des règles comme une cause fréquente de la stérilité, tandis qu'il n'est, comme celle-ci, qu'un effet d'une affection de l'utérus, de ses annexes, ou d'une maladie générale.

La stérilité est parfois le signe de l'étroitesse du vagin ou de l'imperméabilité complète de ce conduit, de la persistance de l'hymen qui, en s'opposant à l'introduction de la verge, empêche le sperme d'arriver jusqu'au col de l'utérus. La stérilité pourrait être le signe d'une adhésion presque complète des grandes lèvres ou de la vulve. *d'une maladie du vagin ou de la vulve ;*

Il n'est pas douteux qu'en dehors de ces maladies parfaitement caractérisées, l'infécondité ne puisse aussi tenir à la froideur, à l'aversion de la femme pour les plaisirs vénériens. Quelquefois l'imprégnation, qui ne peut avoir lieu pour un de ces motifs, s'effectue au contraire très-rapidement lorsque les désirs de la femme sont satisfaits.

On a fait jouer dans ces derniers temps un rôle essentiel au clitoris dans l'acte de la fécondation. L'absence ou l'atrophie de cet organe pourrait être une cause de stérilité. Cette opinion est loin d'être prouvée.

On doit souvent chercher dans les organes autres que ceux de la génération la cause de la stérilité. Les névroses générales, telles que l'hystérie, la catalepsie, loin de favoriser l'imprégnation, comme on le répète trop généralement, l'empêchent toujours et rendent les femmes infécondes. *d'une névrose ;*

Enfin la stérilité est le signe d'un grand nombre de maladies organiques dont les symptômes sont encore latents ou déjà manifestes. Combien de femmes, dont la constitution est altérée par la tuberculisation pulmonaire, sont condamnées à la stérilité! Chez d'autres c'est le vice *d'une maladie générale diathésique.*

syphilitique, la scrofule, le rachitisme qui produisent le même effet.

**Symptômes tirés des altérations de la sécrétion**

**IV. Symptômes tirés des altérations de la sécrétion de la membrane muqueuse utérine.** *Écoulement utérin; leucorrhée utérine.* Comme toutes les autres membranes, celle de l'utérus sécrète un mucus dont la quantité et la qualité s'altèrent, sous l'influence de maladies locales et générales. Il en résulte des hypercrinies, c'est-à-dire des écoulements de matière liquide, et plus rarement une exhalation de gaz qui reste emprisonné dans la cavité utérine.

Il est impossible de reconnaître le siége et la cause de ces flux anormaux, sans le secours du spéculum. Dans quelques cas il est utile de pratiquer avec précaution le cathétérisme utérin, afin de s'assurer qu'il n'existe aucune production anormale, soit dans le col, soit dans la cavité de la matrice. Nous n'avons pas le dessein de présenter l'histoire des leucorrhées, mais seulement d'indiquer les maladies dont elles sont le symptôme.

Au point de vue de la séméiologie, il importe de distinguer trois espèces de leucorrhées : une symptomatique d'une maladie de l'utérus, une idiopathique et une sympathique. Les caractères qu'on a voulu tirer de la quantité et de la nature de l'écoulement n'ont aucune valeur.

On désigne sous le nom de *leucorrhée,* de *flueurs* ou de *fleurs blanches* (λευκὸς, blanc, et ῥέω, je coule, écoulement blanc), tout écoulement muqueux, séreux ou mucoso-purulent qui a lieu par les parties génitales de la femme. Il reste à déterminer, à l'aide de l'examen direct et de quelques symptômes locaux physiques et fonctionnels, si l'écoulement est urétral, vulvaire, vaginal ou utérin, car la leucorrhée elle-même ne peut indiquer l'organe qui en est le siége. Il est également impossible de distinguer, au moyen du liquide pathologique fourni par les organes génitaux, la leucorrhée syphilitique d'avec la leucorrhée non spécifique ; l'inoculation même, qui a été, avec juste raison, frappée de réprobation dans ces derniers temps, ne suffirait pas pour éclairer complétement le diagnostic.

*Nature du liquide.* Quelquefois le liquide qui s'écoule par la vulve est un mucus transparent, albumineux, épais, tout à fait semblable à celui qui lubrifie la membrane, dans l'état naturel ; seulement ses quantités sont augmentées. Dans d'autres cas plus nombreux, le liquide est *mucoso-purulent.* Il est formé par un liquide épais, blanc, jaune soufré ou verdâtre, suivant les proportions de pus ; quelquefois il est blanc, séreux et fluide comme du lait ; il laisse sur le linge des taches blanches ou jaunâtres, et quand il est desséché une poussière de même couleur. Le pus, l'épithélium, les globules de graisse, la mucosine et la sérosité en sont les éléments. Il s'y ajoute des globules rouges et de la fibrine quand la leucorrhée est sanguinolente.

Si la présence d'un liquide clair, épais, transparent, pareil à du blanc d'œuf cru, est ordinairement le signe de la leucorrhée utérine, si l'écoulement d'un liquide lactescent, séreux et fluide, est le signe de la leucorrhée vaginale, il ne faut pas cependant s'en tenir exclusivement à ces symptômes. Les liquides qui s'écoulent par le vagin rapportent souvent une matière rougeâtre, cérébriforme, des concrétions fibrineuses ou enfin des caillots sanguins qui attestent l'existence d'une affection cancéreuse, d'un polype ou d'une dégénérescence de l'organe.

On doit distinguer d'avec la leucorrhée l'écoulement

*Marginal notes:*
Nature des écoulements : Écoulements muqueux ;

muqueux et purulents ;

sanguinolents.

Ces écoulements sont distincts

de l'hypercrinie des glandes mucipares de la vulve.

muqueux, vulvaire, parfois très-abondant qui a lieu chez les femmes lascives au moment du coït, avant l'acte vénérien ou par la seule excitation des parties génitales, chez les sujets adonnés à la masturbation. Il constitue alors une espèce de pollution qu'on a voulu considérer comme représentant, chez la femme, les pertes séminales chez l'homme.

Quantité du liquide qui s'écoule.

Parfois la quantité du liquide leucorrhéique s'écarte, à peine, de ce qu'elle est dans l'état normal; les malades ne s'en aperçoivent pas. Chez d'autres elle est telle que le linge de corps en est souillé et que les sujets sont obligés de prendre des précautions, pour s'en garantir. Du reste, la quantité de matière varie à chaque instant : ordinairement elle augmente aux approches des règles et après qu'elles ont cessé; la position verticale, les relations sexuelles, la marche, produisent le même effet.

Consistance.

La consistance du liquide est variable, quelquefois très-grande. Il s'échappe des parties un flocon, un paquet de mucus, semblable à un morceau de gelée transparente. Il indique assez bien une irritation sécrétoire du col utérin, quelle qu'en soit la cause. Les flueurs blanches, séreuses, souvent tachées de sang, annoncent, en général, une affection de l'utérus (granulation, ulcération simple ou de mauvaise nature).

Odeur.

L'odeur fade, nauséabonde ou fétide des flueurs blanches ne peut servir de signe, dans les maladies de l'utérus. Rappelons, en passant, que l'odeur spéciale des lochies, et de tous les écoulements qui sont sous la dépendance d'un avortement ou de l'accouchement, est si caractéristique qu'elle peut servir de signe pathognomonique.

La nature de la matière leucorrhéique ne peut conduire à aucune notion diagnostique positive ; il ne faut donc qu'en tenir un compte médiocre, et procéder, immédiatement, à l'exploration directe des organes génitaux. On est parfois contraint de s'en contenter lorsque la malade refuse positivement de se soumettre à un examen de ce genre. Il est préférable, dans l'intérêt de la malade et de sa propre réputation, de se refuser à diriger un traitement, fait alors, à l'aventure, et presque toujours inutile, sinon dangereux.

La première idée que doit faire naître dans l'esprit du praticien la leucorrhée, c'est qu'il existe une affection utérine ; cependant il faut se rappeler qu'un très-grand nombre de causes peuvent aussi les provoquer, en dehors de tout état pathologique de cet organe. Nous ne voulons pas retracer l'étiologie de la leucorrhée, qu'il nous suffise de dire que le tempérament lymphatique, les faibles constitutions, les pays humides et froids, une mauvaise alimentation, la masturbation, les excitations vénériennes portées à l'excès, la première menstruation, etc., etc., donnent lieu à de fréquentes leucorrhées. *Sémélotique. Leucorrhée idiopathique;*

A côté de ces leucorrhées idiopathiques, se placent celles qui sont sous la dépendance manifeste d'une maladie autre que celle de l'utérus. Le plus ordinairement ces maladies sont du nombre des lésions qui portent atteinte à toute la constitution et l'affaiblissent. Les unes sont locales, comme la phthisie, le cancer gastrique, la diarrhée, la gastralgie, les affections du cœur, etc. ; les autres générales, comme la chloro-anémie, la scrofule, le diabète, l'albuminurie, etc. Nous citerons encore les névroses, l'hystérie, l'hypocondrie, simple ou hypocondriaque. *sympathique;*

La leucorrhée est le symptôme fréquent de toutes les *symptomatique;*

d'une maladie de l'utérus.

maladies de l'utérus, sans exception, depuis le simple catarrhe utérin, espèce d'hypercrinie de la membrane muqueuse, jusqu'aux maladies les plus diverses, telles que la métrite, les dégénérescences, les corps fibreux, les polypes, les affections de l'ovaire. Les flux mucoso-purulents provoqués par ces différentes causes ont pour caractère une durée assez longue ; elles varient, en quantité et en nature, suivant les phases de la maladie, et vont en augmentant d'intensité si l'on n'y oppose pas une médication énergique.

Hydrométrie.

Dans des circonstances très-rares et encore mal déterminées, l'utérus se développe sous l'influence d'une sécrétion séreuse ou muqueuse, qui s'établit sur sa face interne et dont le produit liquide s'accumule dans sa cavité. L'écoulement d'une grande quantité de sérosité en dehors de toute grossesse peut faire croire entièrement au développement d'un fœtus (*hydrométrie*).

Pneumatose utérine.

Dans la *physométrie* ou pneumatose utérine, des gaz se forment dans la cavité de la matrice et en sont expulsés, avec bruit, par le vagin.

*De la grossesse.* L'état auquel on donne le nom de *grossesse* rentre dans l'étude des faits d'ordre anatomique et physiologique. Il n'exige l'intervention du médecin que dans les cas où il dévie de son type normal et dans le travail terminal de la parturition. Nous n'avons pas à nous en occuper, non plus que de l'allaitement maternel, etc.

Symptômes fournis par l'appareil de la lactation.

**Symptômes fournis par l'appareil de la lactation, indépendamment de l'état puerpéral.** Les seuls sur lesquels nous devons porter notre attention, proviennent de l'influence sympathique que l'utérus et ses annexes exercent sur la fonction des glandes mammaires, lorsqu'une maladie aiguë ou chronique vient à se développer dans l'appareil de la gestation ou ailleurs. Les symptômes qui en résultent, sont fort restreints : gonflement des seins, sécrétion d'une petite quantité de lait, hyperesthésie de la peau du sein ou du tissu même de la glande, voilà les seuls signes qui se montrent dans le cours des maladies de l'utérus et de l'ovaire. On voit aussi se développer les seins chez les femmes dont l'utérus et l'ovaire sont affectés de cancer, d'hypertrophie, de déplacement, de kyste ou de toute autre maladie.

L'hyperesthésie et l'analgésie de la peau qui couvre la glande mammaire se montrent aussi dans l'hystérie, et ne doivent pas être confondues avec les douleurs qui ont leur siége dans le tissu propre. Elles sont les unes et les autres sympathiques de ces maladies ou de quelque autre affection nerveuse, telle que la gastralgie, l'hypocondrie, ou du cancer de l'estomac et des congestions hépatiques.

# CHAPITRE XII.

## SYMPTÔMES TIRÉS DES TROUBLES DE LA NUTRITION GÉNÉRALE.

C'est après l'étude des troubles fonctionnels de tous les autres appareils qu'il convient de mettre les symptômes fournis par les lésions de la nutrition qu'on a placées, si singulièrement, dans les ouvrages modernes, parmi les signes tirés de l'habitude et du volume du corps.

*Place qu'ils occupent dans les livres.*

Soumise à la loi générale de balancement, d'équilibre

*Divisions.*

instable, en quelque sorte, pendant les quarante premières années de la vie, la fonction d'assimilation éprouve
des changements nombreux, sous l'influence des maladies.
Ils se traduisent par des symptômes physiques, tels que
des lésions de volume, de couleur, de température, et par
des symptômes dynamiques, tels que l'état des forces. A
cette catégorie de symptômes se rattache donc l'étude,
1° des monstruosités; 2° de la taille, de la forme générale
du corps et de ses diverses parties ; 3° de la maigreur et
de l'embonpoint; 4° de la calorification (voyez *Troubles
de la calorification*, chap. VIII, p. 529) ; 5° des forces
générales.

Monstruosités.      1° *Anomalies congénitales ou monstruosités*. Nous ne
faisons que marquer la place des phénomènes morbides,
physiques et dynamiques qui résultent du développement,
pendant la vie intra-utérine, de vices de conformation
et des maladies, qui laissent des stigmates indélébiles.
On trouve aussi au moment de la naissance les signes
d'hydrocéphale, d'hydrorachis, de hernie, d'ichthyose, de
variole, etc. La conformation vicieuse du crâne, des
membres, la petitesse des organes génitaux, servent à
caractériser le crétinisme.

Symptômes      2° La *taille des individus* fournit souvent des signes
tirés de la taille. précieux. Le rachitisme est marqué par une élongation
parfois extrême ou par une petitesse remarquable de
la taille, sans qu'il existe de déformation partielle, soit
du rachis, soit des membres. La macrosomie et la mi-
crosomie se retrouvent également chez les scrofuleux.
On sait que les crétins se reconnaissent à leur petite
taille et au goître. Le praticien ne doit pas négliger
non plus d'examiner comparativement les diverses
parties du corps, afin de s'assurer que leur dévelop-

pement mutuel s'est fait dans de justes proportions. Sans parler du défaut de rapport qui existe entre les membres et le tronc, chez les sujets atteints de déformation rachidienne, on soupçonne encore l'existence du rachitisme, quand on rencontre une tête trop volumineuse ou trop petite, pour le corps, des membres trop longs ou trop grêles, etc.

3° *Maigreur et embonpoint.* Il faut d'abord établir qu'il existe une maigreur naturelle chez un certain nombre d'individus bien portants, d'ailleurs, qui ont reçu de leurs parents cette idiosyncrasie, et chez lesquels le corps ne parvient jamais à prendre de l'embonpoint. Il faut également se rappeler que dans l'adolescence et la puberté (de sept à vingt ans) l'évolution étant très-rapide, les membres restent grêles et maigres. Ce n'est que de trente à quarante et surtout de quarante à soixante ans, que les proportions du corps changent et qu'il acquiert plus de volume.

*Maigreur.*

L'état de maigreur est non-seulement compatible avec l'état de santé, mais il indique souvent que la constitution est robuste et la résistance à la maladie très-grande. Un grand nombre de causes physiologiques dont il faut tenir compte, peuvent produire l'amaigrissement : tels sont la marche forcée, la sudation extrême et prolongée, les purgations fréquentes, et la nourriture ténue, qui sont les agents principaux de *l'entraînement* : puis les excès vénériens, la masturbation, les veilles, l'excitation répétée des fonctions cérébrales. L'amaigrissement héréditaire se voit, chez un certain nombre de sujets, qui appartiennent à la même famille ; il est aussi le résultat des progrès de l'âge et des modifications que subissent nécessairement les organes de la nutrition, dans un âge avancé. La *maigreur idiopathique* n'est pas toujours facile à distin-

*Maigreur idiopathique.*

III.

guer de celle qui est amenée par la maladie; cependant si l'une des causes précédentes à exercé son action pendant longtemps, on doit éloigner toute crainte au sujet d'une maladie chronique et latente.

**Signes de la maigreur générale.** Rappelons en quelques mots les signes de la *consomption générale*. La face semble s'amaigrir d'abord, parce qu'elle constitue la partie du corps sur laquelle se lisent plus facilement et très-vite les moindres changements corporels; en même temps les membres inférieurs, puis les supérieurs, subissent la même altération. La diminution du volume et le changement de forme sont plus manifestes, à la face, que partout ailleurs, en raison de la quantité considérable de parties molles qui se trouvent placées sur cette région et qui, en s'amaigrissant, laissent les os former des saillies considérables. Les pommettes sont proéminentes, les yeux excavés, le nez et le menton pointus et amincis; les angles des mâchoires et les muscles se dessinent, en relief, sous la peau de la face; il en est de même de la clavicule, des côtes, des vertèbres et du sternum. Le ventre est excavé, rétracté, contre la colonne vertébrale. Aux membres supérieurs, la configuration anatomique des extrémités osseuses et des jointures se dessine sous la peau; les muscles, mous et grêles, ne forment plus qu'une couche charnue très-mince. Les parties molles abondamment pourvues de graisse comme les seins, le mont de Vénus, diminuent de volume et même disparaissent entièrement; les fesses, les mollets ne sont plus indiqués que par des faisceaux charnus un peu plus volumineux que les autres. Enfin le *marasme squelettique* est porté, souvent, à un degré dont il est difficile de prendre une idée exacte quand on n'a pas eu occasion de l'observer chez les phthisiques ou les malades atteints de cancer de l'estomac. Les côtes et toutes les parties osseuses sont tellement accusées sous la peau qu'on pourrait presque en étudier les dispositions anatomiques.

Dans l'*amaigrissement partiel* limité tantôt à un membre, à un ou plusieurs groupes de muscles, tantôt au visage, on retrouve les mêmes symptômes physiques.

Aujourd'hui que la science physiologique a éclairé les différents actes de la nutrition, il n'est plus permis de comprendre sous le nom d'*amaigrissement* tous les états pathologiques qu'on lui rapportait anciennement. Il faut reserver le nom d'*amaigrissement* à la diminution générale ou partielle de volume d'une partie du corps due à la résorption incomplète ou complète de la graisse. Celle-ci disparaît non-seulement du tissu cellulaire qui se trouve en si grande quantité, sous la peau ; mais encore des interstices qui séparent les faiseaux musculaires et les parties constituantes des organes. La peau amincie devient rugueuse, sèche, se colore de teintes plus foncées. On ne trouve plus trace de graisse sous la peau, dans le mésentère, ni dans les muscles, par suite de la résorption de ce principe médiat. Tous les muscles sont réduits à un très-petit volume et, en même temps, perdent leur force. Cependant ils se contractent avec énergie et sont le siége d'une vive sensibilité quand on vient à les exciter avec un courant électrique.

Dans l'*atrophie musculaire*, qui est d'ailleurs rarement étendue à la totalité du corps, la diminution de volume tient à la résorption du tissu musculaire, qui est remplacé par du tissu adipeux et cesse alors de se contracter sous l'empire de l'électricité.

La diminution de poids du corps est le meilleur signe de l'amaigrissement. C'est par des pesées successives

États morbides distincts de la maigreur.

Caractères anatomiques et physiologiques de l'amaigrissement.

Perte de poids.

faites, à des temps égaux, qu'on peut déterminer exactement l'intensité de l'émaciation. Cette étude, qui promet
à celui qui voudra la poursuivre des documents pleins
d'intérêt, n'a été encore le sujet d'aucune recherche
approfondie. On sait que les boxeurs et surtout les cou-
reurs qu'on soumet à l'entraînement, perdent, en cinq
à huit jours, 8 et 10 kilog. de leur poids. Nous avons vu
des sujets atteints de fièvre typhoïde perdre 10, 12 et
16 kilog. en trente jours. Nous sommes convaincu qu'au
delà d'une certaine perte, minimum variable suivant chacun, la vie ne peut plus continuer et que la gravité d'une
maladie, les difficultés et les dangers de certaines con-
valescences, sont en proportion du poids perdu (1).

Le marasme s'accompagne de faiblesse générale, d'un
diminution très-prononcée des mouvements musculaires,
de douleurs sourdes, parfois vives et lancinantes dans les
masses charnues qui s'amaigrissent, et d'un sentiment de
courbature.

Le praticien se rappellera aussi que le marasme se fait
avec une grande rapidité chez les enfants et l'adulte, etc.,
chez les hommes plus vite que chez les femmes, et chez
les vieillards, parce que le travail de réparation est plus
lent et plus difficile.

Le marasme est *aigu* ou *chronique*, et cette distinction
permet au praticien de reconnaître sur-le-champ deux
ordres d'affections très-distinctes : les maladies aiguës
et les chroniques. Aucun trouble ne révèle aussi sûrement ni aussi promptement l'état pathologique que l'émaciation. Si les auteurs ont prétendu qu'elle est peu marquée
dans la première période des maladies aiguës, c'est parce

*Elle est rapide
ou lente.*

*Division
du marasme en
aigu
et chronique.
Marasme aigu.*

(1) *De l'alimentation comme moyen curatif dans la fièvre typhoïde,
Bulletin de thérapeutique,* p. 97, 1860.

qu'en effet, la turgescence musculaire qui se lie à la fièvre ou à l'inflammation, masque plus ou moins, la marche de l'amaigrissement, ainsi qu'on le voit dans les fièvres, les exanthèmes, la variole principalement. A l'excitation générale des capillaires de la peau, à la congestion et à la tuméfaction de tous les tissus qui se manifestent dans les premiers jours, succède un affaissement du tissu cellulaire général et une rapide émaciation.

Voici les maladies principales qui sont suivies d'un tel acte pathologique, à l'état aigu : 1° les exanthèmes, la variole, la rougeole et la scarlatine, lorsqu'ils sont intenses ; 2° toutes les phlegmasies aiguës membraneuses, et à un moindre degré celle des parenchymes ; 3° les fièvres continues, la puerpérale et la typhoïde particulièrement ; nous avons déjà dit, avec quelle rapidité, le poids du corps s'abaisse dans cette dernière maladie. Il faut remarquer, à propos de ces fièvres et des inflammations, qu'une des causes qui concourent à la production du marasme, est l'abstinence intempestive et exagérée à laquelle on soumet généralement les fébricitants. Les saignées locales et générales y ont aussi une grande part ; cependant la cause essentielle du trouble de la nutrition est l'atteinte que la maladie porte au travail d'assimilation. 4° Les affections aiguës avec déperdition considérable et rapide de liquide par la peau et l'intestin : nous citerons les diarrhées, les dysenteries, le choléra-morbus, surtout, qui transforme en quelques heures un homme plein de santé en une sorte de vieillard décrépit, couvert de rides, ou en un squelette.

*Maladies qui le produisent.*

*Marasme cholérique.*

Le *marasme chronique* est le symptôme des maladies de longue durée, fébriles ou non fébriles. Nous n'avons rien à dire des émotions morales, des passions, des

*Marasme chronique.*

excès vénériens, de la sénilité, qui sont les causes du marasme chronique *essentiel* ; nous devons nous occuper des maladies qui portent atteinte à la nutrition générale.

Signe d'une lésion de la digestion; En les groupant, à un point de vue physiologique, nous trouvons que les maladies qui troublent la digestion sont, avant tout, celles dont le marasme est le symptôme le plus constant, au point d'en faire soupçonner l'existence lorsqu'il n'existe pas d'autre signe. La phthisie pulmo- naire, à toutes ses périodes, se reconnaît facilement à un trouble de la nutrition générale. Personne n'ignore qu'elle

de l'hématose; nous offre toutes les formes et tous les degrés de la con- somption.

Les maladies de l'estomac, l'ulcère, le cancer, les indurations développées dans le repli gastro-hépatique, ne manquent jamais de s'accompagner de ce symptôme dès que les matières alibiles cessent d'être absorbées. Existe- t-il une cause plus commune et plus sûre du marasme, que toutes les formes de diarrhée aiguë et chronique ? Nous devons encore mentionner les affections chroniques du foie, la cirrhose, les maladies des voies d'excrétion de la bile, parmi celles qui déterminent la consomption.

de la glycosurie. Dans la glycosurie, elle est portée à un degré extrême.

Nous ferons remarquer que les maladies du système nerveux qui provoquent de violentes douleurs (certaines névralgies exceptées), ou qui s'accompagnent de graves perturbations de la sensibilité et de la motilité, comme l'hystérie, l'épilepsie, laissent la nutrition à peu près intacte. Il en est de même de la gastralgie et de la paralysie générale, de quelques formes de la folie, quoiqu'on puisse citer un assez grand nombre d'hypocondriaques, de mélancoliques, de maniaques, qui deviennent très- maigres.

Les altérations du sang n'influent pas non plus d'une manière marquée. Les femmes atteintes de chloro-anémie, à un haut degré, sont loin d'être maigres. Quelques altérations spécifiques du sang, l'intoxication par le plomb, par le mercure, par l'opium et l'alcool, maigrissent les sujets; et encore ce fait est-il loin d'être général. Les syphilitiques tombent souvent dans le marasme.

*Marasme partiel.* On ne peut pas donner ce nom à la diminution de volume qui affecte, partiellement, une partie du corps lorsqu'elle résulte d'une maladie qui altère la circulation et l'innervation, comme dans un membre paralysé depuis longtemps ou dans un côté de la face. Ce n'est plus là du marasme, mais de l'atrophie. Marasme partiel.

*Embonpoint* (obésité, polysarcie). L'accroissement de la quantité de graisse qui s'accumule dans le tissu cellulaire de toutes les parties du corps constitue, lorsqu'il est à un degré modéré, un état compatible avec la santé. Il se produit chez les sujets qui se condamnent à une vie inactive, chez les femmes qui restent couchées ou assises une partie du jour, qui abusent des bains chauds et de la saignée, etc. Embonpoint; idiopathique.

On reconnaît que l'augmentation du volume du corps est due à l'obésité, à ce que la peau ne change pas de couleur, à ce qu'elle ne conserve pas l'impression du doigt, comme dans l'anasarque, à ce qu'elle ne crépite pas, comme dans l'emphysème, etc. Elle tient à une assimilation mauvaise des matériaux de la nutrition.

Lorsque la polysarcie vient avant l'âge et surtout pendant la puberté ou l'adolescence, elle est souvent liée à la scrofule. On rencontre assez souvent de très-jeunes sujets au teint pâle et blafard, aux cheveux blonds, à peau blanche, dont tout le corps est chargé de graisse; Symptomatique, d'une maladie scrofuleuse;

ils sont atteints d'une espèce de scrofule. Nous en dirons autant de ces femmes jeunes encore, douées d'un teint vif et brillant, et dont le corps abonde en tissu adipeux. Elles doivent ces conditions physiques, en grande partie, à la scrofule. Lorsque la circulation générale est gênée et la veineuse surtout ralentie, comme dans les maladies du cœur, on voit un accroissement de volume et de force apparente se manifester, graduellement chez les malades qui, loin d'en soupçonner la cause, se montrent satisfaits de cette santé problématique. Nous avons eu bien souvent occasion de nous convaincre que cet embonpoint n'était que le premier indice d'une affection du cœur. Chez d'autres malades, on n'en peut accuser que le mauvais état des fonctions gastro-hépatiques. Nous avons vu les altérations chroniques du foie, l'hypertrophie, la congestion chronique, donner lieu à la production d'une plus grande quantité de graisse. Les paralytiques, les déments deviennent parfois très-gras. Les femmes chloro-anémiques présentent de la bouffissure et une sorte de gonflement des tissus.

*d'une affection du cœur.*

L'étude de la nutrition pourrait comprendre les troubles de la calorification ; car lorsqu'un sujet tombe dans le collapsus et le marasme, la calorification s'altère. Nous avons présenté ailleurs tout ce qui a trait aux troubles de la calorification. Nous en dirons autant des forces générales, de l'état de sthénie et d'asthénie. (Voyez t. 1, article *Irritabilité en général.*)

# DU PRONOSTIC

## DANS LES MALADIES.

Le pronostic (dérivé de πρόγνωσις, de πρὸ, d'avance, et γινώσκειν, connaître), est le jugement que le médecin instruit porte sur la marche, la durée, la terminaison, et, par conséquent, sur la gravité d'une maladie. Les règles qui lui servent de guide, dans cette appréciation, constituent l'art du pronostic et non la science, comme l'appellent, à tort, quelques auteurs.

*Définition.*

Pour mieux déterminer le véritable but du pronostic et les moyens les plus sûrs d'y arriver, cherchons d'abord pour quels motifs la prognose occupe une place si considérable dans les ouvrages anciens. Il nous sera facile de montrer pourquoi il a dû perdre une grande partie de son importance, depuis qu'il se confond avec le diagnostic local et général.

*Véritable but du pronostic.*

Privés tout à la fois de l'anatomie pathologique et d'une physiologie capable de les guider, les anciens ne pouvaient pas réussir, du moins le plus ordinairement, à trouver le siége et la nature des maladies. En outre, ils manquaient de ces méthodes rigoureuses d'exploration au moyen desquelles nous parvenons si aisément, aujourd'hui, à recueillir les symptômes et à les rapprocher de la cause et du siége de la maladie. Ils devaient donc s'attacher, avec un soin extrême, à tous les signes qui

*De quelle manière les anciens l'ont envisagé.*

pouvaient leur faire prévoir la marche, la durée et la gravité des symptômes. Or il est aisé de se convaincre que la plupart de leurs signes pronostiques ne sont que des signes diagnostiques. Ils faisaient du diagnostic sans le savoir.

**Prognose d'Hippocrate.**

Il est facile de s'assurer, en jetant les yeux sur les *Prénotions* et le *Traité du pronostic* d'Hippocrate, que les signes pronostiques indiquent tantôt la maladie elle-même, une de ses formes, une de ses périodes les plus graves, les plus avancées, tantôt une terminaison funeste ou une complication de même nature. On peut affirmer que le dernier ouvrage, qui a été d'ailleurs rédigé avec les *Prénotions de* Cos, est un livre de diagnostic plutôt que de pronostic. Pour Hippocrate comme pour la plupart des médecins qui l'ont suivi, la prognose renferme le passé, le présent et l'avenir de la maladie. Si le *diagnostic* du traité d'Hippocrate est surtout fondé sur l'étude des symptômes généraux qui sont, à tout prendre, les meilleurs et les plus sûrs pour asseoir le pronostic, c'est que les écoles médicales de l'antiquité n'avaient pas, comme

**Elle n'est en définitive que le diagnostic général, plus rarement local.**

nous, les précieuses ressources du *diagnostic local*. Or nous verrons plus loin que les signes pronostiques fournis par les symptômes physiques, chimiques et dynamiques ont une grande valeur, mais uniquement parce qu'ils nous révèlent le siége, la nature, le degré de la lésion locale ; il faut donc voir là une question de diagnostic plutôt que de pronostic. A tous les autres points de vue, le diagnostic général, c'est-à-dire celui qui se fait avec l'état dynamique et les appareils de motilité, de sensibilité, d'intelligence, est bien autrement important pour le pronostic; c'est celui qui domine dans le *Traité du pronostic*, dans les *Prénotions coaques*, comme il est

facile de s'en assurer, par la lecture de ces ouvrages.
« Après un coup porté sur la tête, dit Hippocrate, la
stupeur et le délire sont de mauvais signes. » On trouve
là les symptômes d'une méningo-encéphalite mortelle.
« Après le crachement de sang, crachement de pus;
après le crachement du pus, phthisie et flux; quand l'expectoration s'arrête, les malades meurent (1). » En effet,
ce sont là tous les symptômes d'une phthisie promptement mortelle. Nous pourrions citer ainsi un grand
nombre de passages tirés des ouvrages d'Hippocrate et
de ceux qui l'ont suivi ; nous y verrions toujours qu'un
symptôme local ou général, qui n'est autre que le signe
essentiel de la maladie, est pris pour signe pronostique.

Quelques
exemples.

C'est pour ne pas avoir bien saisi la différence essentielle qui existe entre les signes pronostiques et diagnostiques, que tant d'auteurs d'ouvrages modernes ont suivi
les anciens errements et publié, sur ce sujet, des considérations dénuées de tout intérêt pour la clinique. Nous
devons nous borner, dans ce travail, à de courtes généralités sur les règles à suivre, dans l'art de prévoir l'issue
des maladies.

Errements
suivis
jusqu'à ce jour.

Le médecin mis en présence d'un malade doit, avec la
sagacité d'un homme déjà éprouvé par une longue expérience, savoir découvrir dans les symptômes présents et
passés les signes de l'avenir. Il doit saisir, d'un coup d'œil
sûr et étendu, le vaste tableau des souffrances et des
péripéties de tous genres qui vont se dérouler devant lui.
Il faut, qu'à l'instant même, où il voit le malade pour la
première fois, il se représente fidèlement l'ensemble de
toute sa maladie, et sache si elle sera bénigne ou grave;

Conditions
nombreuses à
remplir
pour arriver au
pronostic.

(1) *Aphorismes*, sect. VII, aph. 14; sect. VII, aph. 15, 16.

si elle se terminera par le retour à la santé ou par la mort; si les symptômes suivront leurs périodes et leur marche accoutumées; s'il surviendra quelque complication fâcheuse; si le mal passera à l'état chronique ou laissera, après lui, une convalescence longue ou courte, franche ou incomplète, des infirmités pénibles et aussi graves que l'affection elle-même. Quand le médecin, après de longues et sérieuses méditations, sera parvenu à répondre, dans sa pensée, à une partie ou à la totalité de ces questions; quand il aura accompli, à grand'peine, cette partie de l'œuvre à laquelle il s'est voué, il rencontrera encore de nouvelles difficultés. Le malade, à son tour, interroge et veut à toute force connaître la vérité, sur sa propre situation. Viennent ensuite les parents et les personnes qu'une sincère affection lie étroitement au malade. La conduite à tenir dans ces circonstances si diverses exige des ressources d'esprit, une finesse, une science, une bonté d'âme qu'on trouve heureusement chez la plupart des médecins.

**Le pronostic est environné de nombreuses difficultés.** Il est presque impossible de prévoir tous les événements qui peuvent surgir dans le cours d'une maladie; aussi le pronostic est-il la partie la plus compromettante de la médecine clinique. Pour réussir il faut peu s'avancer, ou, comme le faisaient souvent les anciens, environner ses prédictions de réticences et d'obscurité, parler à la façon des oracles, et donner, après coup, aux paroles le sens qu'elles doivent avoir. Sans doute il n'est pas difficile, du moins dans la grande majorité des cas, d'annoncer qu'un malade succombera à une affection dont la gravité est bien connue, mais il est plus difficile de fixer, sans se tromper, l'époque de la mort. Le praticien le plus consommé dans son art croit pouvoir assurer qu'un malheu-

reux, dont le poumon est détruit par une ou plusieurs
cavernes, ne vivra pas plus de deux mois, et néanmoins
celui-ci traîne encore sa pénible existence, pendant plusieurs années. Nous pourrions en dire autant d'un grand
nombre de maladies chroniques du cœur, du foie, de
l'utérus, du cancer gastrique. Dans les maladies aiguës
l'erreur n'est pas plus facile à éviter, surtout chez les
enfants. Enfin il nous suffira de citer le seul nom de la
fièvre typhoïde pour montrer avec quelle circonspection
il faut pronostiquer. Que le médecin n'oublie donc pas les
conseils que nous venons de donner. Une réputation
légitimement acquise peut venir se briser sur cet écueil;
son mérite n'en sera pas pour cela diminué aux yeux des
hommes éclairés et instruits, mais il ne sera pas absous
par les gens du monde ou les intéressés.

Quelques conditions, qui dépendent des qualités de
l'esprit, méritent une attention toute spéciale, parce
qu'elles exercent une grande influence sur la valeur des
jugements portés par le médecin. On a remarqué, par
exemple, que deux médecins doués d'une raison droite
et sûre, et dont les connaissances médicales sont également approfondies ne pronostiquent pas de la même
manière : l'un redoute toujours et annonce une terminaison funeste, tandis que l'autre est disposé à croire que
le malade guérira. Les hommes jeunes qui ne connaissent pas encore, par expérience, les admirables ressources
dont la nature dispose, qui ne comptent pas assez sur elle,
qui ont une confiance trop absolue dans l'anatomie pathologique, qui ne croient pas qu'il existe de certitude
possible en dehors de la lésion, qui enfin se laissent aller
à un fatalisme trop absolu, sont portés à craindre les plus
fâcheux événements. Ils s'alarment au contraire très-

*Qualités particulières de l'esprit. Elles influent sur le pronostic.*

*Optimisme et pessimisme.*

difficilement, ceux qui ont une tournure d'esprit moins positive, nous dirons aussi moins sombre, qui espèrent que la résistance vitale leur viendra en aide et finira par surmonter la lésion avec le puissant appui de la nature médicatrice. D'autres, pleins d'illusion, ne doutent pas que la thérapeutique leur fournira enfin quelque agent au moyen duquel ils triompheront de la maladie. Reconnaissons qu'il existe de part et d'autre, dans ces directions particulières de l'esprit, des avantages dont il faut chercher à tirer parti.

Disons, en terminant, que les résultats, souvent si terribles du pronostic, formulé par le médecin, doivent être portés, avec circonspection, à la connaissance des personnes que les liens de la parenté ou d'une affection sincère attachent au malade. Il faut qu'un secret inviolable soit conservé, afin que le patient ne puisse soupçonner, un seul instant, la gravité de sa maladie. Nous ne connaissons aucune circonstance qui puisse autoriser le médecin à lui laisser même entrevoir une partie de la vérité. La moindre indiscrétion causerait un trouble de l'esprit, une torture morale et des accidents qui pourraient entraver la marche encore douteuse de la maladie ou en précipiter le dénoûment.

Bases du pronostic. Outre les connaissances anatomiques et physiologiques approfondies que le médecin doit posséder, afin de pouvoir apprécier exactement les influences réciproques des fonctions les unes sur les autres, et l'intensité des réactions vitales, d'autres conditions non moins essentielles à remplir, doivent servir de base au pronostic. Il repose sur la notion complète, 1° de la maladie ; 2° du malade ; 3° de la cause morbifique ; 4° des effets de la médication.

1° *Signes pronostiques tirés de la maladie.* Aucune des conditions propres à la maladie ne saurait être négligée, quand on veut porter un pronostic de quelque valeur. Nous n'avons pas besoin de redire encore, que le pronostic étant presque exclusivemsnt basé sur le diagnostic, il faut que celui-ci ait une précision extrême, pour que l'on puisse prévoir sûrement la terminaison future du mal. Le début et la nature des symptômes, la marche et la durée de la maladie, fournissent les données essentielles que nous allons exposer.

1° **Pronostic tiré des symptômes.** Nous sommes obligé de revenir sur l'étrange confusion faite involontairement entre le signe diagnostique et le signe pronostique. Celui-ci est toute espèce de phénomène ou de condition morbide qui peut servir à faire prévoir la marche et la terminaison de la maladie. Parmi les signes pronostiques, les uns sont locaux, les autres généraux. Commençons par les premiers.

Le tintement métallique et la pectoriloquie se manifestent dans le cours d'une phthisie pulmonaire. Faut-il y voir un signe pronostique? non évidemment; ce sont les symptômes directs, pathognomoniques d'une lésion incurable et promptement mortelle, qui peuvent servir à pronostiquer, parce qu'ils sont en rapport plus intime et plus exact que les autres, que les généraux par exemple, avec le siége, la nature et l'étendue des désordres locaux.

Un malade est pris, dans le cours d'une fièvre typhoïde, d'une vive douleur dans le ventre, puis de vomissement, de hoquet, de constipation : on peut annoncer à coup sûr une mort prochaine. En effet, ces symptômes dépendent d'une perforation et d'une péritonite violente, dont les signes diagnostiques sont manifestes; ainsi, en réalité,

1° Signes pronostiques fournis par la maladie.

Pronostic tiré des symptômes locaux.

Le pronostic presque réduit à une question de diagnostic.

nous avons sous les yeux des symptômes et non des signes pronostiques. L'odeur fétide, gangréneuse des crachats et de l'air expiré sont les signes de la gangrène pulmonaire. Quand on prévoit la mort en pareil cas, c'est parce que le symptôme est le signe d'une maladie mortelle. Nous pourrions en dire autant du gargouillement qui siége au sommet d'un poumon, de l'hémoptysie, des crachats séreux et noirâtres; s'ils constituent des signes fâcheux, c'est parce qu'ils sont le symptôme de la troisième période de la phthisie, ou de la suppuration du poumon hépatisé au troisième degré, etc. Enfin la présence de l'albumine ou de la glycose dans l'urine doit faire porter un pronostic grave; ils sont en effet le signe diagnostique de deux maladies qui pardonnent rarement.

Nous pourrions multiplier ces exemples; ils nous montreraient toujours que les signes pronostiques locaux les mieux caractérisés n'ont de valeur, nous dirons plus, n'ont d'existence, que parce qu'ils sont les signes positifs de la maladie, et se rattachent à une maladie légère ou grave, à une complication ou à une période meurtrière. A ce titre, par exemple, le râle crépitant est moins grave dans une pneumonie que le souffle tubaire qui indique le second et le troisième degré de l'inflammation.

L'intensité extrême, la persistance d'un symptôme local, ou son retour, après qu'il s'est dissipé d'abord, doivent être mis au rang des signes pronostiques. Les symptômes locaux, physiques et chimiques sont un élément pronostique plus sûr que les phénomènes dynamiques, mais uniquement pour les raisons que nous avons déjà données. Ils constituent des symptômes diagnostiques plus certains que les autres, et le pronostic, dans ce cas, se confond avec le diagnostic.

*Différence, sous le rapport de la certitude pronostique, entre les symptômes physiques, chimiques, d'une part, et dynamiques de l'autre.*

On ne peut, au point de vue de la prognose, établir aucune comparaison entre les symptômes locaux et les généraux ; ceux-ci doivent être mis en première ligne. Ils donnent une idée exacte de l'état des forces, de la résistance vitale, et du mode suivant lequel s'accomplissent la motilité, la sensibilité, l'intelligence, la calorification et la nutrition générale. C'est dans une étude approfondie de ces grandes fonctions qu'il faut chercher les véritables éléments du pronostic. Les anciens l'avaient bien compris, et lorsqu'on ouvre la collection des œuvres d'Hippocrate, on voit que cette partie des signes pronostiques a reçu des développements considérables. Toutefois nous ne suivrons pas l'exemple qu'ils nous ont donné, en décrivant avec détails, les signes pronostiques généraux, tirés de l'habitude extérieure, de la physionomie, de l'amaigrissement, du délire, de la douleur, de l'insensibilité générale, de l'état du ventre, des évacuations, etc., etc. Nous retomberions dans l'erreur involontaire qu'ils ont commise, ainsi que ceux qui les ont imités ; nous ferions du diagnostic, avec les symptômes généraux, au lieu d'en faire avec les symptômes locaux. Traçons seulement des règles générales qui puissent s'appliquer au pronostic seul.

*Signes pronostiques généraux.*

*Ils doivent être tirés de l'étude des troubles dynamiques.*

Quels que soient la nature et le siége d'une maladie, on a tout intérêt à consulter l'état des forces, de la motilité, de la sensibilité, de l'intelligence et de la calorification. On ne doit pas ignorer que le consensus de ces diverses fonctions vers un but salutaire, que la résistance vitale à ses différents degrés, enfin que le dynamisme, offrent au clinicien des moyens précieux de pronostic. C'est dans l'appréciation de cet état dynamique que se trouvent les élements d'un bon pronostic. Dénigré

*Signes fournis par l'état des forces.*

III.                                    5o

Leur valeur très-grande. par les uns, exaltés outre mesure par les autres, les troubles des propriétés vitales méritent en réalité la plus sérieuse attention. Qu'il nous suffise de rappeler, en quelques mots, les principes qui doivent guider le médecin.

Lorsque nous nous trouvons en présence d'une de ces maladies incurables qui désorganisent un viscère important, ou s'attaquent à tout l'organisme, lorsque nous voyons la vie menacée prochainement par elle, nous Efforts salutaires de la nature. cherchons alors, de quelle ressource la nature, secourue par l'art, peut disposer pour ralentir les progrès de la maladie. Nous sommes heureux de rencontrer des sujets chez lesquels l'esprit reste ferme, ouvert à l'espérance, et la sensibilité partout conservée ; chez lesquels nous trouvons le sommeil réparateur, la contractilité musculaire peu altérée, la nutrition générale en bon état, la température du corps naturelle, la marche de la lésion retardée ou stationnaire et les symptômes correspondants atténués et ralentis. Nous voyons dans cet antagonisme établi entre la résistance vitale et le travail morbifique, un signe pronostique heureux, et nous faisons tous nos efforts pour le favoriser par une prudente médication.

Tendance funeste. Mais trop souvent nous avons le chagrin de constater un état contraire et tous les signes qui l'annoncent. Au lieu de cette sorte de consensus de toutes les forces de l'organisme, sinon vers la guérison, du moins vers la suspension des accidents, nous observons un désordre complet dans toutes les fonctions, et des signes funestes tels que l'adynamie, l'ataxie, la faiblesse musculaire, le tremblement des membres, le découragement moral, l'insomnie, le délire, la faiblesse de la calorification, etc. La résistance vitale est vaincue, et bientôt, tous les troubles fonctionnels se faisant dans le même sens, la destruction ne tarde pas à s'accomplir. Tel est, en résumé, le tableau que nous présentent, séparément et tour à tour, les symptômes généraux qui doivent nous faire pressentir les vicissitudes par lesquelles la maladie doit passer avant de parvenir à une terminaison heureuse ou malheureuse. Celui qui, à l'aide d'une synthèse bien faite, sait grouper et comparer les uns aux autres les symptômes que nous venons d'énumérer, est le plus capable d'arriver à un pronostic rigoureux.

2° **Pronostic tiré de la marche de la maladie.** _De la marche de la maladie comme signe pronostique._ Lorsque les maladies parcourent leurs périodes, sans trop de violence et avec leur régularité naturelle, on est fondé à croire qu'elles guériront. Il n'en sera plus de même si les symptômes prodromiques ont manqué, s'ils ont eu une durée insolite, si les périodes sont interverties, mal dessinées, raccourcies ou allongées, en un mot si la marche est anomale, irrégulière, enfin si les _Marche anormale toujours dangereuse._ phénomènes principaux et caractéristiques venant à manquer, la maladie reste latente, obscure, mal dessinée. On s'explique la gravité de ces diverses conditions mor- _Sa cause._ bides, en se rappelant qu'elles sont toujours sous la dépendance d'une complication, d'une cause spéciale épidémique, contagieuse ou autre, ou d'un mauvais état de la constitution.

La certitude du pronostic est fondée, en pareil cas, sur la connaissance approfondie de la marche naturelle des maladies. Celui qui a longtemps et bien observé est plus apte qu'un autre à prédire les événements futurs, surtout dans les exanthèmes, les fièvres et les maladies à périodes fixes, déterminées à l'avance.

La durée des périodes, quoique variable, est un élément essentiel du pronostic. Tous les praticiens savent qu'il est dangereux d'entreprendre la curation d'un mal parvenu à une phase avancée ou ultime. Quelquefois cependant, si la période dangereuse est passée, on augurera bien de la maladie. Le râle crépitant de retour, dans la pneumonie, l'apparition de l'exanthème dans les fièvres éruptives, à plus forte raison, de la desquammation, permettent d'annoncer une guérison prochaine.

Durée
des maladies.

3° **Pronostic tiré de la durée de la maladie.** La longue durée d'une maladie tient à la violence de la cause ou des symptômes, à la faiblesse du sujet, ou bien à ce que le traitement a été mal dirigé ou commencé trop tard. L'issue en sera plus douteuse que si elle se présentait dans des conditions différentes. Le passage de l'état aigu à l'état chronique est toujours un mauvais signe, parce qu'il indique que les efforts de l'art ont été stériles et que la puissance vitale n'a pu arrêter les progrès du mal.

Dans les affections chroniques, l'incurabilité n'entraîne pas nécessairement l'idée d'une mort prochaine. Parmi les maladies, on doit faire, à ce sujet, plusieurs distinctions. Les unes, comme la phthisie, le cancer, les affections du cœur, peuvent se prolonger longtemps ; les autres, comme la scrofule, les cachexies rhumatismales, les affections chroniques du foie et de la vessie, sont sans cesse menaçantes, mais peuvent durer pendant plusieurs années. L'étude attentive des symptômes, leur marche, leur intensité, la résistance des sujets, fournissent alors de précieux éléments pour le pronostic, qui n'en reste pas moins incertain sous beaucoup de rapports, excepté quant à la terminaison définitive. La conduite à tenir dans les cas de ce genre est difficile. Tout en manifestant des craintes sérieuses sur le sort des malades, on fera entendre aux personnes qui s'intéressent à eux, que tout fait espérer que les accidents s'arrêteront, à l'aide d'une médication appropriée, et que les efforts de la nature auront, au moins, une influence heureuse, sur la durée de la maladie. Il ne faut pas cependant aller jusqu'à promettre la guérison.

4° **Pronostic tiré de la nature de la maladie.** Rappelons d'abord la division intéressante, au point de vue du pronostic, des maladies en celles qui s'accompagnent d'une lésion d'organe et celles qui en sont exemptes. Les études anatomo-pathologiques, poussées à l'extrême, ont conduit la plupart des auteurs à poser en loi, que la base la plus solide du pronostic est la lésion matérielle des tissus et qu'on peut, sans se tromper, affirmer que la gravité du mal, est ordinairement proportionnée à l'étendue et à l'intensité de cette lésion. Ce qui revient à dire que le diagnostic local, établi sur les signes physiques, chimiques, locaux, suffit pour conduire à une appréciation très-sûre des chances que court le malade. Sans doute on s'exposerait à de graves erreurs si, avant tout, on ne se rendait pas un compte très-exact des désordres auxquels la maladie locale ou générale a donné lieu ; mais disons-le, d'une manière non moins explicite, on en commettrait une autre beaucoup plus grave encore si l'on ne plaçait pas au-dessus du pronostic, tiré de l'état local, celui qui repose sur l'état général, sur l'appréciation des forces, des mouvements d'ensemble, sur le dynamisme, en un mot. En les associant l'un à l'autre et en accordant au dernier la première place, on est sûr d'arriver autant que possible à un pronostic exact. S'il fallait cependant opter entre les deux éléments du pronostic, il ne faudrait pas hésiter à accorder la prépondérance à la dynamométrie ou mesure des forces.

*Pronostic tiré de la nature.*

*De la lésion anatomique comme base de pronostic.*

*On doit lui préférer l'état général et dynamiques.*

L'anatomie pathologique expose à des erreurs nombreuses.

Voici les inconvénients du pronostic fondé sur la lésion. Tous les jours nous voyons une altération, très-minime par son étendue et son intensité, causer la mort; réciproquement, des désordres qui semblaient très-graves se terminer par le retour à la santé. Nous pourrions citer, à l'appui de cette proposition, un grand nombre d'exemples. Personne n'ignore qu'entre la pneumonie qui guérit et celle qui fait périr, la différence tirée de la lésion anatomique seule est nulle; qu'il en est de même dans la fièvre typhoïde et dans les maladies du cœur, et qu'avec une lésion valvulaire identique, un malade succombe à l'improviste et l'autre continue à fournir sa carrière. Ne sommes-nous pas arrêtés, tous les jours, par les conseils de la prudence, lorsque nous hésitons à nous prononcer sur la durée probable d'une caverne pulmonaire, d'un carcicome utérin, d'une affection organique du cœur? C'est qu'en effet l'expérience nous a appris qu'il est impossible de faire dépendre la durée de la vie d'une lésion matérielle, excepté lorsqu'elle détruit à l'instant même le foyer de l'existence, comme dans le cas de lésion du bulbe rachidien, de rupture du cœur ou des gros vaisseaux et d'asphyxie. Partout ailleurs nous voyons la résistance vitale dominer, ralentir la marche des désordres matériels ou se laisser vaincre et avancer ou retarder l'heure de la mort. Ainsi nous répéterons, avec une nouvelle insistance, ce que nous avons déjà dit au sujet des symptômes généraux comparés aux locaux : si vous voulez être le juste interprète de la nature et prévoir ses projets ultérieurs, laissez sur le second plan la lésion anatomique; agissez comme les anciens, cherchez comment s'accomplissent les fonctions qui ont pour cause les propriétés vitales, comme l'intelligence, les sen-

Il faut consulter l'état des forces et des propriétés vitales.

sations, le mouvement, les forces générales, la température. C'est à ce dynamisme éclairé et intelligent que vous puiserez les véritables éléments du pronostic, et alors vous cesserez de croire que sa gravité, dans les maladies, est toujours en rapport avec l'étendue et l'intensité de la lésion.

Nous ajouterons que le pronostic, dans les maladies générales, ne doit pas être fondé non plus sur les désordres matériels. Il nous suffira de rappeler que la gravité de la fièvre typhoïde, de la scarlatine, de la rougeole, de la variole, n'est pas du tout proportionnelle à l'intensité de l'énanthème ou de l'exanthème, et que, sous ce rapport, les symptômes généraux doivent être préférés aux phénomènes locaux, quand il s'agit d'asseoir le pronostic de ces maladies. *Du pronostic dans les maladies générales;*

Nous avons à peine besoin de dire que, dans les maladies locales, où la lésion est toute la maladie, le pronostic est en rapport avec l'étendue et l'intensité de la lésion. Il est évident, par exemple, qu'une pleurésie, qu'une pneumonie doubles sont plus graves que si elles étaient limitées à un côté de la poitrine ou à un lobe du poumon; qu'une hémorrhagie capillaire circonscrite ne saurait être comparée à celle qui détruit tout un lobe du cerveau ou déchire la protubérance; qu'une variole discrète est plus bénigne qu'une confluente, etc. Il en est de même du degré de la lésion qui marque une phase plus avancée, ainsi la pneumonie suppurée est plus grave que l'hépatisation rouge et celle-ci que l'engouement. *Dans les maladies locales.*

Peut-on établir des catégories distinctes dans les maladies, au point de vue du pronostic? Celui-ci est-il plus grave dans les inflammations, les exanthèmes, les fièvres, que dans les névroses, les maladies du sang et les intoxications ? Ce serait un travail stérile que de tenter de répondre à une semblable question. S'il est vrai de dire que les névroses sont incomparablement plus bénignes que les autres maladies, combien d'exceptions à cette règle. L'épilepsie, le tétanos, l'éclampsie, les monomanies, attestent la gravité d'un certain nombre de névroses.

Pronostic tiré de l'état du malade.

5° **Pronostic tiré de l'état statique et dynamique du malade**. Les conditions individuelles qui modifient la gravité du pronostic sont : l'âge, le sexe, la constitution, le tempérament, les forces générales.

Age.

*Age*. Les maladies des nouveau-nés et de la première enfance sont graves et rapidement mortelles. Une pneumonie, une bronchite, une entérite, une angine qui seraient bénignes chez un adulte, constituent des affections souvent mortelles chez les enfants. D'une autre part aussi elles peuvent, après avoir fait craindre la mort, se dissiper subitement. Ces mouvements rapides, ces vicissitudes fréquentes doivent rendre circonspect quand il s'agit de porter un pronostic.

Il en est de même chez les vieillards, dont les réactions vitales semblent diminuées et insuffisantes, surtout chez les sujets épuisés par des maladies antérieures. La forme adynamique et ataxique, commune à cette époque de la vie, atteste le peu de résistance vitale.

Sexe.

*Le sexe*. Les femmes, pendant toute la durée de la menstruation, et surtout au moment où les règles s'établissent, sont plus exposées à contracter des maladies graves qu'aux autres époques de leur vie ; encore faut-il que la menstruation soit fortement troublée ; car si elle s'accomplit d'une façon régulière, on ne remarque aucune différence dans le pronostic.

L'époque de la puberté, chez la femme surtout, donne aux maladies intercurrentes une forme plus insolite, plus grave. Il est vrai qu'il existe presque toujours un état chloro-anémique et des troubles nerveux, dont l'influence fâcheuse se fait sentir sur la marche, la durée et l'intensité des maladies. Puberté.

Au retour d'âge, une autre cause peut produire les mêmes effets. La suppression du flux sanguin amène parfois des congestions et des hémorrhagies qui compliquent d'une manière fâcheuse la maladie principale. Cependant, s'il faut s'en tenir aux tables de mortalité, la vie de la femme est moins menacée que celle de l'homme, de quarante à cinquante ans. Ménopause.

La *grossesse* augmente beaucoup le péril que courent les femmes lorsqu'elles sont atteintes d'une maladie aiguë et même chronique. Les fièvres éruptives, la variole, les phlegmasies, la phthisie pulmonaire, prennent alors une marche plus rapide et plus intense. Grossesse.

L'*état puerpéral* crée une diathèse qui imprime à toutes les maladies intercurrentes un caractère particulier et une gravité extrême. Tantôt elles affectent une forme insidieuse, latente, une marche irrégulière, lente ou rapide ; tantôt elles donnent lieu à des symptômes ataxo-adynamiques et font de sourds ravages, ou bien elles amènent, en quelques heures, la suppuration et la gangrène des tissus. La pneumonie, la pleurésie, les exanthèmes, le rhumatisme, prennent aussi une intensité qu'on ne leur trouve pas dans les conditions ordinaires. Quant à l'*allaitement*, il ne saurait être considéré comme une cause de danger pour les maladies qui se développent accidentellement chez la femme, à moins qu'elle ne soit débilitée par une sécrétion lactée trop copieuse ou trop prolongée. État puerpéral.

**Tempérament.** *Tempérament.* Nous ne pensons pas qu'on puisse faire intervenir avec succès le *tempérament* comme moyen de pronostic, et nous ne répéterons pas tous les lieux communs qu'on trouve dans les livres. On confond souvent avec le tempérament des états morbides déjà constitués, quoique peu apparents, lorsqu'on considère l'état bileux, lymphatique, nerveux, comme ajoutant à la gravité des affections intercurrentes. Si des phénomènes morbides spéciaux s'ajoutent alors à ceux de la maladie principale, c'est qu'il est survenu quelque complication fâcheuse vers un des appareils dont l'activité fonctionnelle prédominante constitue l'attribut principal du tempérament. Peut-être le bileux et le nerveux, en exagérant les symptômes généraux, en favorisant la production des troubles nerveux, accroissent-ils la gravité des maladies?

**Constitution.** La *constitution* robuste d'un malade doit faire bien augurer de la terminaison du mal dont il est atteint. Au contraire, les sujets affaiblis par une lésion chronique ou une affection aiguë encore récente, épuisés par des excès, des travaux intellectuels, etc., etc., ne peuvent contracter une maladie, même légère, sans courir le risque de perdre la vie.

**Forces générales.** *Forces générales.* Le médecin, qui sait le mieux mesurer l'intensité et la résistance des forces, est celui qui possède le meilleur élément de pronostic. Il tiendra compte des diverses conditions individuelles que nous venons de passer en revue ; mais il tirera un bien meilleur parti de l'état dynamique des fonctions. S'il trouve, chez son malade, une force morale très-grande, l'intégrité des facultés intellectuelles, les puissances motrices en bon état, la circulation et la calorification médiocrement troublées, il peut à juste titre espérer que la guérison aura lieu. Il n'en est plus de même lorsque le malade affaissé dès le début craint la mort, en parle sans cesse, et ne prête à la médication qu'une faible assistance.

6° **Pronostic tiré des causes de la maladie.** Une même cause doit produire les mêmes effets, et nous sommes porté à croire qu'elle est au fond très-différente, qu'elle a quelque chose de spécifique, lorsque la marche, la durée, la gravité des phénomènes ne sont plus les mêmes que dans la forme commune de la maladie. Cette proposition générale doit être présente à l'esprit du médecin, surtout lorsqu'il veut prévoir, à coup sûr, l'issue d'une maladie. La bronchite, le choléra, la pneumonie, la dyssenterie, ont une gravité tout autre lorsqu'ils sont sporadiques ou épidémiques. Une métrite puerpérale ne saurait être comparée, sous ce rapport, à une métrite simple non puerpérale, ni une pleurésie traumatique à une pleurésie tuberculeuse ou par réfrigération, ni une arthrite rhumatismale à une autre arthrite traumatique, scrofuleuse, etc. Autant une adénite cervicale simple est légère, autant est grave l'adénite syphilitique. Nous n'avons pas besoin d'insister plus longtemps sur l'action des causes, puisqu'au fond elle se résume en une question de diagnostic. Si l'on ignore la cause du mal, on ne peut en connaître la gravité.

Les causes externes traumatiques ne déterminent pas de lésions aussi dangereuses que les causes internes. La phlegmasie traumatique des viscères, de la plèvre, du poumon, des membranes muqueuses, est loin d'être aussi funeste que celle qui naît spontanément. On sait qu'en thérapeutique on cherche, précisément à cause de cette différence si remarquable dans les effets produits, à substituer une phlegmasie, par cause externe,

*Pronostic tiré des causes de la maladie.*

*Influence de la spécificité sur le pronostic.*

à celle qui se développe sous l'empire d'une cause interne.

Influence exercée sur le pronostic par les professions;

L'habitude de l'ivrognerie, la réplétion fréquente et immodérée de l'estomac, l'insuffisance ou la mauvaise qualité des aliments, donnent aux maladies intercurrentes, quelles qu'elles soient, un caractère incontestable de gravité. Ainsi agissent encore les professions qui produisent, les unes une trop grande déperdition de force sans réparation suffisante, les autres une altération graduelle de la constitution (cérusiers, doreurs, fabricants d'allumettes phosphoriques, de caoutchouc, émouleurs et polisseurs d'aiguilles, de fourchettes, etc.) D'autres enfin reçoivent des miasmes délétères qui ôtent à l'organisme ses forces et sa résistance vitale (étudiants en médecine, vétérinaires, médecins, infirmiers, etc.). Surpris par une affection quelconque, au milieu de ces conditions insalubres, les sujets résistent mal à ses atteintes.

. par les troubles du système nerveux;

Le trouble subit ou prolongé des facultés cérébrales, de la sensibilité et de la motilité, exerce une très-grande influence sur la terminaison des maladies, parce qu'il entrave leur marche naturelle, parce qu'il affaiblit la résistance vitale, et jette la perturbation dans tous les actes du système nerveux. Telle est la manière d'agir des chagrins, des revers de fortune, des événements politiques, des passions de tous genres lorsqu'elles sont protées à l'excès, etc.

par les climats;

Les *climats* rendent plus ou moins dangereuses certaines affections. Une fièvre intermittente, contractée dans un pays marécageux, est plus rebelle, et à forme plus grave, que celle qui se développe dans une contrée différente. La dysenterie des Antilles ou des contrées intertropicales fait bien plus de victimes que la dysenterie nostras. Nous en dirons autant des fièvres bilieuses, du choléra de l'Inde, de l'hépatite. La syphilis des pays froids ou tempérés s'accompagne d'accidents plus intenses, et r ésiste plus longtemps que celle des contrées chaudes.

L'endémicité donne aux affections un caractère très- par l'endémicité. sérieux ; quelquefois le péril que courent les malades diminue, cesse même quand ils abandonnent la localité où ils ont contracté leur mal. Les fièvres intermittentes, la cachexie paludéenne, la dysenterie, le bouton d'Alep, la lèpre, nous offrent des exemples de ce genre d'influence.

En général, les maladies ont une tendance notable à Action heureuse s'améliorer ou même à guérir, lorsque les sujets quittent exercée par les climats où ils ont été atteints pour en gagner un tout à le changement fait différent. La phthisie, en France, ou dans le nord, se de climat. modifie heureusement quand les malades vont habiter l'Asie ou l'Afrique. Au contraire, les maladies du foie et de l'intestin, les flux dysentériques guérissent dans les contrées septentrionales. L'habileté du médecin consiste à prévoir et à éloigner l'action de toutes les causes morbifiques, et à en faire la base de son pronostic.

On doit établir une grande différence, au point de vue Caractère du pronostic, entre les maladies sporadiques et les épi- épidémique des démiques. En général, ces dernières sont violentes, péni- maladies. bles, de longue durée, lorsqu'elles n'entraînent pas rapidement la mort des sujets. On peut comparer, sous ce Il donne rapport, les deux formes du choléra, de la grippe, de la une gravité bronchite, ou bien la méningite simple et la méningite cé- extrême rébro-spinale épidémique. Il en est de même pour la dysen- au pronostic. terie et toutes les grandes épidémies de variole, de rougeole, de fièvre typhoïde, d'angine, de diphthérite, etc.

Personne n'ignore que toutes ces maladies exercent alors les plus cruels ravages, que les médications les plus diverses qui réussissaient auparavant, échouent, de la façon la plus désespérante, quand la maladie est devenue épidémique. Nous pourrions énumérer successivement presque toutes les maladies, et montrer que, quand elles revêtent cette forme, la mortalité, qui était de 8 à 10 pour 100, s'élève à 50, et même 75. C'est alors qu'il faut se rappeler les sages conseils de tous les épidémiographes : ne jamais promettre une guérison qui est fort douteuse, et surtout ne pas oublier que le pronostic varie aux différentes périodes de l'épidémie et dans les épidémies différentes. Au début du choléra de 1832, on ne sauvait pas un seul malade ; à la fin, un très-grand nombre échappèrent heureusement. On peut en dire autant de la suette, de la grippe et de ces terribles fléaux qui, comme la fièvre jaune et la peste, sévissent d'une manière endémique. Le pronostic change comme les phases mêmes de la maladie. On s'aperçoit de ces heureuses modifications dans l'intensité du mal, en voyant réussir toutes les médications qui avaient échoué auparavant.

*La mortalité est accrue.*

7° **Pronostic tiré des effets de la médication.** Le traitement peut fournir quelques données utiles pour le pronostic, en faisant mieux connaître la nature de la maladie, c'est-à-dire en servant de moyen de diagnostic. Nous n'avons pas à nous occuper de cette notion, qui n'a qu'un rapport indirect avec le pronostic. Quand nous voyons céder à un traitement spécifique une tumeur de la face ou des os du crâne, nous augurons bien de sa terminaison, parce que la nature syphilitique du mal nous est ainsi révélée. L'efficacité du quinquina dans une fièvre pseudo-continue, délirante ou comateuse annonce, à coup

*Pronostic tiré des effets de la médication.*

sûr, une heureuse solution de la maladie, parce qu'elle nous apprend qu'elle est due à l'intoxication paludéenne.

L'effet d'une médication est donc utile pour indiquer la nature et l'issue probable de la maladie. Quand on voit qu'elle agit favorablement soit en modérant l'acuité des symptômes, soit en leur imprimant une marche plus régulière et plus rapide, on est fondé à croire que la cause morbifique n'a qu'une faible intensité, que la médication agit favorablement sur le malade, qu'elle aide la nature et que celle-ci sortira victorieuse de la lutte. Dans tous les cas, on doit croire que la maladie se terminera par la guérison. Pour acquérir cette certitude, il faut qu'on ait choisi le traitement le mieux approprié à la nature du mal, et qui a reçu la sanction de l'expérience.

Telles sont les généralités dans lesquelles nous croyons devoir renfermer les règles qui peuvent guider le médecin dans l'art de pronostiquer. A des connaissances positives sur le diagnostic, à une expérience consommée, il faut encore qu'il joigne une méditation approfondie sur la maladie et le malade, un grand tact médical et une réserve extrême, qui doit modérer en lui le désir de rendre des oracles toujours scabreux et compromettants, lorsqu'ils ne sont pas vulgaires et faciles.

# ÉTIOLOGIE

## DES MALADIES.

Des causes
morbifiques en
général.

*Généralités sur les causes des maladies.* L'homme, soumis
aux lois générales qui régissent l'univers, est voué, d'une
manière fatale et nécessaire, à la destruction. Il doit à son
tour, à son heure, céder comme individu la place à d'autres
individus de la même espèce. Ce serait donc, par un privilége inouï, par une violation heureusement impossible
des lois naturelles, qu'il parviendrait à s'y soustraire.
S'il l'a tenté, s'il espère encore tous les jours parvenir à
une sorte d'immortalité qu'il poursuit dans ses rêves, il
faut avoir quelque pitié pour un sentiment respectable,
quoique exagéré, qui procède de l'instinct de la conservation. D'ailleurs, n'est-il pas ramené assez durement
vers la triste réalité, par le spectacle des maladies innombrables qui affligent son espèce et finissent toujours
par lui enlever le fatal contingent voulu par les causes
de la dépopulation? Il appartient au médecin philosophe
de les rechercher et de les approfondir. On donne le nom

Étiologie :
définition.

d'*étiologie* à l'étude des causes morbifiques; elle fait partie
intégrante de la pathologie générale. On trouve en outre
dans la pathologie spéciale la description des causes

Étiologie
générale et
spéciale.

propres à chaque espèce nosologique. La fonction de ces
deux étiologies, quoique distincte, embrasse tout le sujet.
Cependant voici l'hygiène qui vient à son tour revendiquer

l'étude des âges, des sexes, des tempéraments, des idio- Empiétement de l'hygiène.
syncrasies, de l'hérédité, des épidémies, en un mot toute
l'étiologie, dans un but de préservation, il est vrai, mais
qui touche de si près à la pathologie qu'on ne saurait
établir entre elles une ligne de démarcation bien tranchée. Nous avons déjà signalé, dans une autre partie de
ce livre, les empiétements de l'hygiène et montré que celle-
ci n'est souvent qu'une section de la physiologie et de la
pathologie (t. I, p. 8). Nous n'avons pas l'intention de lui
ravir les matières dont elle aime à traiter; nous voulons
seulement rendre à la pathologie générale ce qui lui
appartient, et à la physiologie l'histoire des âges, des
sexes, des races humaines, des constitutions et de tant
d'autres sujets dont on l'a dépossédée.

Les maladies ne peuvent provenir que des parents, du Coup d'œil général sur la pathogénie.
sujet lui-même ou des modificateurs qui constituent le
milieu ambiant. Cherchons dans ces trois sources fatales
la cause de toutes les maladies.

Il est aujourd'hui démontré que l'homme reçoit, de ses Maladies héréditaires ou transmises.
ascendants, le germe d'un certain nombre de maladies qui
se développent, à une époque variable de son existence.
On les désigne sous le nom de *maladies héréditaires;* elles
se produisent en vertu d'une loi qui préside à la formation
des êtres et qu'on appelle *loi d'imitation* ou *d'hérédité*
(Lucas), parce qu'elle reproduit, modifiés ou non les types
morbides qui existent chez les ascendants.

D'autres sont *innées,* c'est-à-dire qu'elles se dévelop- Maladies innées; congénitales.
pent chez l'homme au moment de la génération. Elles
sont dues à une autre loi naturelle qui préside à la procréation des types spécifiques et des variétés infinies
qu'on observe dans l'ordre normal et pathologique. Cette
loi a reçu le nom de *loi de l'innéité.* Ces maladies se dis-

III.                                              51

tinguent des héréditaires en ce qu'elles sont tout à fait différentes de celles qui affectent les générateurs ; on les appelle encore *congénitales*. (Exemples : monstruosités, déviations organiques.)

Maladies
contractées
pendant
la vie
intra-utérine.

Pendant l'évolution du fœtus, des causes nombreuses qui résident dans la mère ou qui viennent du dehors, agissent alors sur la mère, médiatement sur le fœtus, et peuvent ainsi déterminer des maladies. On les confond quelquefois, quoiqu'à tort, avec les maladies congénitales, parce qu'elles sont apportées par l'enfant au moment de sa naissance ; cependant rien n'est plus différent. La syphilis, par exemple, est héréditaire chez un enfant qui la reçoit de son père ou de sa mère ; elle ne saurait être innée ; en outre, elle peut être acquise pendant le cours de la vie intra-utérine. Il faut donc distinguer soigneuse-

Distinctes des
maladies
héréditaires.

ment, en principe comme en fait, ces trois conditions : 1° l'hérédité d'une maladie, 2° l'innéité, 3° le développement congénital d'une maladie contractée pendant le cours de la vie intra-utérine, et communiquée ou non par le père ou la mère (exemples : variole, syphilis, pneumonie, péritonite, etc.) Maintenant, que dans la pratique il soit difficile de dire en voyant un pied-bot, un bec-de-lièvre, s'il est inné ou s'il est accidentellement développé, pendant la grossesse, c'est une autre question. Les conditions pathologiques n'en restent pas moins très-différentes. Un enfant dans le sein de sa mère contracte les maladies dont elle est elle-même affectée, pendant tout le cours de la grossesse, de plus celles qui proviennent du père, ou enfin celles qui sont de cause externe. Pourquoi même ne s'en produirait-il pas, comme plus tard, de toutes spontanées ? La variole, une affection épidémique non contagieuse, une phlegmasie du foie, des méninges se déclarent chez le fœtus, comme chez le nouveau-né. En un mot, le fœtus est exposé à toutes les maladies qui le menaceront plus tard, et s'il est mieux protégé contre les causes extérieures, il a contre lui les maladies maternelles et paternelles.

L'hérédité et l'innéité pathologique, ou en d'autres termes les deux forces qui engendrent, au moment de la conception, les maladies semblables ou dissemblables, comprennent déjà un grand nombre d'affections internes. Cependant la fatalité pathologique qui poursuit l'homme est loin d'être renfermée tout entière dans l'intervention déjà si puissante de ces deux ordres de causes. D'autres maladies proviennent du milieu ambiant. Il en est enfin que rien ne peut expliquer et, il faut le dire, c'est le plus grand nombre. Il est impossible de rapporter à une cause appréciable une foule de maladies dont nous pourrions difficilement épuiser la liste, bien autrement longue que celle des maladies héréditaires et innées. La cause de presque toutes les maladies aiguës, (phlegmasie, hémorrhagies, fièvres non paludéennes, affections organiques non diathésiques, etc.) est encore à trouver.

Nous avons vu jusqu'à présent la maladie tirer son origine ; 1° du père ou de la mère, à l'époque de la génération ; 2° des deux pendant la vie fœtale ; 3° d'une force normale qui préside à la constitution des variétés et des types individuels qu'on appelle *la loi d'innéité*, loi fatale qui donne à l'organisme le triste privilége de recevoir, au moment où il se forme, le germe d'une future maladie qui non-seulement entraîne la mort, mais qui plus tard se reproduisant, en vertu de l'autre loi qu'on appelle *loi d'imitation ou d'hérédité*, fera périr ainsi la

Triste conséquence de la loi d'innéité et d'hérédité.

génération future ou, ce qui est plus terrible encore, causera de graves dégénérescences du corps et de l'espèce humaine, sans cependant la détruire.

**Maladies virulentes et contagieuses.** *Maladies contagieuses.* Les corps organisés qui vivent autour de nous, l'homme et les animaux, peuvent, lorsqu'ils sont frappés par la maladie, fournir des matières spécifiques qui reproduisent exactement la maladie dont ils sont atteints. On désigne sous le nom de *maladies contagieuses*, celles qui peuvent se propager ainsi au moyen d'une substance empruntée à l'organisme malade, inconnue dans sa nature, tantôt liquide et qui a reçu le nom de *virus*, tantôt se dégageant sous forme des particules volatiles, miscibles à l'air, qu'on appelle miasmes. La rage, la variole, la morve, le vaccin sont des maladies spécifiques contagieuses et *virulentes*; les typhus, la dysenterie, sont contagieuses et miasmatiques.

**Maladies spécifiques.** Enfin, on ne peut se dispenser de rapprocher de ces affections spéciales les maladies dues à un agent chimique appelé *poison* (colique saturnine, tremblement mercuriel), ou à un venin (rage, morsure de la vipère), ou à un agent insaisissable, comme l'est celui de la contagion, de l'infection et des grandes épidémies.

**Résumé : Elles sont très-disparates;** En résumé, sous le titre de maladies spécifiques, se trouvent comprises des affections très-différentes les unes des autres par leurs symptômes, leur nature, leur siége et même par leurs causes, qui offrent cependant un caractère commun d'une grande valeur. Il consiste dans la reproduction constante d'un certain nombre de phénomènes morbibes toujours les mêmes, aux va-**mais liées par un caractère commun; identité d'action et d'effet.** riations près que détermine l'influence individuelle; à part ce caractère, on ne peut rien établir de général sur des groupes nosologiques aussi disparates que le sont les maladies toxiques, virulentes, venimeuses, contagieuses, infectieuses, épidémiques. La cause qui produit le choléra, la peste, ou le règne non interrompu des affections bilieuses, est tout aussi spécifique que celle qui engendre la variole, la rage ou l'épilepsie saturnine.

La maladie a fréquemment sa raison d'être dans la matière de l'hygiène. Les modificateurs cosmiques qui composent le milieu ambiant varient à chaque instant, en intensité et en quantité. De là, naissent un très-grand nombre de maladies produites par la chaleur, le froid, la radiation solaire, le climat, les saisons et toutes les matières nocives qui se dégagent pendant l'exercice des professions.

*Causes cosmiques; maladies produites par les modificateurs cosmiques.*

En présence de ce macrocosme qui est dans une perpétuelle agitation et qui détermine tant de maladies, est placé le microcosme, c'est-à-dire l'homme dont l'organisme n'est pas soumis à moins de perturbations. Tantôt la prédominance d'une fonction importante, comme celle du cerveau, du système nerveux ou des organes générateurs, vient provoquer la maladie, tantôt c'est la faiblesse, l'excitation immodérée de ces mêmes organes qui en est la cause (travaux de l'esprit, émotions morales, excès vénériens, mouvements musculaires). L'homme, entraîné par ses passions, ou par les nécessités impérieuses que lui impose la société dans laquelle il vit, viole, à chaque instant, les règles de l'hygiène, et n'est rappelé à leur observance que par la perte de la santé ou même de la vie.

*Causes somatiques; maladies produites par l'organisme en fonctions.*

Enfin comme si ce n'était pas assez de tant de causes de destructions imposées, en quelque sorte, à l'homme comme condition de sa chétive existence, il en est d'autres encore qui apparaissent à des époques plus ou moins

*Maladies épidémiques.*

éloignées, et qui viennent le frapper, non plus isolément, mais en masse, à coups redoublés, décimant ainsi les populations des villes et des campagnes. Leur cause inconnue réside dans l'air, on les nomme *maladies épidémiques* (de ἐπὶ, sur, δῆμος, peuple), tandis que les maladies isolées, individuelles, ont reçu le nom de *sporadiques* (σποραδικὸς, dispersé).

Sporadique.

Maladies produites par voie de sympathie.

Nous n'en avons pas encore fini avec les causes de maladies. L'exercice immodéré d'une ou de plusieurs fonctions, certaines dispositions de la matière organisée (état statique), s'écartant du type physiologique, suffisent, comme on a pu le voir, pour amener la maladie. Il en sera de même, à plus forte raison, lorsque les organes seront lésés dans leur structure ou dans leurs fonctions. A leur tour ils exerceront sur ceux qui jouissent encore de leur intégrité, une fâcheuse influence, et ne tarderont pas à commander la maladie. C'est sous l'empire de cette cause puissante que naissent un grand nombre d'affections qu'on appelle *sympathiques*, et qui méritent de prendre place dans l'étiologie. (Voyez t. I, *Sympathie et causes somatiques*.) Une fois que les lois physiologiques ont été troublées dans un organe, cette sympathie si féconde en relations nécessaires et mutelle devient, à son tour, une cause de perturbation pour les autres viscères, et au lieu de leur envoyer, en quelque sorte, la santé, elle leur transmet la maladie.

Maladies traumatiques.

Après tant de causes morbifiques, nous n'avons plus qu'à signaler celles qui attaquent violemment, et, en quelque sorte à main armée, la structure et les conditions physiques, chimiques et dynamiques des organes. On les désigne sous le nom de *causes traumatiques* (de τραῦμα, blessure) ; les maladies qui en sont l'effet portent le

même nom. Ces causes sont toujours extérieures ; ce sont
des corps qui divisent, déchirent, contusionnent, écartent les tissus, changent leur situation, leurs rapports
naturels, ou bien des agents physiques qui les brûlent
ou les congèlent, des agents chimiques qui les décomposent, les détruisent (acides, alcalis, caustiques, vési-
cants, etc.).

Nous ne ferons que rappeler, pour mémoire, quelques
divisions auxquelles il est temps de renoncer. On distingue les causes en *externes* et en *internes*, suivant qu'elles
résident dans le monde extérieur ou dans l'organisme ;
en *locales* et en *générales*, parce qu'on suppose que l'action nocive peut s'attaquer à une portion limitée ou à la
totalité du corps. Les causes *traumatiques* elles-mêmes,
circonscrivent rarement leurs effets à un espace restreint
(hernie, contusion, piqûre, déchirure, luxation, fracture).

On ne saurait s'arrêter davantage à la division des causes en *physiques*, *chimiques*, *dynamiques*, suivant qu'elles
agissent en altérant les actes ou les propriétés physiques,
chimiques ou dynamiques des tissus et des organes.
Dans presque toutes les maladies, quelles qu'en soient
les causes, les trois ordres d'acte sont lésés simultanément, quoique à différents degrés, excepté pour quelques
agents externes chimiques ou physiques (caustiques, poisons, blessures). Les anciens voulaient qu'on distinguât
la cause *éloignée* et la cause *prochaine*, *essentielle* de la
maladie. La première prépare et amène le changement
intime qui est la cause prochaine, essentielle de la maladie : ainsi le froid est la cause éloignée de la pleurésie,
le travail phlegmasique de la plèvre en est la cause prochaine. Des aliments indigestes (causes éloignées) déterminent l'irritation sécrétoire qui est la cause prochaine

De quelques
divisions
des causes
des maladies :

locales
ou générales ;

traumatiques ;

physiques,
chimiques,
vitales.

Cause éloignée
et prochaine.

de la diarrhée. On voit que l'idée de cause prochaine se confond avec celle que nous attachons aujourd'hui au mot *nature de la maladie.*

**Stimulants et contre-stimulants.** En s'appuyant sur l'effet présumé des modificateurs, une école dogmatique célèbre, qui voulait remettre en honneur la doctrine de Thémison, a prétendu ramener toutes les causes morbifiques à deux types principaux, à l'irritation et à l'asthénie, à la stimulation et à la contre-stimulation. Il est à peine nécessaire d'ajouter que cette vue systématique, fausse sous tous les points, ne comprend qu'un petit nombre de causes.

**Causes prédisposantes.** On a partagé les causes en *prédisposantes et occasionnelles* : les premières préparent lentement et insensiblement l'organisme jusqu'à ce qu'une autre fasse déclarer la maladie. La prédisposition est donc une disposition latente de l'organisme, prête à éclater et semblable à l'amorce d'une arme à feu que l'étincelle seule peut enflammer; celle-ci correspond à la cause *excitante* ou *occasionnelle.* Cette comparaison, souvent employée, n'est pas d'une exactitude bien grande. Les anciens appelaient les premières procatartiques (προκαταρτική), les autres *proégoumènes* (προηγουμένη).

**Excitantes ou occasionnelles.** La cause *excitante* ou *occasionnelle* est toute modification accidentelle et rapide imprimée à l'organisme par un agent externe ou un trouble fonctionnel qui provoque le développement d'une maladie. Elle se surajoute à la prédisposition, et avec son concours produit la maladie (Gaubius). Un malade au tempérament sanguin reçoit une fâcheuse nouvelle, il est frappé d'hémorrhagie cérébrale. La cause prédisposante est le tempérament, la cause occasionnelle, l'émotion morale.

**Vices de cette division.** Dans un nombre considérable de cas la prédisposition est très-réelle, mais il est impossible d'en prouver l'existence. Il faut admettre aussi que la cause prédisposante, en acquérant une grande intensité, peut à elle seule, engendrer la maladie, et que la cause occasionnelle, à son tour, agissant avec énergie, peut très-bien se passer de la cause prédisposante ou procatartique. Ainsi, dans la très-grande majorité des cas, la prédisposition est un être de raison qui ne nous sert pas à grand'chose. La cause occasionnelle elle-même, plus facile à saisir parce qu'elle agit, à plus courte distance, de l'invasion du mal, nous échappe le plus ordinairement. Dès lors, demandons-nous comment il est possible d'établir une classification sur une donnée aussi incertaine, aussi fugace et même aussi fausse que celle tirée de la manière d'agir des causes. On objectera que l'âge, le sexe, le tempérament, l'idiosyncrasie, ne peuvent être considérés, à coup sûr, que comme des causes prédisposantes qui modifient à la longue tout l'organisme. En effet, ils paraissent agir ainsi dans un grand nombre de cas ; mais, dans bien d'autres, ce mode d'action est problématique, et même il est manifestement contraire à celui qu'on lui assigne dans une foule de maladies. Qualifier ainsi la transmission héréditaire du tubercule, du cancer, de l'épilepsie ou d'un bec-de-lièvre, c'est sacrifier au besoin par trop excessif d'une mauvaise classification, qu'on s'étonne de retrouver encore dans les ouvrages les plus récents. Elle ne comprend d'ailleurs qu'une très-petite portion des causes morbifiques, et fait perdre de vue ce qu'il y a de plus essentiel et de moins incertain en étiologie, le modificateur.

La cause des maladies ne peut résider que dans l'homme lui-même ou dans les modificateurs qui entre-

Classification des causes. Matière de l'étiologie.

Le modificateur
doit servir de
base
à l'étiologie.

tiennent sa vie et sa santé. Pour qu'ils produisent l'état morbide, il faut admettre qu'ils sont altérés dans leurs qualités et leur quantité ou qu'il s'y est ajouté un agent morbifique accidentel. Ainsi la *matière* de l'étiologie est identiquement la même que la *matière* de l'hygiène. Dans quel ordre convient-il d'exposer l'histoire des causes des maladies?

Nous ne pouvons renouveler les discussions sans nombre auxquelles a donné lieu l'établissement des classifications en hygiène (1). Disons seulement que, s'il est impossible en hygiène, c'est-à-dire lorsqu'il s'agit de l'homme sain, de faire l'histoire des agents et des modificateurs, suivant les effets qu'ils produisent, cet ordre est, à plus forte raison, impraticable pour la *matière* de l'étiologie qui ne saurait être étudiée d'après l'ordre physiologique, c'est-à-dire suivant les effets produits dans telle ou telle fonction. Sans doute il y aurait avantage à classer les agents morbifiques selon qu'ils portent sur le cerveau, le cœur, le poumon, le foie; mais comme la même cause produit des maladies très-différentes par leur siége et leur nature, comme le même agent se fait sentir soit en même temps, soit tour à tour, sur les mêmes appareils, il faut renoncer à asseoir la classification sur les effets morbides. Nous avons fait remarquer que la division des causes en prédisposantes, occasionnelles et spécifiques, était encore plus mauvaise, pour les mêmes raisons; nous ne devons donc pas hésiter à suivre la classification de Galien et de Hallé, c'est-à-dire à chercher les causes pa-thogéniques dans les modificateurs qui les produisent, et

(1) Voir un travail que nous avons publié sur ce sujet : *Mémoire pour servir à l'étude de l'hygiène et à l'établissement d'une classification des matières de cette science* (*Revue médicale*, septembre 1839).

à tout subordonner à ceux-ci. De cette manière, nous ne préjugeons rien sur le mode d'action des causes, et nous pouvons saisir les différences et les analogies qui existent entre elles (1).

Tout est à faire en étiologie ; elle est la partie la plus difficile et la moins avancée de la médecine. Si l'on veut lui imprimer une direction utile, il faut renoncer à ces vieux errements, à ces divisions surannées qui cachent une ignorance absolue de la manière d'agir des causes, sous des mots vides de sens. Depuis le commencement de ce siècle, et surtout, dans ces dernières années, on a compris que les études physiologiques et pathologiques pouvaient seules conduire à quelques découvertes en étiologie. Les données les plus précises que nous possé- dions sur la manière d'agir du froid, du chaud, de l'humidité, de l'air, sur les effets des substances alimentaires, proviennent de l'expérimentation ; nous lui sommes redevables de tout ce que nous savons de plus positif sur un certain nombre de causes de maladie. En persévérant dans cette direction, en lui associant l'observation attentive des symptômes et des altérations anatomiques, on parviendra à fonder quelque chose de durable.

L'étiologie est peu avancée.

La physiologie seule peut l'éclairer, ainsi que la pathologie.

L'application de la statistique à l'étiologie a rendu quelques services ; mais il faut s'en servir avec précaution, et seulement dans les circonstances où elle peut être appliquée avec quelque rigueur. Il n'est pas besoin de dire qu'il faut un jugement bien sûr pour analyser les éléments nombreux, hétérogènes, complexes qui constituent l'étiologie, pour rapprocher des faits de

Emploi de la statistique.

(1) Voyez aussi thèse de concours pour l'agrégation : *Déterminer la part des causes occasionnelles dans la production des maladies.* Paris, 1838.

même nature et de même valeur, et en tirer des résultats comparables.

**Classification des matières de l'étiologie.** Voici de quelle manière doivent être étudiés, suivant nous, les nombreux sujets qui forment la matière de l'étiologie.

Une première classe renferme les causes qui dépendent du corps humain ; les secondes, celles qui ont leur point de départ dans le cosmos ou milieu ambiant.

Les premières, que nous nommerons *somatiques* (de σῶμα, corps) ou corporelles, tiennent à l'organisation, à la texture des tissus considérés comme support de la maladie ; les autres à l'activité fonctionnelle exubérante, ou diminuée, d'un ou de plusieurs appareils. De là est venue la division des modificateurs en statiques et fonctionnels, ou mieux dynamiques.

### Iʳᵉ CLASSE. — CAUSES SOMATIQUES.

*Premier ordre. Causes somatiques statiques.* On voit figurer, parmi elles, les modificateurs tels que : I. l'âge ; II. le sexe ; III. le tempérament ; IV. la constitution ; V. l'idiosyncrasie ; VI. les races ; VII. les prédominances organiques ; VIII. l'hérédité ; IX. la diathèse ; X. la prédisposition ; XI. la constitution stationnaire ; XII. la susceptibilité et l'immunité morbides.

*Deuxième ordre. Causes somatiques fonctionnelles ou dynamiques,* ou action pathologique exercée, sur l'organisme, par une ou plusieurs fonctions accrues, diminuées ou perverties. De cette prédominance ou de cette inertie fonctionnelle, résultent les dérangements de la santé qui forment un ordre à part, dans la pathologie. Nous examinerons successivement les actions exercées :

I. par les facultés intellectuelles ; II. les sensations ; III. les mouvements ; IV. les fonctions génitales (menstrues, grossesse, excès vénériens, masturbation); V. par la digestion (réplétion, abstinence); VI. enfin par les excrétions.

*Troisième ordre. Causes somatiques qui consistent dans une action pathogénique exercée par l'homme déjà malade, soit sur lui-même, soit sur d'autres hommes, auxquels il transmet une maladie semblable à celle dont il est atteint ou différente.* Nous nous proposons de rechercher comment les maladies engendrent d'autres maladies, soit sur le sujet lui-même, soit sur des hommes sains placés dans sa sphère d'action (maladies sympathiques, infection et contagion).

1° *Action pathogénique de l'homme malade sur lui-même.* Nous indiquerons, d'une manière générale, les influences que les maladies du cœur, du poumon et des autres viscères ont, sur le développement de quelques autres maladies; nous indiquerons aussi les affections développées par sympathie et les faits curieux d'antagonisme.

2° *Action pathogénique de l'homme sain ou malade sur d'autres hommes.* Nous y trouvons les affections causées par des principes nuisibles, développés dans un organisme sain ou malade et transmis à un organisme sain; telles sont : les maladies, 1° infectieuses, 2° contagieuses, 3° virulentes. Les contagieuses comprennent des maladies dues à la transmission d'un entozoaire d'un sujet à un autre (gale), ou d'un cryptogame, comme dans le muguet, la teigne faveuse, le *porrigo decalvans*, la mentagre et d'autres encore.

## II<sup>e</sup> CLASSE. — CAUSES COSMIQUES.

Elles comprennent toutes les modifications qui résident,

1° dans l'atmosphère ; 2° dans la terre elle-même ; 3° dans le système planétaire.

*Premier ordre. Causes atmosphériques : Modificateurs généraux : pesanteur, calorique, lumière, électricité.*

*Deuxième ordre.* Air, humidité, vents et causes morbifiques qui consistent en agents contenus accidentellement dans l'air. Les uns sont saisissables, les autres ne se manifestent que par leurs effets.

1° Causes morbifiques saisissables, provenant des différentes substances qui sont employées dans les arts : A. substances minérales (intoxication saturnine, mercurielle, cuivreuse, poussière siliceuse, de charbon, etc.); B. végétales; C. animales (méphitisme).

2° *Causes atmosphériques insaisissables.* Les agents qui les constituent échappent à nos moyens d'investigation, mais se manifestent par leurs effets; ils ont l'air pour support.

Il faut rapporter à cette cause : 1° les *constitutions médicales; 2° les épidémies accidentelles ou grandes épidémies.*

*Troisième ordre. Ingesta* ou substances empruntées aux différents corps de la nature et destinées à l'alimentation (aliments et boissons).

*Quatrième ordre. Causes telluriques qui dépendent de la constitution géologique du globe :* altitude, localités, eaux, effluves marécageux, émanation du sol, culture, défrichement, déboisement, drainage, inondation; endémie et maladies endémiques.

*Cinquième ordre. Causes sidérales :* attraction, mouvement diurne et nocturne ou nycthémère, saison et constitution saisonnière.

*Sixième ordre. Causes cosmiques multiples.* Un grand nombre de causes pathogéniques, très-difficiles à analyser et à séparer les unes des autres, interviennent souvent dans la production des maladies : A, climat; B, géographie médicale; C, antagonisme médical.

### IIIᵉ Classe. — Causes traumatiques.

On doit réserver une classe à part aux agents traumatiques dont les effets sont plus particulièrement étudiés par le chirurgien, mais qui produisent également un certain nombre de maladies internes.

L'ordre que nous venons de tracer est une simple énumération méthodique des divers sujets qui composent la matière de l'étiologie. Il offre à l'esprit un moyen facile de réunir les causes nombreuses des maladies; il permet d'exposer facilement l'état de la science, et montre la voie dans laquelle il faut s'engager si l'on veut parvenir à quelques découvertes, en étiologie.

### Iʳᵉ Classe. — Causes somatiques.

Nous désignons sous le nom de *cause somatique ou corporelle*, toute modification de structure ou de fonction, capable de produire la maladie, et antérieure à toute manifestation pathologique. Il faut qu'elle soit le fait primordial, et qu'on ne puisse pas la considérer comme la maladie même. Le tempérament sanguin, l'hérédité, la diathèse, voilà trois causes somatiques qui déterminent des maladies. Si, au lieu de ces causes somatiques inhérentes à la structure et que nous avons nommées *statiques*, qu'on pourrait encore appeler *plastiques*, *matérielles*, nous prenons les causes somatiques fonctionnelles, c'est-à-dire l'organe en action (*in actu*), nous y

*[marginal notes:]* Causes somatiques.

1° État statique;

2° Fonctionnel.

trouvons un autre ordre de causes fréquentes de maladies. Il suffit de nommer la dentition, la menstruation, la grossesse, les émotions morales, l'imitation, pour qu'on comprenne l'importance de ces causes morbifiques.

**3° État pathologique du corps.**

Le corps d'un homme, actuellement malade, peut devenir, à son tour, comme les organismes vivants ou morts, végétaux et animaux, un foyer de maladies qui seront alors transmises à l'homme sain. Ainsi naissent les virus et les agents de la contagion et de l'infection.

Les maladies qui se développent dans le corps humain peuvent devenir l'occasion d'une autre maladie qui occupe alors un second organe sur lequel le premier a porté son action sympathique (maladies sympathiques); nous les avons nommées aussi causes somatiques parce qu'elles sont engendrées par le corps malade. Nous n'avons pu trouver une expression plus courte ni plus claire pour rendre notre pensée.

## Iᵉʳ Ordre. Causes somatiques, statiques.

**Causes somatiques statiques.**

Elles comprennent : 1° l'âge; 2° le sexe; 3° le tempérament; 4° la constitution; 5° l'idiosyncrasie; 6° les races; 7° les prédominances organiques; 8° l'hérédité; 9° la diathèse; 10° la prédisposition; 11° la constitution stationnaire; 12° la susceptibilité et l'immunité morbides.

## I. Age.

**Age.**

Nous aurons soin d'écarter de nos études, purement étiologiques, toutes les vaines descriptions dans lesquelles on reproduit les documents qui se retrouvent dans tous les livres d'hygiène et de physiologie. On sait combien sont nombreuses les divisions des âges proposées par les auteurs; celle qui nous paraît mériter la préférence doit reposer sur l'étiologie, et correspondre aux époques où certaines maladies deviennent plus fréquentes.

1° *Premier âge; jusqu'à sept mois.* L'activité dont jouit la peau, les causes incessantes d'irritation qui l'environnent, déterminent l'éruption d'impétigo, d'eczéma, d'érythème, etc., sur diverses parties du corps, au cuir chevelu, à la face, sur le ventre (gourmes, croûtes de lait). La peau se couvre facilement de pustules, d'ulcérations, d'érosions superficielles qui amènent des suintements fétides sur les fesses, les parties génitales, les talons, les malléoles. *Nouveau-né. Maladies de la peau;*

Le tube digestif n'est pas moins stimulé que la peau. *du tube digestif;* Le travail incessant qui s'y passe le dispose, lorsqu'il excède certaines limites physiologiques, aux congestions, aux phlegmasies, même à des altérations plus profondes, au ramollissement de la membrane gastro-intestinale. De là les vomissements, les diarrhées légères ou violentes, incoercibles, et de formes diverses, qu'on observe chez le nouveau-né.

La bouche se couvre souvent d'aphthes, de muguet; la muqueuse s'enflamme (stomatite simple, diphthéritique).

L'appareil respiratoire, qui vient de recevoir, à son tour, un aliment inusité pour lui, est le siége d'une hyperémie physiologique, ainsi que la membrane muqueuse du nez, du larynx et des bronches. Si la faiblesse native, une mauvaise nourriture, l'action du froid, empêchent cette congestion de se régulariser, il en résulte des coryza, des bronchites, et surtout des affections du poumon qu'on a rassemblées, sous la dénomination commune de *pneumonie*, quoique la nature phlegmasique d'un grand nombre d'entre elles soit loin d'être prouvée. Souvent ce sont de simples flux, des hypercrinies qui ont lieu, *de l'appareil respiratoire.*

soit sur la conjonctive (ophthalmie), soit sur la membrane interne du nez ou sur les bronches, etc. Le flux intestinal est souvent de même nature, comme on le voit dans certains pays, ou sous l'empire des constitutions épidémiques. L'étroitesse de la glotte, jointe à la faiblesse des puissances respiratoires, à la gêne de la circulation cardiaque et pulmonaire, à la facile convulsion des tissus contractiles, explique la fréquence et l'intensité des dyspnées et de l'asphyxie.

*Calorification.* Nous signalerons encore la faiblesse de la calorification qui a besoin d'être aidée, dans les premiers mois de la naissance. Aussi lorsque l'enfant est soumis à des causes de réfrigération, la résistance qu'il y oppose est aisément vaincue ; et c'est là une nouvelle cause de congestions pulmonaires d'affection catarrhale. Le sclérème, l'algidité et la cyanose congénitale, dépendent de la faiblesse du cœur, des capillaires généraux et des mouvements moléculaires qui s'y passent.

*OEdème dur ; cyanose ; algidité.*

L'organisation encore délicate du système nerveux, et probablement aussi le nombre considérable des sympathies que lui envoient tous les viscères dont les fonctions sont suractivées, favorisent le développement des convulsions éclamptiques, du strabisme, et des contractures partielles qui persistent, parfois durant la vie entière.

*Lésion de la sécrétion hépatique.*

On a prétendu, d'après une vue physiologique, qui est de la plus grande exactitude, que l'éveil des fonctions hépatiques devait produire des maladies du foie ; mais on ignore en quoi elles consistent. Peut-être pourrait-on leur rapporter les flux de bile verte qui constitue les mauvaises selles des enfants et prend une grande part à la production de la diarrhée. L'ictère n'est point rare.

*Deuxième enfance.*

2° *Deuxième enfance.* De sept mois à deux ans, des

changements essentiels ont lieu dans la structure et les fonctions. Le sevrage et la dentition amènent quelques accidents qui ont été, à tort, exagérés ou amoindris. Les aliments qui remplacent le lait sont souvent mal digérés et produisent des vomissements, des coliques, de la diarrhée ; la bouche se remplit de muguet, d'aphthes ; on retrouve en un mot les maladies de l'âge précédent.

*Sevrage.*

*Dentition.*

Le travail odontalgique est un acte physiologique qui ne détermine des phénomènes morbides, qu'en raison de l'affaiblissement ou du mauvais état de la constitution. Lorsque l'hyperémie locale dépasse son degré normal, elle produit des phlegmasies, du muguet, des exsudats plastiques, des aphthes ; au visage, des rougeurs, des eczéma, etc. Le retentissement sympathique se traduit aussi par des hyperémies cérébrales et méningées, par des convulsions, des flux muqueux de l'intestin, des vomissements, du délire, etc.

3° *De deux ans à l'âge de la puberté* (douze ou quinze ans). L'activité de toutes les fonctions qui va croissant, et qui se répartit, d'ailleurs, à peu près également sur tous les organes, est la cause d'un très-grand nombre de maladies qui se montrent, à cette époque. En voici une courte indication : les exanthèmes (variole, rougeole, scarlatine) ; la coqueluche (d'un à sept ans surtout) ; la pneumonie lobulaire ; le croup (d'un à cinq ans) ; la chorée (maximum de six à onze ans, et ensuite aux approches de la puberté) ; la méningo-encéphalite simple ou tuberculeuse (surtout entre deux et sept ans) ; les ascarides lombricoïdes et vermiculaires. Cette énumération nous apprend seulement que ces maladies sont plus fréquentes à ces âges, mais nous ne savons pas pourquoi.

*De deux à quinze ans.*

Par contre, d'autres sont beaucoup plus rares. La folie

ne se montre qu'exceptionnellement avant dix-sept ans ; elle augmente tout à coup de fréquence, de vingt à trente ans (Guislain). Le suicide est très-rare chez les enfants avant l'époque de la puberté. Sur 10,000 suicides, on en compte 443 de seize à vingt ans.

Puberté. *Puberté chez l'homme et la femme.* Les maladies nombreuses qui se déclarent, à cette époque de la vie, l'avaient fait considérer par les anciens comme *climatérique*, c'est-à-dire comme étant marquée par des changements essentiels. En effet, on peut dire que, chez la femme surtout, l'âge où s'achève le développement des organes génitaux, et où ils entrent en fonctions, est une des périodes les plus *critiques* de son existence. Comme c'est exclusivement à l'état fonctionnel de ces organes qu'est due l'influence souvent néfaste qu'ils exercent sur la constitution, nous en parlerons plus loin, avec les détails nécessaires (Voyez *Causes somatiques fonctionnelles*).

Age adulte. 4° *Age adulte* (de vingt à trente ans). Nous devons rappeler seulement, pour mémoire, et sans que nous en sachions le motif, que certaines maladies sont très-rares avant vingt-cinq ans ; tels sont le cancer en général et celui de l'estomac et de l'utérus en particulier, la congestion, l'hémorrhagie cérébrale, la goutte ; au contraire, de vingt à vingt-cinq ans, le rhumatisme articulaire, la fièvre typhoïde, la phthisie pulmonaire, la pneumonie, les névroses, ont leur maximum de fréquence.

Age viril. 5° *Age viril* (de trente à quarante ans) : Mêmes observations.

Age de retour, âge critique. *Age de retour ; âge critique* (de quarante à soixante ans). Chez l'homme, l'affaiblissement des fonctions génitales, chez la femme la cessation des menstrues, apportent des modifications profondes qui se traduisent par des maladies que nous indiquerons plus loin (Voyez *Causes somatiques fonctionnelles*). Les maladies qui paraissent à cet âge sont la goutte, cancer des viscères, les maladies chroniques de l'utérus, des ovaires, de la vessie chez l'homme, les hémorrhoïdes, les affections du cœur et du foie, les flux chroniques des membranes muqueuses.

*Vieillesse.* La pathologie des vieillards est caractérisée spécialement par des maladies dont le développement s'explique par les modifications de structure et de fonctions qu'amènent les progrès de l'âge. Le champ de la circulation capillaire surtout se restreint chaque jour davantage, non-seulement à la peau, mais dans l'organe vasculaire par excellence, dans le poumon. Les vaisseaux capillaires s'oblitèrent ou subissent d'autres altérations. A cette cause et à d'autres encore tiennent : A, la réfrigération facile ; B, la mortification des parties périphériques ; C, l'atrophie de presque tous les tissus et en particulier des muscles et du poumon, (emphysème sénile) ; D, l'incrustation calcaire des cartilages et des tissus fibreux et élastiques, l'ossification et la fragilité des artères, d'où l'hémorrhagie et le ramollissement cérébral. Cet état de choses favorise le développement des maladies du cœur et des bronches, les bronchorrhées, les catarrhes avec emphysème et les hyperémies tantôt mécaniques, asthéniques, tantôt inflammatoires qu'on désigne souvent, quoique à tort, sous le nom de *pneumonie* et de *bronchopneumonie*. L'inertie des muscles de la vie de relation s'étend à ceux de l'estomac et de l'intestin : d'où l'anorexie, la dyspepsie, la constipation habituelles. Les hémorrhoïdes, la dilatation du rectum, la fissure, sont les effets très-ordinaires de ces maladies.

L'asthénie graduelle du système nerveux cérébro-spi-

Vieillesse.

Maladies dues aux troubles de la circulation: A. générale. B. capillaire.

Atrophie.

Faiblesse musculaire.

nal, donne lieu à la faiblesse des membres, à l'incertitude de la marche, à la diminution lente ou rapide de l'intelligence (démence sénile), à l'imbécillité, à la paralysie générale.

La même asthénie frappe les organes génitaux urinaires. Outre l'impuissance sénile qui est lente ou rapide, tardive ou prématurée, complète ou incomplète, on observe en outre presque toutes les maladies de la vessie et des reins. Le réservoir urinaire s'enflamme, il s'y développe des concrétions calcaires, et souvent la phlegmasie qu'elles produisent remonte jusque dans les reins (néphrite, pyélo-néphrite calculeuse).

En jetant un coup d'œil rétrospectif sur les causes morbifiques qu'on est en droit d'attribuer à l'âge, les unes ne peuvent être expliquées par aucun changement organique appréciable, et nous en sommes réduits à constater le fait ; les autres sont préparées longuement ou produites brusquement par des modifications de structure. L'étiologie moderne a fait quelques progrès dans la connaissance des maladies que provoquent ces modifications.

*Maladies dites de croissance.* Nous devons nous demander s'il existe des maladies de *croissance ou de développement*, c'est-à-dire produites par le développement excessif, trop rapide, insuffisant et anormal du corps ou par le seul fait de la suractivité de certains appareils. On a cité, comme exemples de maladies de ce genre, les accidents qui appartiennent au rachitisme, à la scrofule, ou qui accompagnent la dentition, la puberté, l'évolution des organes génitaux, le retour d'âge, etc. Il faut reconnaître qu'il existe des maladies produites par l'influence que ne manquent pas d'exercer sur tout l'organisme, l'évolution, la surexcitation ou l'in-

> Maladies de développement.

activité relative de certains appareils, à des époques
déterminées de la vie.

C'est ainsi qu'un mouvement fébrile éphémère ou *Le développement est cause de maladie;*
continu, des douleurs musculaires, osseuses, de la céphal-
algie, des convulsions, des congestions inflammatoires,
peuvent se manifester à l'époque de la dentition et de la
puberté. Quand une maladie se manifeste au milieu de
pareilles circonstances, on ne doit pas lui donner le nom
de *maladie de développement*. Ce serait, par un étrange
abus de mots, qu'on en viendrait à considérer comme
telles les maladies nombreuses qui coïncident avec les
âges et avec la prédominance statique et fonctionnelle
de certaines organes.

Les conditions physiologiques, dans lesquelles se trouvent alors les sujets qui deviennent ainsi malades, jouent
tantôt le rôle de causes prédisposantes, tantôt celui
d'occasionnelles. Un exemple fera mieux ressortir cette
double influence. Un enfant de quinze mois, fatigué par
une nourriture insuffisante ou mal dirigée, vient à être
sevré brusquement : il contracte une diarrhée, une
pneumonie ou une méningite. Dans ce cas le sevrage
doit être regardé comme une prédisposition à la maladie.
La puberté et l'âge critique, chez la femme, peuvent aussi,
pour d'autres raisons physiologiques, créer un véritable
opportunité pour la maladie. On pourrait en dire autant
de tous les âges de la vie. Quelquefois les phases d'une
croissance trop rapide et prématurée agissent comme
cause occasionnelle de la phthisie, de la scrofule, du
rachitisme, auxquels le sujet était alors prédisposé; mais
on ne peut donner le nom de *maladies de développement* *mais il n'y pas de maladies qui aboutissent au développement.*
à celles qui se développent sous des pareilles influences.
Ainsi, en résumé, les âges sont des causes déterminantes

ou prédisposantes des maladies qu'on ne saurait considérer comme maladies de développement. Les seules peut-
être qui mériteraient ce nom seraient la chlorose chez la
jeune fille, la névropathie de l'âge critique, le rachitisme
et les accidents de la dentition.

## II. Sexe.

Sexe.

**A. Sexe féminin.** Nous parlerons plus loin des influences pathogéniques dues à la menstruation, à la
grossesse, à l'accouchement, à la lactation et à la ménopause. (Voyez *Causes somatiques fonctionnelles.*) D'autres
maladies, spéciales à la femme, ont leur cause dans l'u-
térus ; nous n'avons pas à nous en occuper. Il nous reste
donc à examiner celles qui semblent réellement statiques,
c'est-à-dire produites par les conditions de structure.

Tempérament.

Il faut attribuer au tempérament nerveux et lymphatique de la femme, agissant à titre de cause prédisposante, toutes les névroses, telles que l'hystérie, la catalepsie, la chorée, les névralgies, la coqueluche.

État
constitutionnel
du sang.

Une différence fondamentale qui existe entre la femme et
l'homme, au point de vue pathogénique, tient à la constitution chimique du sang qui est, chez celle-ci, plus pauvre
en globules, en albumine et en sels, plus riche en eau et par
conséquent moins vivifiant, moins fortifiant, sous tous les
rapports. Cette constitution propre du sang peut expliquer
la production, si facile de la chlorose et la prédominance
des accidents nerveux, de l'ataxie et de l'adynamie, dans

Névropathie
et influence des
organes génitaux.

un grand nombre d'affections internes. Ajoutons que l'influence de la menstruation, des plaisirs vénériens, de la
grossesse, se fait sentir dans la production d'un très-grand
nombre de maladies. On peut dire que toute la pathologie

de la femme reflète les troubles des fonctions utérines et l'excitation du système nerveux.

La femme est aussi plus sujette que l'homme à la phthisie pulmonaire, à toutes les époques de sa vie. Après l'âge critique, elle contracte les affections de l'homme, y compris la goutte et la gravelle.

B. **Sexe masculin**. Les maladies auxquelles l'expo- Sexe masculin, sent les diverses professions qu'il exerce, comme le rhumatisme, la pneumonie, l'angine, doivent être mises à part. Il en est de même de celles qui siégent dans les organes génitaux. Quant aux affections vésicales et des reins, il y est infiniment plus sujet que la femme, en raison de la structure de l'urètre et des maladies qui s'y développent. On a prétendu que le cancer de l'estomac, du foie, de l'intestin, que le croup, que l'emphysème, les maladies du cœur, la paralysie générale et la folie sont beaucoup plus communs chez lui que chez la femme ?

## III. Du tempérament.

Prenez un malade au hasard ; demandez quel est son Du tempérament. tempérament, et vous obtiendrez des réponses fort différentes, les unes des autres. C'est qu'en effet, malgré les dissertations nombreuses auxquelles on s'est livré sur ce sujet, on n'a pas encore réussi à se mettre d'accord sur le nombre et le caractère des tempéraments. Quand la maladie et toutes les modifications que les professions, les habitudes, le climat entraînent avec eux ont laissé leur empreinte sur l'organisme, il est bien difficile de reconnaître les caractères du tempérament, qu'on peut définir un *état général inné ou acquis, compatible avec la santé, et créant chez l'individu une forte prédisposition à la maladie.* Quand il est inné il appartient à la classe des diathèses que nous étudierons plus loin.

Il n'existe que deux tempéraments.

Les deux seules dispositions individuelles, qui nous paraissent hors de toute contestation, dépendent de la prédominance d'un ou des deux éléments qui entrent dans la constitution propre du corps, à savoir du sang et du système nerveux.

Tempérament sanguin.

1° **Le tempérament sanguin** est marqué d'abord par un état statique du sang fort remarquable, l'accroissement de la quantité des globules et la proportion plus grande de tout le liquide circulatoire. Le second état dynamique, consiste dans la suractivité fonctionnelle des capillaires généraux et parenchymateux. La raison d'être des maladies, dont le développement est favorisé par le tempérament sanguin, se trouve dans les deux conditions physiologiques qui viennent d'être indiquées. La pléthore, qui n'en est que l'exagération morbide, engendre, comme chacun le sait, les congestions sanguines sthéniques et les hémorrhagies. Ainsi l'augmentation des globules, de la quantité du sang et l'activité des capillaires, telles sont les causes des maladies qu'on est en droit de rapporter au tempérament sanguin.

Il est dû, en grande partie, à la composition du sang.

On a prétendu à tort que ce tempérament produisait l'inflammation ; il faut bien d'autres causes. Il est vrai qu'une fois développés, les phénomènes de congestion et de suppuration prennent une intensité très-grande et s'étendent au loin, parce qu'ils trouvent un aliment dans la constitution du sang et dans la circulation capillaire ; c'est ce qui a fait croire pendant si longtemps que cet état organique favorise le développement de l'inflammation.

Si de ces généralités nous descendons à quelques applications spéciales, nous aurons à signaler plus d'une erreur répétée dans un grand nombre de livres. Non, la pneumonie, la pleurésie, la bronchite, l'angine ne sont pas plus fréquentes chez les hommes sanguins que chez les autres ; elles s'y montrent seulement avec plus de violence. La théorie et non la clinique a seule pu faire croire le contraire. A-t-on prouvé que le rhumatisme articulaire, que les phlegmasies membraneuse et parenchymateuse sont plus communs chez les individus sanguins? Tous ceux qui ont observé un grand nombre de malades répondront, avec nous, que les phlegmasies, les congestions, par appauvrissement du sang et par atonie du solide sont beaucoup plus fréquentes que celles qui tiennent à des conditions morbides opposées. Broussais a mis ce fait hors de toute contestation, et montré, que chez les sujets frappés d'adynamie et d'affection chronique qui ont fortement débilité la constitution, les phlegmasies sont communes. Ajoutons que les maladies qui se déclarent chez ceux qui ont le tempérament sanguin lui empruntent quelques traits généraux : de là les formes inflammatoires de la fièvre typhoïde, du typhus, de la fièvre puerpérale, des exanthèmes et de tant d'autres maladies, si différentes par la nature et leur siége, réunies seulement par les signes propres à l'état statique que nous décrivons, et qui consistent surtout dans l'excitation du système sanguin et de ses capillaires généraux (rougeur des tissus, turgescence, sueur, accroissement de la calorification (Voyez *Pléthore* et *Inflammation*). C'est là également ce qui a faire dire, à tort, que le tempérament sanguin prédispose à la fièvre. Nous croyons que les propriétés plus excitantes du sang et l'activité de la circulation doivent favoriser le dévelop-

*Maladies auxquelles il prédispose.*

*On a cité les inflammations?*

pement de l'hypertrophie du cœur, des altérations de l'aorte et des gros vaisseaux, peut-être de la phlébite.

Température
lymphatique.

B. *Tempérament lymphatique.* Si l'on suppose un état du sang, des capillaires et de la circulation générale tout à fait opposé au précédent, on a l'ensemble des caractères du *tempérament lymphatique*. La diminution des globules et des quantités du sang, la faiblesse relative des vaisseaux capillaires et la prédominance d'action et de développement du système lymphatique, produisent des phénomènes qui se dessinent nettement chez un certains nombre d'individus. La femme et l'enfant en offrent fréquemment les traits les mieux accusés. Chez la première, le système nerveux, souvent prépondérant, vient y mêler quelques-uns de ses caractères spécifiques (tempérament lymphatique et nerveux).

Pathogénie.

L'influence pathogénique de ce tempérament n'est pas mieux déterminée que celle du précédent. Tandis que les uns lui attribuent la scrofule, la tuberculisation pulmonaire, la carie, les tumeurs blanches, le rachitisme, etc., les autres refusent de reconnaître un empire si étendu : et nous sommes de ce nombre. Que le tempérament crée une prédisposition aux maladies, à cause de la faible résistance que leur oppose une constitution dégénérée, rien de plus vrai; mais, à coup sûr, la scrofule et le rachitisme ne sont pas des provenances directes du tempérament lymphatique. Il faut autre chose qu'un lymphatique pour faire un scrofuleux ou un phthisique.

Maladies
des membranes
muqueuses.
Congestions
sanguines et flux.

Les maladies auxquelles ce tempérament dispose l'organisme sont les congestions sanguines atoniques, le flux des membranes muqueuses, le catarrhe nasal, bronchique, la leucorrhée, les diarrhées, les affections vermineuses, l'ophthalmie et le catarrhe vésical, peut-être aussi les dermatoses, surtout l'impétigo, l'eczéma, le favus et les maladies du cuir chevelu. On a aussi parlé de la fréquence plus grande du goître et du crétinisme : mais ce fait est loin d'être prouvé.

Le tempérament lymphatique, contrairement à ce que fait le sanguin, donne aux maladies intercurrentes une forme chronique mieux accusée, détermine peu de réaction, moins de fièvre ; rend plus difficile la résolution et la convalescence. Si l'on a cru remarquer que les affections de l'utérus, les déplacements et les engorgements surtout, sont plus communs chez les lymphatiques c'est parce qu'on a confondu souvent, avec ce tempérament l'état morbide général auquel donnent lieu les affections utérines, et aussi parce qu'il est l'attribut spécial de la femme. On peut dire seulement qu'il prédispose aux névroses et aux névralgies.

*Il imprime aux maladies un caractère spécial.*

2° **Tempérament nerveux.** Dû à la prédominance d'action du système nerveux, ce tempérament, qui a été le sujet de tant de fleurs de rhétorique, se reconnaît à des troubles de la sensibilité, de la motilité et de l'intelligence, qui confinent souvent à l'état pathologique, et qu'on a réunis, à tort, sous le titre de *tempérament*. La constitution appauvrie du sang, la diminution des globules et la proportion accrue du sérum, contribuent presque toujours à en exagérer les caractères ; aussi toutes les causes qui agissent sur ces deux éléments (système nerveux et sang) dans le sens indiqué, comme la menstruation, la grossesse, la puberté, la chlorose, le retour d'âge, en donnant une grande intensité aux phénomènes physiologiques, finissent par déterminer la maladie.

*2° Tempérament nerveux.*

On ne peut nier que toutes les névroses sans exception, et surtout l'hystérie, la chorée, l'épilepsie, les né-

*Il produit les névroses et les maladies convulsives.*

vralgies, les viscéralgies, la gastralgie, les spasmes musculaires de tout genre, du pharynx, de l'œsophage, les
convulsions générales et partielles, ne soient singulièrement
favorisées dans leur développement par le tempérament
nerveux. Mais pour que ces faits d'observation pussent
acquérir toute certitude, il faudrait distinguer les uns
des autres les phénomènes d'ordre pathologique. Ce
qu'on prend pour des signes du tempérament nerveux
est souvent l'effet, soit d'une névrose, soit d'une névrosthénie générale encore peu apparente, quoique trop
réelle. Combien ne voit-on pas d'hypocondrie, d'hystérie,
de troubles psychiques, dont les premiers symptômes sont
à peine accusés, passer pour les phénomènes presque normaux du tempérament nerveux, tandis qu'ils sont déjà les
symptômes avérés d'une névrose ou d'une maladie mentale ! Les médecins aliénistes ont tous remarqué que le
tempérament nerveux héréditaire, prédispose à la folie.
Quand on lit attentivement leurs observations, on de-
meure convaincu que les symptômes indiquent, de bonne
heure, une névrosthénie très-rapprochée de l'aliénation
mentale, lorsqu'elle n'est pas déjà cette maladie même.

Le tempérament est la cause d'accidents nerveux intercurrents et de complications du même ordre. Un autre effet de ce tempérament est d'agir comme
cause prédisposante de quelque complication et d'acci-
dents nerveux tels que le délire, la douleur, les convulsions qui se montrent pendant le cours des maladies.
Tel sujet ne peut avoir de fièvre, ou une affection
légère, sans être pris aussitôt de délire ; chez un autre,
la violence ou l'apparition d'une douleur, d'un spasme,
d'un trouble cérébral, qu'on ne rencontre pas ordinairement dans la maladie, tient évidemment à la constitution nerveuse du sujet. Nous signalerons, en dernier
lieu, les formes ataxique et adynamique comme très-

fréquentes en pareil cas. Nous ferons enfin remarquer que l'influence pathogénique s'exerce sur des maladies déjà produites, bien plus que sur leur premier développement.

La diminution de l'action nerveuse donne lieu à un état contraire à celui que nous venons de décrire. On pourrait l'appeler *asthénique* ou *adynamique*, parce qu'en effet les individus, qui ont cette négation du tempérament nerveux, n'offrent ni la résistance, ni les phénomènes de névrosthénie qu'on observe chez ceux qui ont le tempérament nerveux. Il est très-ordinaire de rencontrer cet état diathésique chez des sujets lymphatiques, à tissus mous, exubérants, chargés d'embonpoint. Chez eux les mouvements vitaux se font lentement, avec peu d'énergie ; la réaction est faible ou nulle, l'état adynamique fréquent. Il donne aux maladies une forme et un ensemble de symptômes particuliers.

*De l'asthénie.*

Nous n'avons rien à dire du *tempérament* bilieux parce qu'il n'existe pas, en tant que disposition normale. Il est le résultat évident d'une lésion fonctionnelle du foie ou d'un trouble sympathique des fonctions digestives. Nous parlerons plus loin de la prédominance fonctionnelle de l'appareil génital, cérébral, cardiaque, pulmonaire et musculaire (Voyez *Prédominances organiques*, p. 835).

*Du tempérament bilieux.*

## IV. CONSTITUTION.

Ce mot sert à désigner un état général, à la fois organique et dynamique, qui représente la force des individus et sert à mesurer le degré de résistance que chaque homme oppose aux attaques de la maladie. Chacun de ces éléments (organiques et dynamiques), le premier surtout, consulté isolément, conduirait à l'erreur. En effet, les hommes les plus grands, les mieux développés,

*Constitution définitive.*

Caractère statique
des constitutions.

les plus robustes en apparence, ne sont pas ceux qui opposent le plus de résistance à la maladie. Tout le monde sait qu'ils sont souvent atteints les premiers, pendant le cours des épidémies les plus légères comme les plus graves, tandis que des hommes chétifs échappent au fléau. Un ample et régulier développement du squelette et de la poitrine, le volume considérable des muscles ne'sont nullement une garantie certaine contre la maladie. L'obésité, la mollesse des chairs indiquent une constitution faible et mauvaise au fond. Les gens dont le corps est petit, les muscles grêles, le visage pâle, résistent souvent mieux aux causes morbifiques.

Caractères
dynamiques.

Il faut s'attacher principalement à l'étude des forces générales et surtout des rapports qui existent entre les diverses fonctions de l'économie. Celui-là est peu accessible aux atteintes des maladies, dont toutes les fonctions restent en équilibre, qui est vif, alerte, capable de résister à la douleur, quoiqu'il la ressente plus vivement qu'un autre. Il ne craint rien, ne doute pas de la guérison s'il tombe malade, et échappe aux épidémies et aux affections contagieuses.

Si le sujet est né de parents morts, dans un âge avancé, et qui ont été préservés eux-mêmes de la plupart des maladies intercurrentes, il se trouve dans les mêmes conditions que ses générateurs. On doit donc s'enquérir de l'influence héréditaire, sous ce rapport.

Les constitutions bonnes ou mauvaises représentent, comme on vient de le voir, une résultante dynamique qui se traduit par l'immunité contre la maladie, par la longévité ou par des états contraires. N'insistons pas sur ce sujet, qui jusqu'à présent n'a fourni aucune donnée certaine à l'étiologie générale.

## V. Idiosyncrasie.

On entend beaucoup parler de cet état quelque peu mystérieux, qui joue un rôle encore mal déterminé, en pathogénie. Il doit être regardé comme une disposition innée ou acquise, en vertu de laquelle il se produit, sous l'influence de causes légères, des effets qui ne sont, ni par leur nature ni par leur intensité, en rapport avec cette cause ni avec les effets qu'elle provoque habituellement. Voici quelques exemples : l'ingestion des moules occasionne un érythème chez certains sujets ; un autre ne peut entendre certain bruit sans tomber en convulsion ou en syncope; manger des fraises sans être malade; voir une araignée sans vomir. L'héméralopie, la chromatopsie, l'horreur pour certains objets, tiennent à l'idiosyncrasie. Lorsque nous voyons une cause légère, insignifiante, déterminer une maladie autre ou plus grave que celle qui se manifesterait, dans la grande majorité des cas, nous couvrons notre ignorance du mot *idiosyncrasie*. Tient-elle à l'organe où se montre le symptôme ou à l'état général ? Cette dernière supposition est la plus probable.

On a confondu, à tort, avec l'idiosyncrasie la prédominance statique et dynamique de certains organes; on a constitué de la sorte des idiosyncrasies musculaires, génitales, hépatiques, ce sont les tempéraments partiels des auteurs (athlétique, génital, bilieux). C'est distraire le mot *idiosyncrasie* de son véritable sens. Il en est de même lorsqu'on l'emploie pour désigner la cause inconnue qui détermine l'espèce nosologique. Si une pneumonie se déclare chez un sujet frappé par le froid, on accuse l'idiosyncrasie de l'avoir provoquée, parce que sans son

*Marginal notes:*
Idiosyncrasie.

Signification obscure de ce mot.

Autres significations attribuées à ce mot.

intervention une pleurésie, une bronchite, un rhumatisme, etc., se serait manifestée à sa place. Dans ce cas,
l'expression dont il s'agit n'a plus rien de scientifique; il
serait préférable de l'effacer entièrement et de ranger
l'idiosyncrasie dans les causes inconnues.

## VI. Races.

De races.
Leur action
pathogénique.

La diversité des races crée des aptitudes et des immunités pathologiques. Elle prédispose à certaines maladies
et prémunit contre d'autres. Il est souvent difficile de dire
si les agents météorologiques, le climat, l'habitation, etc.,
ne sont pas la cause principale des effets qu'on observe,
plutôt que la race elle-même. On a aussi confondu avec
les maladies, produites de cette manière, celles qui dépendent d'une cause locale endémique. L'éléphantiasis
des Arabes, le bouton d'Alep ou de Biskara, le radesyge, le
pian, etc., sont des maladies endémiques et non de race.

Elles peuvent
donner
l'immunité.

L'influence de la race se fait sentir, parfois au milieu
d'une épidémie régnante, en préservant des atteintes du
mal tous ceux qui appartiennent à un pays déterminé.
Degner rapporte que dans la dysenterie de Nimègue, les
Français et les juifs n'en furent pas atteints, ou quand ils
l'étaient ils couraient peu de danger, tandis qu'elle dé-
cimait les habitants. Les juifs échappaient, dit-on, à la
fureur des pestes qui sévissaient pendant le moyen âge.

Tous les médecins, qui ont observé dans l'Inde, assurent
que les maladies du foie sont beaucoup plus fréquentes et
plus violentes chez les blancs que chez les indigènes. Les
cipayes en sont presque entièrement exempts, ainsi que
les nègres. En Afrique, à Sierra-Leone, et à Ceylan, les Anglais et les indigènes succombent, en très-grand nombre,

aux fièvres intermittentes ; les nègres, au contraire, en sont rarement atteints.

On sait que les nègres périssent de la phthisie en proportion plus grande que les Européens, surtout quand on les transporte en Europe ou dans le nord de l'Amérique septentrionale. Dans l'Algérie on a cru remarquer que l'éléphantiasis s'attaquait de préférence au Kabyle et beaucoup moins à l'Arabe (Boudin).

On peut donc dire, d'une manière générale, que la race modifie toujours profondément, lorsqu'elle ne neutralise pas l'action du climat. C'est également à l'aide des différences individuelles qui en dépendent, qu'on peut expliquer les changements très-marqués qu'on observait dans la forme, l'intensité des maladies et la nature des complications qui se montraient dans la population si hétérogène que renfermaient les hôpitaux militaires, pendant les guerres de l'empire. La même maladie se modifiait d'une façon très-différente, suivant la nationalité du sujet. Les mêmes causes morbifiques produisaient aussi chez eux des maladies très-dissemblables, qui exigeaient un traitement varié, quelquefois même entièrement opposé.

*La race change la forme des maladies.*

## VII. Prédominances organiques.

Nous nous proposons de traiter, sous ce titre, de l'action prédominante et presque physiologique que les uns rapportent au tempérament, les autres à la constitution ou à l'idiosyncrasie. Nous disons que cette prédominance d'action est presque physiologique ; cependant elle s'écarte assez du type normal pour qu'on puisse y découvrir les premiers symptômes atténués d'un état morbide très-réel.

*Des prédominances organiques.*

En quoi
elles consistent.

Les prédominances de cette nature sont : 1° l'état lymphatique; 2° bilieux; 3° génital; 4° musculaire; 5° l'obésité. Elles ont souvent été comprises, quoiqu'à

Elles diffèrent
du tempérament.

tort, sous le nom de *tempérament*. Le caractère essentiel de celui-ci est de constituer un état général, tandis que les prédominances sont des états partiels, qui se font néanmoins sentir sur les autres fonctions. Elles sont parfois innées, plus souvent acquises, ce qui est une raison de plus pour ne pas les ranger parmi les tempéraments ni les idiosyncrasies, dont le développement est presque toujours congénital.

Prédominance
lymphatique.

La prédominance lymphatique, portée au point de provoquer cet ensemble de phénomènes morbides qu'on s'étonne de trouver décrit, sous le titre de *tempérament,* dispose fortement aux maladies du système lymphatique, aux engorgements glandulaires, au rachitisme.

État bilieux.

Nous en dirons autant du tempérament bilieux, dont les symptômes indiquent clairement une lésion de la sécrétion hépatique (ictère), des fonctions gastro-intestinales, et la surexcitation du système nerveux. Pourquoi dès lors s'étonner de la fréquence des accidents qui ont leur siége dans ces même organes et de l'influence qu'ils exercent sur le développement des maladies du foie, des dyspepsies, des gastralgies simples et hypocondriaques, enfin sur la nutrition générale, qui reste troublée? De là, cette constitution sèche et nerveuse, cette maigreur, cette coloration sub-ictérique qu'on observe chez les sujets ainsi affectés. Il est rare de rencontrer cette prédominance bilieuse chez les enfants et les adultes, avant l'âge de vingt ans.

État génital.

Presque toujours aussi la constitution génitale, élevée par quelques auteurs à la dignité de tempérament, n'est

qu'un effet de la surexcitation des organes générateurs et
même de la perversion des facultés génésiques ; aussi
détermine-t-elle principalement des maladies du système
nerveux, des névroses, des troubles de l'intelligence.
(Voyez *Causes somatiques dynamiques.*)

Le développement exagéré des muscles et de la puissance musculaire, marche presque toujours sur une ligne
parallèle avec le tempérament sanguin. Les mêmes maladies naissent sous leur influence. On a prétendu que la
paralysie des membres inférieurs, l'atrophie musculaire,
étaient plus communes chez les sujets ainsi constitués (?)

Nous pourrions multiplier le nombre de ces prédominances statiques qui en amènent presque nécessairement
de fonctionnelles. Tous les appareils, sans exception,
peuvent, en vertu de la loi d'innéité, d'hérédité ou de
croissance physiologique, se développer d'une manière
exagérée. Suivant que ce sera le système nerveux cérébral, le cardiaque, le pulmonaire, le génital, qui aura
pris un accroissement anormal, on verra se manifester des
phénomènes anormaux correspondants, et s'ils dépassent
une certaine limite, la maladie ne tardera pas à survenir.
On peut donc considérer ces prédominances organiques
comme de très-fortes prédispositions aux maladies.

L'*obésité* et la *maigreur* constituent une disposition
individuelle qui ne peut être rattachée à aucun trouble
fonctionnel bien déterminé. Les sujets dont la maigreur
extrême ne peut s'expliquer par aucune cause morbide
sont assez rares, quoi qu'on en ait dit. Ceux qui présentent la polysarcie, et qui sont jeunes ou vieux, sont ou
des lymphatiques ou des scrofuleux. Chez quelques-uns
cependant, il n'est pas possible de constater une maladie
de ce genre. L'obésité constitue une prédisposition aux

*Prédominance de l'appareil musculaire.*

*Obésité ; maigreur.*

congestions pulmonaires et cardiaques, sans doute en raison de l'affaiblissement de la circulation cardiaque. Elles prédisposent à la maladie. L'obésité surtout diminue l'intensité de la résistance vitale. Nous ne croyons pas devoir insister sur ces faits qui appartiennent déjà à l'ordre pathologique.

**Influence de l'homme droit et l'homme gauche sur le développement des maladies.** Est-ce à une cause du même genre, c'est-à-dire à l'état statique, qu'il faut attribuer la différence qu'on dit exister, sous le rapport pathogénique, entre le côté droit et le côté gauche du corps humain? Ce sujet qui a excité, à une certaine époque, l'attention des physiologistes et des anatomistes, mériterait également d'être sérieusement étudié dans ses relations avec l'étiologie. Les maladies des organes doubles, tels que les poumons, le cœur, le cerveau, la face, les membres, etc, sont-elles plus fréquentes à droite qu'à gauche?

On possède peu de documents certains sur l'influence exercée par le côté du corps sur la production de certaines maladies. On croit cependant que la pneumonie est bien plus fréquente à droite qu'à gauche, dans tout le cours de la vie, ( :: 7 : 4 ), que cette prédilection est plus marquée, chez l'enfant que chez l'adulte, et diminue ensuite chez le vieillard. Elle se maintiendrait chez la femme, mais à un moindre degré que chez l'homme. D'une autre part, la pneumonie double est rare : ce qui porte à supposer que l'action des causes morbifiques tend à se restreindre, ou plutôt que la nature se réserve le moyen de résister et d'opposer un organe sain à son congénère malade. Du reste, ce que nous disons là ne s'applique pas aux maladies générales ni aux diathèses, qui soumettent les deux côtés du corps, à leur funeste empire. Comme preuve à l'appui, nous citerons les doubles congestions pulmonaires dans la fièvre typhoïde et les exanthèmes, la tuberculation presque constamment étendue aux deux poumons. On a dit cependant que la phthisie était plus fréquente à gauche qu'à droite ; mais ce fait est difficile à établir, précisément à cause de la propagation pathologique dont nous venons de parler.

En parcourant le cadre nosologique afin de déterminer si un des côtés du corps est plus souvent affecté que l'autre, on ne peut arriver à aucune loi générale. Si quelques maladies paraissent siéger plus fréquemment sur un côté, d'autres contre-balancent cette prédominance pathogénique. Presque toujours une disposition anatomique rend compte du siége spécial d'une maladie; telle est précisément la cause de la fréquence plus grande du varicocèle à gauche (1).

*Due à une disposition anatomique.*

Il faut aussi attribuer à la structure anatomique des parties la manifestation exclusive, non plus de certaines maladies, mais de certains symptômes. Le bruit de courant (bruit du souffle) et le frémissement vibratoire ont, dans la chlorose, pour siége constant, le côté droit du cou. La disposition de la veine jugulaire interne et du tronc brachio-céphalique doit favoriser la production de ces deux symptômes. L'intensité accrue du bruit respiratoire, de la bronchophonie et de la vibration thoracique, dans le lobe supérieur du poumon droit, s'explique aussi par la disposition des bronches. Qui pourrait dire pour quelle raison le cœur gauche est si fréquemment atteint de lé-

(1) Sur 3,911 individus, l'affection a été trouvée 3,360 fois à gauche, 282 fois à droite, 269 fois de deux côtés ; — in Curling, *Traité pratique des maladies du testicule*, trad. par Gosselin, p. 523, in-8°, Paris, 1857.

sions valvulaires, tandis que le droit l'est si rarement?
On a invoqué l'énergie fonctionnelle du cœur gauche et
la nature différente des deux sangs (?)

### VIII. De l'hérédité pathologique.

De l'hérédité.
Définition.

La transmission des maladies par le père aux enfants
a reçu le nom d'*hérédité pathologique*. C'est en vertu de
*la loi d'hérédité*, c'est-à-dire d'une cause inconnue dans
son essence, mais parfaitement démontrée par un grand
nombre de faits, que se propagent ainsi, tantôt les conditions psychiques et somatiques normales (hérédité physiologique), tantôt les conditions morbides (hérédité pathologique); celles-ci constituent les maladies héréditaires.
Doivent-elles être tout à fait identiques à celles des générateurs? Ainsi la folie, la phthisie paternelles, doivent-
elles donner lieu à la même espèce pathologique, ou bien
doit-on considérer comme héréditaires des maladies qui
ne font que se rapprocher de l'affection des parents? En
d'autres termes, doit-on admettre des transformations
pathologiques? C'est ce que nous rechecherons plus
loin.

L'hérédité transmet : 1° la prédisposition; 2° la semence
morbide ; 3° la maladie même.

L'hérédité
transmet 1° la
prédisposition.
En quoi
elle consiste.

1° La prédisposition héréditaire consiste dans une diathèse spéciale ou dans les attributs manifestes du tempérament, de l'idiosyncrasie, de la constitution, d'une
prédominance organique. Les diathèses scrofuleuses,
tuberculeuses, arthritiques, goutteuses, gravelleuses,
cancéreuses, se transmettent ainsi. Tantôt c'est le tempérament sanguin avec la pléthore, les congestions et les
hémorrhagies qui passe du père aux enfants; tantôt une

idiosyncrasie bizarre, ou une constitution faible et peu résistante, etc.

La prédisposition se reconnaît, parfois, peu de temps après la naissance, et vers l'époque où la maladie transmise s'est manifestée chez le générateur ; dans d'autres cas, il est impossible d'en soupçonner l'existence, jusqu'à l'apparition de la maladie. On a beaucoup disserté sur les caractères de cette prédisposition ; ce qu'on peut en dire, c'est qu'ils sont presque toujours négatifs, entièrement latents, jusqu'à une époque variable. La durée de l'incubation morbide est toujours longue et peut aller jusqu'à cinquante ou soixante ans. La prédisposition peut, à elle seule, déterminer la maladie, mais souvent elle exige l'intervention d'une cause, soit légère, soit intense, comme l'influence de l'âge, de la menstruation, de la grossesse, de la ménopause, qui la font ordinairement paraître ou lui donnent une forme distincte et mieux dessinée.

*Ses symptômes nuls.*

2° La *semence morbide* ou le germe que reçoivent les enfants, est un être de raison, que l'on suppose formé de toute pièce, au moment de la procréation, et qui reste à l'état latent, sans qu'aucun caractère extérieur puisse en faire soupçonner l'existence, jusqu'au moment de l'éclosion pathologique. La monomanie alcoolique, la manie, toutes les névroses, et même les maladies organiques, comme le tubercule, le cancer, ne laissent pas deviner, pendant longtemps, la présence du germe *héréditaire*, semblable en ce point seulement au germe de la maladie *innée*.

*2° L'hérédité donne le germe morbide.*

3° La transmission de la maladie, avec sa forme ordinaire et ses caractères les plus tranchées, se voit dans l'idiotie, le goître et le crétinisme, la surdi-mutité, le rachitisme, la scrofule, la phthisie pulmonaire, la syphilis, etc.

*3° Elle communique la maladie même.*

Quatre espèces d'hérédité :

*Action des générateurs.* Il faut distinguer quatre espèces d'hérédité.

1° Hérédité directe.

**1°** *Hérédité directe.* Le père ou la mère ont fourni le germe de la maladie. L'action prépondérante de l'un des générateurs est des plus manifestes, dans un grand nombre de maladies; mais des opinions très-différentes ont été émises à ce sujet. Les uns admettent que tous les deux ont le même pouvoir de transmission; d'autres le considèrent comme plus fort chez la femme, se fondant sur l'influence que doit recevoir le fœtus, pendant la vie intra-utérine. La folie est plus fréquemment donnée par la mère dans la proportion d'un tiers, surtout aux filles.

A quelles lois est-elle soumise?

(Baillarger.) La phthisie est-elle plus souvent transmise par le père? Les névroses, la folie viendraient-elles plutôt de la mère? les cachexies, la goutte, le rhumatisme, l'épilepsie, du père? En un mot, les maladies communes aux deux sexes, mais plus fréquentes chez l'homme, sont-elles plus souvent transmises et, avec plus de force, aux mâles, par le père, tandis que les maladies prédominantes chez la femme viennent, elles, plus souvent, et avec plus de force, de la mère? (Lucas.) Voilà autant de questions auxquelles il est difficile de répondre. Faisons remarquer que les maladies des organes génitaux proviennent surtout de l'un ou de l'autre générateur, suivant le sexe du sujet atteint de la maladie héréditaire. Cependant il n'y a rien encore d'absolu à cet égard (1).

Propagation par hérédité des maladies acquises.

Les maladies *contractées* par les parents, à une époque variable de leur existence, sont héréditaires, mais seulement pour les enfants nés depuis le développement de la

---

(1) Consultez sur ce sujet le livre de M. Lucas, le plus complet et le plus consciencieux qu'on possède : *Traité philosophique et physiologique de l'hérédité naturelle*, etc., 2 vol. in-8°, Paris, 1847.

maladie. Les maladies *acquises* se transmettent aussi bien que les maladies *innées*. Combien de malheureux enfants devenus syphilitiques, tuberculeux, sous l'empire de cette hérédité accidentelle et tardive donnée par leurs parents !

L'influence héréditaire se manifeste souvent à une époque où l'on ne peut encore soupçonner, chez les générateurs, l'existence du vice héréditaire. Tous les jours, la phthisie fait périr trois ou quatre enfants, et le générateur ne succombe que longtemps après avoir vu mourir toute sa progéniture. Il peut même survivre ou mourir avant qu'on ait pu acquérir la certitude que c'était lui qui transmettait les semences morbides.

2° L'*hérédité indirecte* est celle qui provient des collatéraux. Elle est niée par les uns, affirmée par les autres. Un grand nombre de faits incontestable prouvent que les mariages consanguins abâtardissent les familles, produisent toutes sortes de dégénérescences, la difformité du squelette, l'idiotie, la démence, le crétinisme, la surdimutité, la scrofule ; mais la reproduction héréditaire d'une même maladie n'est pas aussi bien démontrée.

*Hérédité indirecte. Consanguinité.*

3° *Hérédité en retour.* Elle prend ce nom lorsque la maladie tire sa source des ascendants du père et de la mère, et qu'elle saute une et même deux générations. Cette influence, interrompue ou intermittente du vice héréditaire, se remarque dans les mêmes maladies que celles qui sont produites par l'hérédité directe, et sont aussi incontestables qu'elles.

*Hérédité en retour.*

4° Quant à l'*hérédité d'influence*, elle ne saurait être admise en pathogénie. Elle suppose que le produit reçoit quelque chose du conjoint antérieur, dans le cas de double paternité.

*Hérédité d'influence.*

*Nature des maladies propagées par voie d'hérédité.*
Quelles sont les maladies qui peuvent avoir cette origine?
Peuvent-elles toutes se transmettre par cette voie? 1° Il
faut d'abord mettre en tête, de toutes les autres, les
maladies diathésiques soit innées, soit acquises, comme
le cancer, le tubercule, la scrofule, la goutte, le rhumatisme, la syphilis, le rachitisme, certaines maladies her-
pétiques, la gravelle, la surdi-mutité, le goître et le
crétinisme; le doute n'est pas permis au sujet de ce premier ordre de maladie, non plus que du suivant.

2° Toutes les névroses, sans exception, celles de l'intelligence, du sentiment, du mouvement, peuvent être
héréditaires (folie, idiotie, névralgie, épilepsie, chorée,
hystérie, convulsions, etc., etc.).

3° Il en est de même d'un certain nombre de maladies
organiques dont voici la liste : les maladies du cœur et des
gros vaisseaux (hypertrophie et anévrisme); les altérations
du sang, comme la pléthore, la chlorose, la disposition
hémorrhagique (hémorrhaphylie), l'affection cancéreuse
de l'utérus et des ovaires, les maladies de la vessie (calculs,
catarrhe, hypertrophie de la prostate), les lésions des
voies de sécrétion et d'excrétion biliaire (calculs, cholécystite, cirrhose), les maladies des yeux, le diabète, l'albuminurie, etc. Ces affections sont soumises à l'influence
héréditaire d'une façon incontestable, quoiqu'à un
moindre degré que celles des deux premiers groupes.

Les maladies héréditaires précédentes sont toutes
chroniques. S'en trouve-t-il également parmi elles qui
affectent une marche aiguë? Quelques auteurs disent que
le croup, la diphthérite, la pneumonie, la pleurésie, l'encéphalite, l'hémorrhagie cérébrale, la méningite, etc.,
peuvent être soumises à la loi de l'hérédité. Il est im-

*Marginal notes:*
Manifestation et nature des maladies héréditaires.

Maladies chroniques diathésiques.

Névroses.

Maladies organiques.

Maladies aiguës(?)

possible de prouver que telle est l'origine de ces maladies ; elles se montrent si fréquemment, chez l'homme, en dehors de toute influence héréditaire, qu'on ne peut rien en conclure lorsqu'on les retrouve chez les enfants et les pères. On a peine à croire que des maladies aiguës acquises, accidentelles, produites par des causes cosmiques, puissent se transmettre ainsi, par un germe morbide. On voit que les maladies héréditaires n'ont entre elles aucune affinité pathologique : les unes sont des affections générales avec lésion de texture (cancer, scrofule, etc.) ; les autres, des maladies locales avec lésion de texture (hypertrophie du cœur, colique hépathique, cirrhose) ; d'autres des maladies nerveuses, et, ce qui est bien digne de la méditation des pathologistes, celles-ci sont héréditaires, au plus haut degré. Les maladies qui subissent avec elle cette loi fatale sont les diathèses, la cancéreuse, la tuberculeuse e la scrofuleuse surtout.

L'époque de l'apparition première des maladies transmises est, en général, sujette à varier. Cependant elles se manifestent plus spécialement, à des moments déterminés de l'évolution de l'organisme, qui correspondent à peu près aux époques où il est habituel de les observer, lorsqu'elles sont soustraites à l'influence héréditaire. Avant la puberté, éclatent le rachitisme, la scrofule, le crétinisme, l'idiotie, la chorée et les convulsions. La chlorose, l'hystérie, les névroses gastro-intestinales, coïncident avec le développement des fonctions génératrices ; on voit paraître un peu plus tard la phthisie ; enfin les affections cancéreuses, goutteuses, celles de la vessie et du cerveau, coïncident, en quelques sorte, avec la date chronologique de ces mêmes maladies, lorsqu'elles sont innées ou acquises. Le cancer est extrêmement rare avant

*Époque de l'apparition première.*

vingt-cinq ans, la goutte avant trente. Il n'est pas commun non plus de voir les maladies héréditaires se montrer après leur époque ordinaire ; aussi la phthisie ne se manifeste guère, pour la première fois après cinquante ans, ni chez le vieillard. Il y a donc pour les maladies héréditaires des dates fatales, en quelque sorte, de sinistres anniversaires, marqués par le développement des maladies, et, passé lesquels, le sujet à l'espoir d'échapper à leurs coups. Comme il y a deux facteurs qui interviennent dans la génération des maladies héréditaires, d'une part, les parents représentés par le germe morbifique, d'autre part, le support de ce germe, c'est-à-dire l'individu menacé ; il en résulte que si le premier facteur a été fortement neutralisé ou combattu par le second, la maladie n'éclatera pas. On le sait si bien, dans le monde, qu'on entend des sujets se féliciter d'avoir franchi le terme fatal, ou se désespérer, aux approches d'une année où un et plusieurs de leurs ascendants ont trouvé la mort.

De la transformation des espèces nosologiques par vice d'hérédité.

Une question bien grave, parce qu'elle touche au fondement mêmes de la pathogénie et aux lois qui président à la formation des espèces nosologiques, est celle de la métamorphose des maladies transmises par voie d'hérédité. Indiquons d'abord clairement les termes de la question. Un des parents atteint de scrofule, l'autre générateur étant sain, transmet à l'enfant une phthisie pulmonaire ; un autre syphilitique, donne la scrofule. Il y a plus, si les deux générateurs sont malades, il résulte du mélange des semences morbides, des espèces pathologiques qui ne ressssembleront plus à celles des parents. « De là, suivant M. Lucas, tout un essain de complications et d'hybridations pathologiques, qui sont de nature à tromper l'œil le plus exercé sur le caractère et l'origine réelle de l'affection transmise » (Lucas.) Arrêtons-nous sur ces faits; mais avant de les discuter, cherchons s'ils sont vrais.

Les productions hybrides, véritables monstres de la pathologie, n'existent pas ; la scrofule n'engendre pas la phthisie; ni la syphilis, la scrofule. Il faudrait donc, avant tout, nous faire connaître et nous décrire les espèces nosologiques nouvelles qui proviennent de ces hybridations morbides qu'on a comparées à celles des animaux, en un mot « l'*essence de maladie* » qui compose cette pathologie héréditaire. Nous pourrions nous contenter de nier complétement cette influence complexe de l'hérédité; nous préférons lui opposer quelques arguments péremptoires. Les espèces nosologiques ne changent, ni dans leur nature, ni dans leurs manifestations principales. Depuis qu'on connaît exactement les types morbides, on peut dire qu'ils se sont conservés, sans altération radicale : ce qui n'aurait pas eu lieu si les croisements continuels avaient l'influence qu'on leur attribue, sur les produits morbides.

*Doctrine de l'hybridation morbide.*

*Elle est fausse.*

On a confondu, sous la dénomination de *maladies héréditaires*, celles qui ont plus ou moins d'analogie entre elles par leur origine et leur nature. Les aliénistes qui ont écrit le plus récemment sur ce sujet, disent que l'ivrognerie donne lieu héréditairement à l'aliénation mentale, à l'imbécillité congénitale, à l'épilepsie et à d'autres dégénérescences du même genre (1). Dans ce cas, ils opèrent une singulière confusion, en appelant héréditaires des ma-

(1) Voyez sur ce sujet le travail important de M. Morel, *Traité des dégénérescences physiques, intellectuelles et morales*, etc., in-8°, Paris, 1857.

Influence
pathogénique
des générateurs
sur leur produit.

ladies qui ne ressemblent pas à celles des parents. Or de deux choses l'une : ou les névroses cérébrales sont des entités morbides distinctes les unes des autres, et alors il n'y a pas hérédité, puisque la maladie du fils n'est pas semblable à celle des générateurs ; ou elles sont identiques, et alors on ne doit pas être surpris qu'elles se transmettent réellement par voie héréditaire. On objectera sans doute que c'est précisément parce que la maladie a été transformée sous l'empire de l'hérédité qu'elle n'est plus semblable à celle d'où elle est sortie ; mais alors le caractère précis des transmissions héréditaires est effacé, pour un certain nombre de maladies, pour les névroses, pour les désordres psychiques, si complexes, si variables. si éphémères, tandis qu'il reste immuable pour les maladies, à lésions matérielles et à symptômes constants, comme la phthisie pulmonaire, la scrofule, le cancer, la goutte, etc.

Elle est distincte
de l'hérédité.
Manière de la
comprendre.

Où s'arrêtera-t-on si l'on pousse l'hérédité aussi loin ? D'une autre part, de quelle manière envisager le suicide, la dipsomanie, l'idiotie, les convulsions épileptiques qu'on observe chez les enfants issus d'un ivrogne ? L'influence morbide paternelle nous parait être des plus manifestes dans cette circonstance ; mais au lieu de l'appeler l'*hérédité*, nous la considérons comme une influence paternelle nocive et générale, qui s'exerce sur le produit de la conception. C'est encore ce qui arrive lorsqu'un père affaibli par la syphilis, par la cachexie saturnine, par la phthisie, un cancer de l'estomac, donne le jour à un enfant chétif, scrofuleux, rachitique ou tuberculeux. On n'ira pas considérer ces dernières affections comme héréditaires, et cependant l'intervention morbifique d'un des générateurs est incontestable.

On sait que les enfants nés d'un vieillard et d'une

femme jeune encore, présentent presque toujours les attributs de la vieillesse. Tel est le genre d'influence qu'exercent les générateurs malades sur leurs produits. Lorsqu'ils
ne leur transmettent par leurs maladies, ils ne leur
communiquent pas de ces hybridations pathologiques
dont on a parlé, mais une prédisposition funeste ou une
constitution altérée. sur lesquelles l'action des causes
ultérieures ira produire de funestes effets.

Souvent pour amener des dégénérescences, il suffit d'un
mariage entre consanguins. Dans ce cas nous n'appellerons
pas héréditaires les détériorations qui surviennent, quoique
l'influence des parents y soit des plus évidentes. Après un
temps variable, les effets qu'on observe sont représentés,
chez les femmes, par le retard, l'imperfection ou l'absence de la conception; chez l'enfant, par des vices de
conformation, une contexture imparfaite, par la lésion
des fonctions du système nerveux (surdi-mutité, idiotie,
paralysie, maladie du cerveau), et plus tard par des
maladies générales (scrofule, phthisie). Lorsque les enfants
nés de pareils mariage dépassent l'enfance, ils meurent
prématurément et n'opposent qu'une faible résistance à
la maladie.

Voici donc les principaux modes de manifestation de
l'hérédité : tantôt maladie identique à celle des parents
(maladies héréditaires proprement dites), tantôt dégénérescences ou affections qui s'en rapprochent par leur
nature. Ainsi une névrose, l'épilepsie ou la folie, par
exemple, si elle ne provoque pas la même affection,
donnera lieu, soit à une autre névrose, soit à une dégénérescence psychique ou somatique. Ces maladies frappe-
ront tous les membres de la même famille, dans les descendants directs. On peut mettre, si l'on veut, cette vaste

pathogénie sous l'empire de l'hérédité, mais alors il faut donner à ce mot un autre sens que celui qu'on lui accorde généralement. Du reste, s'il est prouvé que les transformations sont possibles dans certaines névroses encore mal définies, elles ne le sont nullement dans les maladies dont le type est marqué par des caractères spécifiques invariables. Reconnaissons cependant que, pour l'étiologie générale et surtout pour la prophylaxie et le traitement, cette manière d'envisager la classe des *maladies de famille* offre de grands avantages.

## IX. DES DIATHÈSES.

Définition<br>de la diathèse.

**De la diathèse** (dérivé de διατίθημι, je dispose, διάθεσις, disposition) (1). Si l'on veut conserver cette expression dans le langage médical et lui donner un sens bien déterminé, il faut définir la diathèse : un état général de l'organisme, héréditaire ou inné, rarement acquis, tout à fait latent jusqu'à l'époque où il détermine une maladie, générale caractérisée par des lésions ou des troubles fonctionnels, disséminés dans un grand nombre de points, mais identiques par leur nature et cédant à la même médication. Ainsi, action d'une cause spécifique sur l'organisme, incubation, état latent souvent très-prolongé, phénomènes morbides généraux et lésions toujours les mêmes : tels sont les caractères de la diathèse (exemples : diathèse scrofuleuse, cancéreuse, goutteuse).

Elle constitue<br>un état<br>d'imminence<br>morbide.

La diathèse n'est pas encore la maladie, mais elle est plus que la prédisposition. Elle constitue un état d'imminence

(1) On lira avec intérêt le passage où Galien traite, avec détail, de la diathèse : *De symptomatum differentiis*, cap. I.

morbide incessante, ou plutôt d'incubation. Observez avec soin un goutteux depuis l'instant de sa naissance jusqu'au moment où la maladie se manifeste pour la première fois, il vous sera impossible d'en soupçonner l'existence ; si la constitution en porte les stigmates, c'est que la maladie a déjà fait invasion. Quelques-unes de ces diathèses se manifestent de bonne heure, comme la scrofuleuse et la tuberculeuse. On en aperçoit les premiers symptômes, dès la naissance ou peu de temps après ; d'autres, comme la rhumatismale, la goutteuse, la cancéreuse, restent tout à fait latentes.

On doit distinguer dans la diathèse la cause et l'effet. *Elle est distincte de la maladie. Elle en est la période d'incubation.* La diathèse aboutit à un véritable état pathologique qu'on appelle *maladie diathésique* : tels sont la scrofule, la goutte, le rhumatisme, les dartres. Aussi considérons-nous la diathèse, comme une véritable période d'incubation, qui cesse au moment où les signes de la maladie se manifestent ; alors seulement commencent l'affection générale à laquelle on donne le nom de *tubercule*, de *cancer*, de *scrofule*, de *goutte*. Sous ce rapport la période de l'incubation diathésique de ces maladies ressemble tout à fait à celle, beaucoup plus courte, d'une maladie contagieuse virulente, ou d'un exanthème.

Insistons sur cette période d'incubation de la diathèse *De l'incubation diathésique.* qui est un des faits les plus intéressants de la pathologie générale. Un sujet naît d'une mère morte de cancer : ce n'est qu'à quarante ou cinquante ans qu'il présente les premiers symptômes d'un cancer gastrique. Chez un autre, la phthisie héréditaire met vingt ans avant de se développer ; chez les goutteux, c'est entre quarante et cinquante ans qu'on voit éclater les premiers symptômes. Chaque maladie diathésique se montre, en général, à une période

de la vie assez fixe, quoique souvent très-avancée; cependant des causes telles que l'âge, les agents cosmiques,
peuvent raccourcir l'incubation, tandis qu'au contraire
de bonnes conditions hygiéniques l'allongent presque
indéfiniment. Cette assimilation de la diathèse à la période d'incubation des maladies aiguës explique tout à
la fois la variation et la régularité des époques d'apparition des symptômes morbides. Nous rapprocherons de
l'incubation diathésique qui ne trouble en rien l'organisme, celle qui amène souvent les maladies les plus redoutables, telle que l'incubation de la rage, du charbon,
des exanthèmes, de la fièvre intermittente, etc. Nous
montrerons plus loin que toutes les maladies spécifiques
ont une incubation.

La diathèse
est un état
général.

Un des caractères les plus tranchés de la diathèse est
tiré de la cause générale qui lui donne naissance et qui
est démontrée par la nature identique des symptômes et
des lésions qu'elle produit. Ainsi, dans l'affection rhumatismale, les phlegmasies articulaires, les douleurs musculaires, les paralysies, les contractures, les névralgies,
sont des manières d'être différentes de la même cause.
Dans la scrofule, mêmes remarques au sujet des altérations des os, de la peau, des glandes, des membranes muqueuses, etc.

Ainsi la disposition diathésique ne saurait être attribuée qu'à une cause spécifique très-générale, dont les
liquides et le solide sont le siége. Tous les observateurs
ont été frappés des rapports intimes qui existent entre les
diverses manifestations morbides locales qui se montrent
alors et les ont rapportées à une seule et même cause

Influence
très-générale
de l'hérédité.

générale.

Le nombre des diathèses, qui ont leur source dans l'hé-

rédité ou dans l'innéité, est infiniment plus considérable
que celui des diathèses acquises. Il en est même quelques-
unes que nous croyons de création presque exclusivement
héréditaire ou innée ; telles sont la dartreuse, la cancéreuse, la tuberculeuse, la scrofuleuse, qui ne sont peut-
être jamais acquises.

Quelles sont les maladies diathésiques qui doivent être
conservées ? Rappelons d'abord qu'il faut : A, qu'elles
soient de cause spécifique ; B, qu'elles reproduisent
·toujours les mêmes effets C, qu'elles soient marquées par
des lésions identiques ; D, transmissibles par voie d'hérédité ou d'innéité ; E, qu'elles ne soient consécutives
à aucune maladie locale déterminée. Celles qui nous paraissent remplir toutes ces conditions sont : 1° la scrofuleuse ; 2° la rachitique ; 3° la tuberculeuse ; 4° la cancéreuse ; 5° la goutteuse ; 6° la gravelleuse ; 7° la
rhumatismale ; 8° la dartreuse ; 9° l'hémorrhagique. Chacune d'elles, après être restée à l'état latent ou d'incubation, se manifeste par des symptômes spécifiques qui
servent à la distinguer de toutes les autres maladies.

*Des maladies
diathésiques.*

Il est maintenant facile d'éliminer du nombre des maladies diathésiques les suivantes : la *diathèse syphilitique ;*
elle constitue une affection virulente transmise par voie de
contagion, et non une diathèse ; les symptômes de la syphilis congénitale se montrent immédiatement sur le nouveau-
né ou plus tard. Les formes *inflammatoire, scorbutique,*
sont des maladies générales du solide ou du sang
qu'on ne saurait confondre avec de véritables diathèses.
Nous en dirons, à plus forte raison, autant des diathèses
*anévrismale, ulcéreuse, gangréneuse, purulente,* dont les
lésions, bien que disséminées dans un grand nombre
d'organes et liées à un état général, n'ont absolument au-

*Maladies
placées à tort
parmi
les diathésiques.*

cun des caractères de la diathèse. Nous mentionnerons, sans nous y arrêter, les prétendues diathèses *vermineuse*, *bilieuse*, *catarrhale*, *gastrique*, *séreuse*, etc.

**Caractères génériques des diathèses;**

Après avoir indiqué les différentes espèces de diathèse, que nous n'avons pas mission de décrire, traçons leurs caractères généraux. Ces états constitutionnels doivent être très-différents suivant l'espèce de diathèse ; mais comme ils ne sauraient se traduire, par aucun caractère appréciable, et que, précisément, ce qui les distingue c'est la négation de toute espèce de signe extérieur pendant longtemps, il en résulte qu'il faut s'attacher surtout au grand point de l'hérédité et du développement fatal. C'est par des recherches attentives faites sur les ascendants qu'on pourra soupçonner l'existence de ces dia-

**Héréditaires; acquises.**

thèses. Les unes sont héréditaires ou innées, les autres acquises. On a prétendu qu'on pouvait faire à volonté des diathèses scrofuleuses, tuberculeuses, goutteuses, au moyen de la matière de l'hygiène. Nous doutons du fait, quand nous voyons, tous les jours, les règles de l'hygiène violées par des hommes qui ne présentent jamais le moindre signe de la diathèse goutteuse, grave-leuse ou autre. Nous croyons qu'on ne créra jamais, de toute pièce, les diathèses cancéreuse, tuberculeuse, dar-treuse ; nous serons plus réservé sur le compte des scrofuleuse, rachitique et rhumatismale. Dans tous les cas, on peut affirmer que, sur vingt sujets diathésiques, il y en a à peine un qui a contracté cette disposition organique.

**Mode de manifestation de diathèses.**

Les manifestations pathologiques de la diathèse se font, ainsi que nous l'avons déjà dit, plus ou moins long-temps après la naissance, ou, pour être plus exact, après la conception, et si la diathèse est acquise, un temps très-court après l'action des causes morbifiques ; ce qui établit une grande différence entre la diathèse acquise et l'héréditaire. Les maladies diathésiques ont une marche toujours lente et chronique : les unes, comme le cancer, le tubercule, poursuivent leur marche d'une manière continue, tout en présentant de longues rémissions ; les autres, comme la goutte, le rhumatisme, les dartres, se montrent par accès ou paroxysmes plus ou moins éloignés, et durent un grand nombre d'années. Elles laissent dans l'intervalle une altération générale de l'économie, un état cachectique qu'il faut bien se garder de confondre avec la diathèse. *Marche continue ou par accès.*

Il appartient à la pathologie spéciale de décrire les maladies diathésiques. Il nous suffira de faire remarquer que toutes menacent sérieusement l'existence ; que les unes marchent d'une manière fatale à la destruction, comme le cancer, le tubercule ; que d'autres s'arrêtent et guérissent après avoir épuisé en quelque sorte leur action morbide sur un viscère, (scrofule, goutte, rhumatisme). Toutes finissent par s'étendre et se généraliser dans toutes les parties du corps. On retrouve alors le produit morbide caractéristique, dans les différents organes. Ainsi le cancer envahit toutes les glandes et tous les viscères sans exception ; le tubercule, au contraire, se localise et concentre ses ravages sur le poumon, après l'âge de quinze ans. La goutte, le rhumatisme, envahissent tous les tissus, après des attaques répétées. *Gravité des maladies diathésiques.*

Elles agissent d'une manière spéciale sur les maladies intercurrentes. Elles en altèrent profondément la physionomie, impriment leur caractère spécifique à leurs lésions, à leurs symptômes, de telle sorte qu'un praticien éclairé reconnaît l'existence d'une diathèse latente, en observant la marche et les accidents de l'autre maladie. *Leur influence sur les autres maladies.*

C'est là un fait de la plus haute importance lorsqu'il s'agit d'établir le pronostic et le traitement d'une maladie intercurrente compliquée de diathèse. Plus tard, les désordres graves, que la maladie diathésique ne manque pas d'entraîner avec elle, s'accompagnent d'un état cachectique qui exerce à son tour une influence très-grande sur la marche et la durée de la maladie accidentelle. De là des affections complexes, et dont les éléments doivent être cependant dégagés les uns des autres, si l'on veut arriver à un traitement convenable.

Coexistence de deux diathèses.    Deux diathèses peuvent coexister ensemble, en suivant leur marche ordinaire. La scrofuleuse et la rachitique, d'une part, la goutteuse et la dartreuse de l'autre, se trouvent souvent en présence, chez le même sujet. On avait cru d'abord que la cancéreuse et la tuberculeuse n'allaient pas ensemble ; mais de nombreux exemples dont nous avons été témoin, ainsi que tant d'autres médecins, prouvent que ces deux produits morbides peuvent se développer librement, à côté l'un de l'autre. Nous citerons aussi la goutte et le rhumatisme qui se montrent souvent réunis sur le même sujet.

Différence entre la diathèse et la prédisposition.    Après les développements dans lesquels nous venons d'entrer, il ne nous sera pas difficile de montrer en quoi la diathèse se distingue de la prédisposition, du tempérament et des prédominances organiques.

La diathèse est plus qu'une prédisposition, puisqu'elle aboutit d'une manière fatale à une maladie *spéciale*. Le germe spécifique existe d'une façon évidente dans la diathèse héréditaire ; seulement il reste dans l'organisme à l'état d'incubation : il fera son évolution certaine, à une époque plus ou moins éloignée. Dans la prédisposition, il n'y a pas de semence morbifique, par conséquent aucune certitude qu'une maladie prendra naissance. Il faut une cause excitante, soit externe, soit interne, pour qu'elle se déclare. La diathèse est un état morbide constitué qui contient la maladie future, en germe, à l'état d'incubation, et qui détermine, la cause occasionnelle aidant, telle espèce morbide et non telle autre. Au contraire, de la prédisposition, peut, suivant la cause occasionnelle, sortir indifféremment une maladie quelconque. Enfin, et c'est là son caractère essentiel, la diathèse détermine à coup sûr l'espèce pathologique. La prédisposition ne peut que préparer l'organisme à contracter une maladie qu'une autre cause produira. Dans tous les cas, une fois la manifestation morbide opérée, le doute ne sera plus permis. La diathèse peut seule engendrer une affection toujours identique à elle-même, tandis que celles que la prédisposition fait naître sont très-différentes les unes des autres. Dans la diathèse, la cause occasionnelle manque souvent, ou bien elle est hors de toute proportion avec la gravité et la nature de la maladie. Le froid produit la phthisie ; le froissement du sein, un cancer mortel, etc. Avec la prédisposition, la cause excitante est presque toujours indispensable pour qu'il se développe une maladie.

*La diathèse est un état de maladie ; la prédisposition ne l'est pas.*

On ne saurait confondre la diathèse avec le tempérament ni avec la prédominance organique (état bilieux, génital, céphalique, etc.), puisqu'on reconnaît ces dispositions naturelles à des signes extérieurs visibles, et qu'au contraire la diathèse ne se révèle par aucun phénomène appréciable.

*Différence entre la diathèse et le tempérament ;*

Les maladies générales comme l'inflammation, les altérations du sang (pléthore, anémie), la pyémie, le scorbut, se distinguent également, par des traits si précis, qu'il nous semble inutile d'insister davantage sur ce sujet.

et la cachexie.

Enfin nous rappellerons que la cachexie, c'est-à-dire l'altération générale des solides et des liquides provoquée par les maladies précédentes ou par d'autres, soit locales, soit générales, sont bien distinctes de la diathèse. Celle-ci précède et amène la maladie ; la cachexie la suit et en marque le dernier terme (cachexie syphilitique, cancéreuse, goutteuse).

Spécificité
de la diathèse.

On assigne à chaque diathèse un agent morbifique spécial, sans lequel la maladie ne saurait se développer. C'est là ce qui a fait croire que les maladies diathésiques doivent naissance à un germe qui est apporté au moment de la conception, par transmission héréditaire, ou développé en vertu de la loi d'innéité. Nous ne voudrions pas qu'on nous accusât de porter trop loin le fatalisme ;

Loi
de la fatalité.

cependant, il nous est impossible de n'y pas croire, en présence du triste spectacle que nous offrent ces nombreuses familles, dont toutes les générations sont successivement enlevées par la phthisie, le cancer, la scrofule, ou qui portent les traces indélébiles des diathèses goutteuse, rachitique et rhumatismale. Et quand cette funeste constitution pathologique n'aboutit pas à l'affection diathésique, elle imprime sa forme sur toutes les maladies qui se développent pendant le règne de la diathèse, c'est-à-dire pendant la vie entière ; elle les rend plus meurtrières ou vient s'y ajouter à la plus légère occasion. Elle éveille, avec juste raison, la sollicitude du médecin qui la cherche vainement après la naissance ou à d'autres époques de la vie, afin d'en prévenir le funeste développement. Souvent lorsqu'il croit avoir trouvé les signes de la diathèse scrofuleuse, ou tuberculeuse, il s'aperçoit qu'ils sont déjà l'indice des sourds ravages qu'a faits l'affection générale. On peut s'en convaincre, en lisant les étiologies particulières de la phthisie, du cancer, de la scrofule, etc. Les symptômes que les auteurs s'efforcent de présenter comme les caractères de la diathèse appartiennent à la première période de la maladie, lorsqu'elle n'a encore donné lieu qu'à des symptômes généraux très-légers.

### X. DE LA PRÉDISPOSITION.

La prédisposition est toute espèce de modification de l'organisme qui le rend apte à contracter la maladie; soit parce qu'à un moment donné cette modification dépasse une certaine limite physiologique, soit parce qu'il intervient une autre cause qu'on appelle *occasionnelle* ou *excitante*. La prédisposion crée une aptitude fâcheuse à recevoir la maladie, une sorte de susceptibilité, d'imminence pathologique.

*De la prédisposition. Définition.*

On ne sait si la prédisposition tient à une altération de texture ou à un trouble des propriétés vitales; nous penchons vers cette dernière hypothèse. Il nous semble plus naturel de faire jouer à l'état dynamique un rôle, qu'il n'est guère possible d'attribuer à une lésion de texture, car il faudrait supposer que celle-ci est entièrement latente. Il est vrai que nous ne pouvons pas spécifier davantage la nature et le siége des troubles dynamiques. En disant que les forces vitales, ou la résistance aux causes morbifiques, sont lésées, nous ne jetons pas une grande lumière sur le sujet. Ce qu'il y a de certain, c'est que la prédisposition n'est pas un état morbide, puisqu'elle ne se manifeste par aucun phénomène ap-

*Elle constitue un état dynamique et non un trouble matériel.*

préciable ; elle constitue un état latent plutôt physio-logique que pathologique. Nous ne l'admettons qu'à l'aide d'un raisonnement *à posteriori* qui nous fait sup-poser une cause parce que nous observons un effet.

Rôle<br>de la<br>prédisposition<br>et de la cause<br>occasionnelle.

Quand une maladie se déclare chez un sujet qui n'a été soumis à aucune cause spécifique évidente (virus, miasme, contagium), on est conduit à supposer une prédisposition qu'on n'a pas aperçue et l'action d'une autre cause pas-sagère, accidentelle, à laquelle l'organisme aurait résisté, s'il n'avait pas été prédisposé ; de cette double inter-vention résulte la maladie. Il s'en faut bien que les choses se passent toujours ainsi. Une cause quelconque, à laquelle nous retirerons dès lors son titre d'*occasionnelle*, peut à elle seule, et sans prédisposition préalable, pro-duire la maladie, quoi qu'en disent les auteurs qui, avec Gaubius et d'autres, veulent absolument deux causes pour un même effet morbide. Ainsi, de même qu'il nous paraî-trait contraire à l'observation de nier qu'un sujet, soumis pendant longtemps, à des causes nocives faibles, ou pen-dant un temps très-court à des causes énergiques, ne puisse pas contracter une maladie, sans le concours d'une cause occasionnelle, de même nous croyons que celle-ci, ou une autre, suffit, à elle seule, pour développer la maladie.

Des différentes<br>espèces<br>de<br>prédisposition :

*Hérédité innée.* La prédisposition est innée ou acquise. La première est transmise par voie d'hérédité directe ou indirecte. Les parents propagent leurs affections par germe, par maladie ou par prédisposition ainsi que nous l'avons dit ; nous n'avons pas à revenir sur ce sujet. (Voyez *Hérédité.*)

A. Héréditaire.

A. La *prédisposition héréditaire* ou l'aptitude à la ma-ladie, est donnée par le tempérament, l'idiosyncrasie, la constitution spéciale, la prédominance d'un état statique ou dynamique, dont nous avons traité précédemment et que le sujet apporte en naissant.

Elle peut aussi dépendre d'une de ces diathèses que nous avons longuement étudiées et qui ont reçu le nom de *diathèses héréditaires* (scrofuleuse, rachitique, tuberculeuse, cancéreuse, goutteuse, rhumatismale, dartreuse, hémorrhagique). Nous avons exposé avec tous les développements convenables les raisons qui nous portent à distinguer les diathèses de la prédisposition. (Voyez *Diathèse.*)

B. La *prédisposition innée* consiste dans la procréation de toute pièce, au moment de la conception, d'une des prédispositions précédentes. Toutes les maladies héréditaires peuvent être dues à l'innéité. B. Innée.

C. Les *prédispositions acquises*, en d'autres termes, celles qui se développent sous l'influence des modificateurs somatiques et cosmiques, peuvent-elles aussi déterminer les mêmes maladies que les prédispositions héréditaires et innées? Nous avons déjà agité cette question, en parlant de la diathèse, et nous avons conclu affirmativement, pour ce qui touche le tempérament, l'idiosyncrasie, la constitution, les prédominances organiques, et même un certain nombre de diathèses (la goutteuse, la rhumatismales, etc). Ils nous a paru plus difficile de nous prononcer sur l'origine de quelques autres telles que la tuberculeuse, la cancéreuse, la scrofuleuse, etc. Nous inclinons à croire que l'hérédité et l'innéité y ont plus de part que toutes les autres causes hygiéniques qu'on a invoquées, tour à tour, pour en expliquer la formation. C. Acquise.

De ce qui précède on doit conclure que le mot *prédisposition* est un terme générique qui comprend tous les états statiques et dynamiques innés ou acquis, capables La prédisposition comprend des états organico-dynamiques très-variés.

de produire la maladie, en créant l'aptitude, l'opportunité pathologique. La diathèse est radicalement distincte de la prédisposition par le seul fait de l'existence d'un germe morbifique dont l'évolution ultérieure est presque toujours fatale.

L'état puerpéral est un type de prédisposition morbide.

L'état puerpéral est une condition statique et dynamique qui constitue une prédisposition à la maladie, et même plus redoutable et plus menaçante que toute autre. Il nous offre un exemple marqué de l'imminence morbide et, en même temps, de ce que peut faire la prédisposition quand elle est portée à un degré extrême. En effet, il suffit qu'une cause légère agisse sur une femme en couche, pour qu'il se déclare aussitôt des accidents graves, hors de toute proportion avec la cause qui les a provoqués. Ils ont, comme toutes les maladies diathésiques, des caractères communs qui les rapprochent et révèlent l'existence d'une cause spéciale placée souvent au-dessus des ressources de l'art.

## XI. DE LA CONSTITUTION STATIONNAIRE.

Constitution stationnaire.

*Constitution stationnaire.* Nous n'avons pas encore signalé toutes les prédispositions de l'économie inhérentes à la structure et à l'état statique de l'individu. Il en est encore une que nous pourrions placer dans le chapitre consacré aux modifications dynamiques de l'organisme, car elle résulte probablement de l'exercice plus ou moins exubérant de certains appareils. Cette disposition est celle qui a reçu le nom de *constitution stationnaire;* nous en parlons maintenant pour ne pas rompre les affinités naturelles qui l'unissent à la diathèse ; il nous serait d'ailleurs impossible de dire en quoi elle consiste. Les anciens et les épidémiographes des siècles derniers avaient remarqué que, sous l'empire des agents de l'hygiène et des influences complexes qui se font sentir sur tout un peuple ou toute une population, pendant un nombre souvent considérable d'années, il s'établit chez tous les hommes une prédisposition à telle ou telle forme de maladie.

Cette *constitution stationnaire est distincte de la constitution médicale, ou épidémie permanente*, quoique celle-ci puisse durer, dit-on, pendant plusieurs années, vingt-trois ans par exemple (Sydenham)? La première a sa cause dans une modification permanente de l'organisme ; la seconde dans une constitution spéciale de l'atmosphère. La première paraît être sous la dépendance des modificateurs naturels qui agissent sur l'homme : c'est une espèce de diathèse acquise par une grande masse d'individus. Galien disait que la constitution stationnaire des Romains, de son temps, était inflammatoire, et que toutes les maladies intercurrentes en révélaient l'influence, par des symptômes non douteux. Le luxe, la débauche et les autres conditions hygiéniques dans lesquelles vivaient alors les Romains, expliquaient, suivant lui, le règne de cette constitution. On se rend compte ainsi de la prédominance de certaines formes de maladies, sinon des maladies mêmes, à certaines époques de l'histoire de la médecine, et du succès de quelques médications spéciales pendant plusieurs années. C'est encore à l'aide d'une constitution de ce genre qu'on peut comprendre la fréquence de certaines complications et de certaines formes pathologiques qui, après avoir été très-communes, disparaissent, ou tout au moins s'effacent et deviennent rares.

La constitution stationnaire, dont la cause reste ignorée, peut être attribuée : 1° à la persistance d'une consti-

*(marginal notes)*
Différente de la constitution épidémique.

Opinion de Galien.

Deux opinions peuvent être soutenues à ce sujet.

tution médicale *fixe* ou *petite épidémie;* 2° à la prédominance de certaines fonctions qui, en raison des habitudes
et des mœurs d'un pays, peuvent acquérir une intensité
anormale et exercer une influence pathogénique sur tous
les organismes. On peut hésiter entre ces deux explications.
Si l'on adopte la première, la constitution stationnaire
appartient à l'étude des constitutions médicale ( voyez
causes cosmiques); si l'on accepte la seconde, elle devient
une de ces prédominances organiques dont nous avons
parlé dans les chapitres précédents. Cependant, comme
elle ne se dessine par aucun trait extérieur appréciable, on
peut soutenir que sous l'influence des causes complexes
dont se compose l'ensemble des modificateurs hygiéniques
et politiques qui agissent sur tout un peuple, la constitution
de celui-ci peut changer comme change celle des individus. D'après cette doctrine, on verrait persister, pendant
un certain temps, cet état diathésique de tout un peuple.
C'est lui qui imprimerait à toutes les maladies sporadiques,
épidémiques et même endémiques des caractères communs
ou spéciaux faciles à constater, et qu'il serait impossible
de rapporter à la constitution médicale régnante, puisque les symptômes de celle-ci se développent à côté des
autres et en sont entièrement distincts.

*Exemples
remarquables
de constitution
stationnaire.*     Voici quelques exemples propres à faire ressortir les
caractères de la constitution stationnaire. Schnurrer rapporte que tous les Espagnols atteints du typhus présen-
taient presque tous, comme complication, une plegmasie
du foie, tandis que les Polonais et les Russes étaient
frappés d'encéphalite (1). Raymond, de Marseille, a

---

(1) Schnurrer, *Matériaux pour servir à une doctrine générale sur les
épidémies,* etc., trad. par Ch. Gasc et Breslau, in-8°, Paris, 1815.

constaté, pendant dix-neuf ans, les signes non douteux d'un certain nombre de types communs à toutes les madies régnantes. On pourrait attribuer à une influence du même genre les différences profondes que l'on remarque dans la description d'une même maladie faite à deux époques éloignées l'une de l'autre ou recueillie sur des peuples différents. Disons, en terminant, qu'il est difficile de décider si les effets que nous attribuons à la constitution stationnaire ne tiennent pas aux tempéraments, aux idiosyncrasies et surtout à la race et aux climats.

## XII. De l'immunité et de la susceptibilité pathologiques.

De l'immunité et de l'aptitude pathologiques.

Il ne nous reste plus, pour achever de faire connaître toutes les dispositions somatiques qui préparent et amènent la maladie, qu'à décrire ce qu'on appelle *la susceptibilité morbide*. C'est elle qui donne à certains individus une fâcheuse aptitude à gagner les maladies intercurrentes ou même épidémiques. En effet, il n'est pas rare d'observer des sujets qui contractent presque infailliblement toutes les maladies auxquels ils sont successivement exposés. Souvent il est impossible de trouver la cause de cette disposition ; mais quelquefois aussi, on peut en accuser la faiblesse de la constitution et surtout les prédispositions apportées par l'âge, le sexe, le tempérament, la prédominance organique, la race, les idiosyncrasies avec lesquels se confond entièrement cette susceptibilité. Ainsi s'explique la fréquence des affections nerveuses à l'époque de la puberté, des convulsions dans l'enfance, des pneumonies et des catarrhes bronchiques chez les vieillards, etc. Nous avons montré que le dé-

De la susceptibilité morbide. Ses causes.

veloppement de telle ou telle maladie tenait, en grande partie, aux lois du développement organique et à l'intensité fonctionnelle de certains appareils; nous n'avons pas à revenir sur ces conditions statiques du corps humain; du reste, elles ne suffisent pas pour nous rendre compte de l'aptitude à contracter la maladie, que présentent certains sujets placés exactement dans les mêmes conditions somatiques apparentes que ceux qui échappent à l'action morbifique. Personne ne saurait indiquer la cause de cette différence, mais elle est réelle et démontrée par l'existence d'une autre propriété toute différente qu'on a appelée l'*immunité* ou la *résistance* aux causes morbifiques, dont quelques personnes ont le privilége.

L'immunité pathologique est, en quelque sorte, une qualité heureuse, inhérente à la constitution, qui peut avoir été transmise par voie d'hérédité ou être acquise. On voit des hommes échapper, jusqu'à leur mort, aux maladies contagieuses, telles que la variole, la rougeole, la scarlatine, aux affections épidémiques régnantes (fièvres typhoïdes, grippe, coqueluche), et même à ces terribles fléaux qui ne respectent personne, comme la peste, le choléra, la fièvre jaune, le typhus, la dysenterie. L'immunité dont nous parlons peut aussi s'acquérir lorsque le sujet est incessamment exposé aux coups des affections épidémiques, endémiques ou autres, comme les médecins, les personnes qui prodiguent leurs soins aux malades et les habitants des lieux où règnent des affections endémiques (la peste, la fièvre jaune, les fièvres intermittentes). Dans tous ces cas, l'*habitude* diminue la fâcheuse susceptibilité inhérente à chaque organisme et apportée au moment de la naissance.

Cette immunité est en opposition flagrante avec la loi fatale qui nous condamne à finir comme tous les autres êtres ; aussi la résistance à cette loi est-elle toujours temporaire. Le sujet qui a échappé, pendant cinquante ans à des maladies nombreuses et redoutables, est enlevé souvent par une cause légère. On conçoit qu'il ne saurait en être autrement ; car si la résistance vitale est une force salutaire et dont on ne saurait nier l'intervention, il faut cependant, qu'à un moment donné, elle cède à la loi plus puissante et non moins nécessaire de la destruction successive de tous les êtres. On doit donc considérer l'immunité comme une émanation directe de la résistance vitale, mais qui a ses limites, tantôt éloignées, tantôt rapprochées de la naissance.

*Elle dépend de la résistance vitale.*

*Elle finit toujours par céder à une loi plus puissante ($\dot{\alpha}\nu\alpha\gamma\kappa\dot{\eta}$, la nécessité).*

Faisons aussi remarquer qu'elle ne s'exerce pas indifféremment sur toutes les maladies ; il est rare, par exemple, qu'on ne contracte pas la variole et les autres exanthèmes. Tel qui traverse, sans en être atteint, une ou deux épidémies, succombe à une maladie sporadique de faible intensité. L'état sans cesse changeant de la matière et des forces qui, par leur union, constituent le corps humain, l'expose à des variations semblables de la part de la résistance vitale et de la matière. Il suffit d'un instant très-court où la constitution est affaiblie pour qu'elle devienne vulnérable à l'action des causes morbifiques.

En résumé, l'immunité et l'aptitude morbides ne sont pas des qualités particulières du corps, c'est-à-dire des propriétés distinctes. Elles résultent du consensus et de la loi de solidarité des propriétés vitales ; elles sont inhérentes à la vie, et nous ne saurions aller au delà de cette idée.

*Résumé.*

## IIᵉ Ordre. Causes somatiques fonctionnelles.

Causes
somatiques
fonctionnelles.

*Idées générales sur l'action de ces causes.* Nous avons examiné plus particulièrement, jusqu'ici, les qualités plastiques du corps humain considéré comme support de la maladie ; nous avons cherché à découvrir, dans ces qualités inhérentes à la substance organisée, les causes pathogéniques. Nous devons maintenant nous demander si les organes et appareils ne peuvent pas, à leur tour, lorsqu'ils fonctionnent, lorsqu'ils sont animés par les

Des modificateurs
dynamiques
et statiques.

forces générales ou spéciales, engendrer la maladie. On appelle en hygiène, *modificateurs fonctionnels ou dynamiques* les influences exercées par les diverses fonctions, et *modificateurs statiques*, les différentes conditions corporelles que nous avons passées en revue, telles que l'âge, le tempérament, le sexe, l'hérédité, etc. Il est à peine nécessaire de faire remarquer le vice de ces dénominations ; tout le monde comprendra que l'âge, le tempérament, etc., ne sont pas des modificateurs inertes, statiques, mais, au contraire, qu'ils agissent dans la production des maladies, par l'activité plus ou moins grande qu'acquièrent alors certaines fonctions, et par la prédominance de certains organes ou de certains fluides, etc. Cependant cette classification, tout arbitraire qu'elle est, l'emporte sur toutes les autres, et nous l'adoptons, faute d'une meilleure.

Hiérarchie
pathogénique
des fonctions.
Classification
des
causes somatiques
fonctionnelles.

*Divisions.* Nous étudierons l'influence des fonctions suivant l'importance de leur rôle pathogénique. Nous les placerons dans l'ordre suivant : I. facultés intellectuelles ; II. sensorielles et sensations ; III. motrices et mouvement ; IV. fonctions génitales chez la femme et

l'homme ; V. fonctions digestives ; VI. fonction de sécrétion et d'exhalation.

Nous n'avons rien à dire des effets de ces modificateurs
tant qu'ils restent confinés dans des limites à peu près
physiologiques. Quand la fonction se trouble et quand il
se développe un état morbide, alors une autre espèce
d'influence se fait sentir. Son étude appartient à notre
troisième classe de modificateurs, c'est-à-dire aux actions morbides transmises par voie de sympathie. Il est
fort difficile d'établir une séparation tranchée entre ces
trois genres d'agents pathogéniques ; matière organisée
à l'état de repos, matière organisée à l'état de mouvement et d'activité, matière organisée mais altérée dans
sa structure ou sa fonction : voilà les trois sources puissantes des maladies qui se côtoient et souvent se confondent ensemble.

*Corrélation étroite entre les trois influences pathogéniques somatiques.*

## I. ACTION PATHOGÉNIQUE DES FONCTIONS CÉRÉBRALES.

Il nous serait impossible de traiter dans tous ses détails
un sujet si vaste et qui a tant occupé les hygiologues.
Nous voulons seulement indiquer les traits principaux
qui caractérisent l'influence funeste exercée par le système nerveux. Nous éviterons les lieux communs qui n'ont
pas éclairé beaucoup l'étiologie, et nous nous bornerons
à choisir quelques exemples propres à faire ressortir le
véritable rôle de ces modificateurs, dans la production
des maladies.

*1° Action pathogénique des fonctions cérébrales.*

Presque toutes les causes que nous allons passer en
revue, comme les émotions morales, les passions, l'imitation, le chagrin, agissent sur le système nerveux lui-
même et y développent la maladie ; mais il n'est pas rare

*Elle s'exerce presque toujours sur le système nerveux lui-même.*

qu'elles portent leur action sur d'autres organes et surtout sur ceux de la vie de nutrition.

Elle succède rapidement à la cause morbide.

Un second fait assez général est la promptitude avec laquelle se troublent les fonctions du système nerveux lorsqu'elles s'écartent, même à un faible degré, du type physiologique. La maladie, avec tout son cortège de symptômes, succède immédiatement à la suractivité fonctionnelle. La crainte, le chagrin, une émotion vive de plaisir, sont souvent suivis de folie, d'hystérie, de chorée, etc. Il faut que le médecin n'oublie jamais que pour un organe aussi délicat que l'est le système nerveux, il suffit d'une cause très-légère pour amener des effets considérables et, hors de toute proportion, avec l'intensité de la cause. On peut, en jetant les yeux sur la pathologie mentale, se convaincre de la vérité de cette proposition qui comprend l'étiologie tout entière des affections nerveuses.

Quelquefois cette action est plus lente, mais non moins sûre.

Les modifications que les facultés de l'intelligence subissent, sous l'influence d'une mauvaise éducation, des émotions morales prolongées et des passions de tout genre, donnent lieu à des maladies telles que, la manie, la mélancolie, la monomanie homicide. Celles-ci se montrent souvent à une époque fort éloignée de celle où ont agi les causes dites morales. C'est ainsi qu'on voit tous les jours les premières impressions de l'enfance se traduire, vers l'âge de la puberté, par une névrose du sentiment ou du mouvement, plus tard encore par la folie, l'imbécillité, etc. Il faut une grande attention pour remonter à des causes souvent très-anciennes et dont rien auparavant ne pouvait faire soupçonner l'existence.

Elle produit des maladies très-différentes par leur nature,

Les maladies provoquées par le trouble des facultés intellectuelles, morales et affectives, qui ont leur siége dans le système nerveux cérébro-spinal, sont de nature différente : les unes constituées par une névrose, les autres mais qui affectent le système nerveux. par une lésion matérielle. Parmi les névroses cérébrales, les plus communes sont toutes les formes de l'aliénation mentale. Les auteurs qui les ont étudiées, d'une manière spéciale, n'ont trouvé aucun rapport exact entre la cause et la nature de l'affection. L'ambition, le goût effréné du luxe ou de la spéculation, peuvent produire presque indifféremment la manie, la folie furieuse, la nosomanie, la paralysie générale, une lésion de la parole, ou bien, au lieu d'une névrose, une hémorrhagie cérébrale, une encéphalite diffuse ou des attaques répétées d'une simple hyperémie encéphalique.

Après les maladies du cerveau, celles qui sont le plus Elle détermine des névroses des organes du mouvement et du sentiment; fréquemment produites par le trouble des facultés de l'intelligence sont les névroses des organes du sentiment et du mouvement. Personne n'ignore que l'hystérie, l'épilepsie, les névralgies, les mouvements convulsifs, la chorée, les tics indolents de la face, du cou, des membres, apparaissent souvent, pour la première fois, après qu'une terreur subite, un chagrin prolongé, l'imitation, ont agi sur les individus. Les névroses du trisplanchnique ou des névroses du grand sympathique. ne sont pas moins favorisées par l'action des mêmes causes. Ainsi, tandis que l'amour contrarié, la jalousie ou des chagrins domestiques, produisent chez une femme la folie, l'hystérie, une apoplexie cérébrale, ils deviennent chez une autre la cause excitante d'une gastralgie, d'un spasme œsophagien, sans qu'on puisse toujours trouver la raison de ces différences, soit dans la constitution, soit dans d'autres conditions somatiques.

On conçoit plus difficilement que les émotions de l'âme, Elles peuvent causer des lésions de texture; les travaux de l'esprit, les passions, puissent faire naître des maladies organiques. Cependant ces influences pathogéniques sont positivement démontrées par un grand nombre de maladies du cœur, de l'estomac, du foie qui se sont ainsi développées. Pour en citer encore d'autres exemples remarquables, nous rappellerons que l'ictère, presque toujours lié, en pareil cas, à une congestion hépatique, se manifeste souvent sous l'empire d'un chagrin, d'une contrariété, d'une vive frayeur ; qu'une émotion morale suffit pour déterminer la rupture d'un anévrisme du cœur ou d'un gros vaisseau ; qu'une contention d'esprit forte et prolongée, après avoir causé d'abord des troubles nerveux dans l'estomac, et avoir altéré ses sécrétions ainsi que celles de l'intestin, finit par léser leur structure et par amener le développement d'un cancer. Chez d'autres, les mêmes modificateurs fonctionnels, en gênant la circulation, accumulent le sang dans les viscères, préparent la formation d'une hypertrophie cardiaque, et si cette stase a lieu dans le poumon, la phlegmasie pulmonaire. N'acceptons pas sans réserve l'action pathogénique du système nerveux, qu'on a un peu exagérée dans ces derniers temps, mais qui n'en est pas moins réel même sur le développement des maladies organiques.

Nous voulons bien croire que l'innervation cérébro-spinale ne peut se troubler sans qu'aussitôt la circulation capillaire et la nutrition des organes sur lesquels porte ce trouble, subissent une altération analogue. Nous sommes disposé à reconnaître que la sensibilité, les sécrétions, la nutrition sont lésées de cette manière ; cependant il y a loin de là à la formation du cancer, du tubercule ou d'une hypertrophie.

Nous ignorons de quelle manière agissent les modificateurs que nous venons de passer en revue. Dire que c'est en prédisposant lentement l'organisme ou en le

*[Note marginale :]* des maladies du cœur et des affections organiques.

*[Note marginale :]* Il faut admettre l'intervention d'une autre cause.

modifiant d'une manière rapide, comme le font les causes occasionnelles, ce n'est pas éclairer beaucoup la question; aussi, n'avons-nous pas voulu nous renfermer dans la division systématique des causes en prédisposantes et occasionnelles, nous préférons chercher les effets qui se manifestent, sans nous préoccuper du mode d'action des causes qui est et restera longtemps ignorée.

Mode d'action des troubles fonctionnels;

Souvent, c'est en déprimant ou en exaltant l'innervation cérébrale que ces causes semblent agir; c'est ce qui a donné lieu à la division des passions en dépressives et en excitantes. On serait bien embarrassé le plus souvent pour dire à laquelle de ces deux actions il faut attribuer les effets produits par l'imitation, la crainte, la lecture des mauvais livres, les révolutions politiques et sociales, etc.

Jetons maintenant un coup d'œil rapide sur les modificateurs fonctionnels dont nous venons d'indiquer les effets généraux. L'éducation vicieuse que les enfants reçoivent dans leurs familles, les mauvais exemples qu'ils ont trop souvent sous les yeux, développent le germe des névroses, de la folie, de la chorée, de l'hystérie, etc. Les pratiques religieuses exagérées et les craintes excessives qu'elles produisent dans les âmes bornées ou privées d'instruction, sont la cause fréquente de toutes les formes de l'aliénation mentale. On a dit que les commotions politiques engendraient souvent la folie et le suicide; mais combien d'éléments complexes ont été réunis sous ce titre (1)!

des causes morales.

On a aussi remarqué que les révolutions sociales, et les passions de tout genre qu'elles traînent avec elles, suspendent le cours des maladies sporadiques et même des

(1) On lira avec un vif intérêt le travail que M. le Dʳ Des Étangs vient de publier sur ce sujet: *Du suicide politique en France*, in-8°, Paris, 1860.

épidémies. Quelques auteurs affirment que de 1848 à 1856, le nombre de cas de folie n'a pas augmenté ; ce qui tendrait à faire croire que les événements politiques ne sont pas aussi néfastes qu'on a bien voulu le dire.

De l'imitation. **De l'imitation**. L'influence de l'imitation mérite une mention spéciale. On sait que le suicide se propage parfois, à la manière des affections contagieuses, surtout lorsqu'il a pour cause une de ces perturbations politiques ou religieuses qui surexcitent l'intelligence et dont l'histoire nous offre un grand nombre d'exemples. Il devient plus fréquent lorsqu'il est offert en spectacle à la curiosité du public, qui aime beaucoup ces exhibitions théâtrales. 

Son influence sur les névroses. Il faut prendre garde aussi d'accorder les tristes honneurs de la publicité à l'homicide, à l'infanticide ou à des actes de lubricité qui, loin d'exercer sur les intelligences dépravées une crainte salutaire, leur en inspirent trop souvent la coupable pensée.

Au nombre des maladies que l'imitation cause souvent, se placent toutes les névroses et spécialement les maladies convulsives, telles que l'hystérie, les convulsions, l'extase, la chorée et l'hypnotisme. Personne n'ignore que l'impression morale déterminée sur une femme hystérique, ou prédisposée à le devenir, par la vue d'un accès convulsif, suffit pour amener des attaques. On voit, dans les hôpitaux qui renferment un grand nombre de malades de ce genre, les accès d'hystérie se déclarer chez la plupart lorsque l'une d'elles a été prise d'une attaque. On ne doit pas rendre les femmes nerveuses, ni les hommes qui s'en rapprochent par leur organisation, témoins des phénomènes de somnambulisme naturel ou artificiel, vrai ou simulé, d'extase, d'hypnotisme et encore moins d'hystérie. Nous attribuons également une funeste influence aux spectacles donnés par les magnétiseurs et les prestidigitateurs qui font tourner des tables, évoquent des esprits ou mettent sous le couvert de la religion des apparitions miraculeuses que la raison réprouve. Nous n'aurions pas parlé de ces aberrations plus ou moins intéressées de l'esprit, si elles n'avaient pas eu déjà les plus funestes conséquences pour un grand nombre de malades et n'avaient pas produit des maladies nerveuses. Les convulsionnaires de Loudun et de Saint-Médard sont de toutes les époques ; seulement les personnages et les motifs qui les font agir sont différents. On les appelle aujourd'hui des médium, des esprits lucides, des voyants, autrefois on les nommait des sorciers, des farfadets et des magiciens.

Il n'est pas douteux que toutes les causes précédentes ont une grande part dans la production des maladies ; mais il est difficile d'en déterminer exactement, le degré d'influence, tant elles sont complexes. Sans parler de l'âge, du sexe, du tempérament et des états statiques acquis ou congénitaux, ne voyons-nous pas, à chaque instant, l'hérédité, l'innéité, intervenir sans qu'il soit toujours possible de dire exactement quelle part a chacune de ces unités étiologiques dans ce total qu'on appelle la maladie ? *Résumé.*

Dans ces dernières années, les médecins, qui se livrent à l'étude de l'aliénation mentale, ont rendu un service signalé à l'étiologie, en analysant, avec une sagacité extrême, l'influence si complexe des causes morales. Ils ont appris au médecin que les troubles de l'intelligence naissent, en grand nombre, sous l'empire de ce milieu ambiant moral que forment les mauvaises passions, les instincts pervers, les exemples de dépravation, si communs dans certaines classes de la société. Il faut donc que le praticien s'habitue à rechercher les causes morales qui ont pu agir sur le malade, avec le soin qu'il apporte dans l'investigation des causes physiques, chimiques, telluriques et autres. Les premières sont difficiles à découvrir, parce qu'on a intérêt à les dissimuler soigneusement. C'est un motif de plus pour ne pas en négliger l'étude.

## II. ACTION PATHOGÉNIQUE DES SENSATIONS.

2° Action pathogénique des sensations. Elle se confond presque avec celle des fonctions cérébrales dont il est difficile de la séparer, parce que la réaction intellectuelle ne manque jamais de suivre la sensation et de lui être proportionnelle. Les sensations, les plaisirs des sens, n'auraient aucune influence nuisible sur la santé, s'ils n'avaient pas toujours un rapport direct ou indirect avec l'excitation du sens génésique ou avec la réplétion gastro-intestinale dont nous parlerons plus loin. Demandons-nous seulement si les sensations de besoin, tels que la faim, la soif, l'instinct de la reproduction, ne peuvent pas, lorqu'elles sont exaltées outre mesure, déterminer le développement des maladies. On ne peut hésiter à répondre par l'affirmative, en ce qui concerne les graves désordres causés par l'instinct génésique, lorsqu'il est altéré par la continence ou par l'abus des plaisirs vénériens. Nous en parlerons plus loin.

## III. ACTION PATHOGÉNIQUE DES MOUVEMENTS.

3° Action pathogénique des mouvements. Leur influence ne saurait être mise en doute, malgré le petit nombre de faits sur lesquels on peut l'établir. Si nous consultons la physiologie, nous trouvons d'abord

que les mouvements les plus limités exigent l'intervention d'un très-grand nombre de muscles qui entrent
en contraction synergique; que l'intensité de l'innervation dépensée, pendant la contraction musculaire, est
souvent très-grande et que, dans tous les cas, l'influence
exercée sur la circulation capillaire et centrale est des
plus marquées. L'hématose et la calorification sont aussi
fortement excitées par les mouvements musculaires. On
conçoit dès lors que des maladies puissent naître de
l'exercice immodéré ou insuffisant de cette importante
fonction.

Lorsqu'il se fait une dépense excessive des forces
musculaires, des souffrances vives peuvent se développer dans les masses charnues. Il peut aussi survenir à la
suite de marches forcées ou longtemps soutenues, des
crampes, des douleurs spinales, peut-être même un ramollissement de la moelle, comme chez les chevaux de
trait qui ont été contraints de se livrer à de violents
efforts. On a considéré, dans ces derniers temps, les
excès de marche, et la fatigue qui en résulte, comme
une cause possible d'atrophie musculaire. La contraction incessamment répétée d'un groupe de muscles, dans
l'exercice de certaines professions, produit la convulsion
spasmodique des muscles de la main ou de l'avant-bras
(crampes des écrivains, des graveurs, etc.) Pourquoi ne
serait-elle pas aussi la cause de la paralysie, dans des
circonstances semblables?

Ne faut-il pas attribuer également à une atteinte profonde, subie à la fois par l'innervation et la musculation,
les hémorrhagies, la prostration extrême et le charbon
qu'on voit paraître sur les animaux qui ont été surmenés?
Il faut, sans hésiter, rapporter à une cause du même

*Ils peuvent produire l'atrophie;*

*des crampes; des paralysies;*

genre, la complication ataxo-adynamique, la fréquence des hémorrhagies et des dysenteries qu'on observe si souvent, chez les soldats qui ont été soumis à des marches forcées et à des fatigues extrêmes.

Inactivité des muscles.

Par contre, l'inactivité du système musculaire engendre d'autres maladies. Il est probable que les muscles sans cesse au repos, et qui languissent pendant que le cerveau est surexcité, comme chez les gens de lettres et les hommes adonnés aux travaux de cabinet, etc., deviennent très-accessibles à l'action du froid et de toutes les causes qui développent le rhumatisme musculaire, la névralgie et l'atrophie. Nous signalerons aussi l'influence plus éloignée, mais non moins certaine, que le repos des muscles ne manque pas d'exercer sur la digestion, la sécrétion hépatique et la contraction du gros

Son influence sur les névroses.

intestin. De là proviennent les accidents de dyspepsie, de gastralgie, d'hypocondrie, les ictères, la constipation, la spermatorrhée, qu'on remarque si souvent dans les conditions pathologiques indiquées précédemment.

Celle de l'effort.

Sous l'empire de la contraction violente ou souvent répétée d'une grande partie de l'appareil musculaire, la circulation cardiaque et pulmonaire peut être gênée, comme on le voit pendant l'effort. Il peut en résulter une hypertrophie cardiaque, des hémoptysies, de fréquentes congestions cérébrales et même une attaque d'apoplexie. Il faut admettre alors qu'il existe une forte prédisposition.

### IV. ACTION PATHOGÉNIQUE DES FONCTIONS GÉNITALES CHEZ L'HOMME ET LA FEMME.

4° Action pathogénique des fonctions génitales.

On ne doit pas hésiter à reconnaître, quelque pénible que soit cet aveu pour l'orgueil humain, qu'après les troubles causés par les plus nobles facultés de l'intelligence, et même presque sur la même ligne, viennent prendre place les désordres occasionnés par les fonctions génératrices, lorsqu'elles s'établissent, se suractivent, deviennent déréglées ou languissantes. Indiquons d'une manière succincte la nature de ces funestes modifications et le rôle des modificateurs.

des fonctions<br>génitales.

**Influence de la masturbation.** Chez l'homme la scène pathologique s'ouvre par les tristes effets que la masturbation ne manque pas d'exercer sur presque toutes les affections du jeune âge et surtout de la puberté, époque à laquelle les impulsions de la nature se font plus vivement sentir et ont besoin par conséquent d'être réfrénées par une forte éducation et un bon jugement. C'est alors qu'on voit paraître toutes les formes variées des névroses et spécialement l'hébétude plus ou moins complète de l'intelligence, la mélancolie, les tristesses sans motif, les convulsions rhythmiques de la face et la chorée. Si cette funeste habitude persiste, au delà de la puberté, il survient des névroses plus redoutables, l'épilepsie, l'hystérie, la nosomanie surtout. Enfin différentes formes d'aliénation mentale et l'idiotisme ont souvent leur unique source dans cette passion dégradante qui fait des ravages plus nombreux et plus redoutables chez les filles, parce qu'elle est mieux dissimulée que chez les garçons. Les pertes séminales involontaires qui s'ajoutent chez ces derniers à l'excitation du système cérébro-spinal ne manquent pas de provoquer plus sûrement encore les névroses. Combien de jeunes gens et d'adultes tombent dans un état incurable de nosomanie, de mélancolie, ou d'apathie morale pour n'avoir pu vaincre cette funeste habitude ! Tous les

De la<br>masturbation :<br>maladies<br>qu'elle cause.

Névroses.

aliénistes s'accordent à lui attribuer une part très-grande dans la production de la folie, de la démence, de l'épilepsie, et même du suicide.

Maladies que provoque la masturbation chez la femme.

Même influence fâcheuse sur le système nerveux du grand sympathique. On peut dire, sans crainte de se tromper, qu'une moitié des gastralgies et dyspepsies, des palpitations, des dyspnées nerveuses qu'on observe chez les jeunes filles, tiennent à la masturbation. Nous croyons aussi qu'elle retarde et, dans tous les cas, trouble

Chlorose.

la menstruation ; mais elle ne borne pas là son influence pathogénique : elle agit sur la constitution du sang ; elle vicie l'hématose et la nutrition générale. Elle produit, de cette manière, les pâles couleurs qui accroissent encore la névrosthénie, à laquelle la masturbation prédispose déjà si fortement.

Maladies générales diathésiques.

On doit aussi lui attribuer une certaine part dans le développement des scrofules, du rachitisme, de la phthisie pulmonaire, des affections du cœur, etc. Elle agit certainement dans toutes ces conditions pathologiques, mais seulement en affaiblissant l'organisme, en le privant de sa résistance à l'action des causes nocives, et en appelant sur le système nerveux une excitation qui doit se répartir sur tous les organes, et qui laisse par conséquent désarmés ceux qui sont menacés par une diathèse héréditaire ou innée, ou par quelque cause accidentelle,

Excès vénériens.

**Excès vénériens.** Les excès vénériens exercent une influence morbifique de même nature, quoique moins certaine et moins fréquente. En effet, la nature limite, en quelque sorte elle-même, les excès de ce genre, tandis que les manœuvres manuelles peuvent être portées beaucoup plus loin. Nous croyons même que les plaisirs vénériens seuls, même lorsqu'ils sont excessifs, ne peuvent pas produire de graves maladies chez l'homme et encore moins chez la femme. Tout au plus agissent-ils comme débilitants, ainsi que nous l'avons montré d'abord.

**Continence.** On n'a que de rares occasions d'observer les funestes effets de la continence, soit chez l'homme, soit chez la femme. Quand elle a lieu, et quand elle est portée à l'extrême, elle est suivie d'un accès de manie furieuse, d'autres fois d'érotomanie, de satyriasis ou de nymphomanie. La rétention du sperme et les effets de l'abstention des plaisirs vénériens passaient, dans l'école grecque, pour occasionner un très-grand nombre de maladies. Les seuls troubles nerveux que l'on soit en droit de leur rapporter sont, outre les précédents, la migraine opiniâtre, la gastralgie, les pertes d'appétit, l'éruption d'acné, les pollutions nocturnes, etc.

*Effets de la continence.*

**De la menstruation.** Avant que la menstruation s'établisse, et pendant le travail latent qui la prépare, on voit fréquemment se manifester, outre les phénomènes locaux dont nous n'avons pas à nous occuper, des accidents nerveux hystériformes, tels que des étouffements, des pleurs, un serrement à la gorge ou une véritable attaque d'hystérie; souvent aussi des palpitations, la lipothymie, la syncope, la paralysie nerveuse, la chorée, la catalepsie.

*Établissement de la menstruation.*

Tous ces désordres cessent parfois à la première ou à la seconde éruption menstruelle. Chez les hommes, des phénomènes à peu près semblables se manifestent, quoiqu'à un moindre degré. Il n'est pas rare d'observer de jeunes pubères qui s'évanouissent, sans cause, par l'effet de la chaleur, d'une émotion morale. Ils sont sujets à des céphalalgies, des rêves érotiques et des pollutions nocturnes, etc.

Les modifications statiques et dynamiques qui se font à l'époque de la puberté sont trop essentielles pour qu'il n'en résulte pas des influences sympathiques excessivement nombreuses et en même temps d'une intensité extrême, qui s'exercent sur les viscères les plus importants. La gastralgie, la dyspepsie, la toux et la dyspnée nerveuse n'ont pas d'autre origine. Souvent, chez l'homme aussi bien que chez la femme, le squelette se développe avec une promptitude extrême, les forces générales faiblissent; de la fièvre, de la courbature, des douleurs de tête, de l'anorexie, de l'anémie, en un mot, tous les signes d'une *maladie* dite *de croissance* se manifestent, sans dépasser une certaine limite physiologique. Quelquefois cependant l'organisme ne peut résister à ce travail excessif de la nutrition, surtout lorsqu'il existe une de ces diathèses innées ou acquises qui n'attendent qu'une occasion pour paraître. La phthisie, la scrofule, le rachitisme, se manifestent alors par des signes non douteux et commencent à faire de sourds ravages.

Dérangement des régles.

*Suppression des règles.* Les affections précédentes reconnaissent, à plus forte raison, pour cause le dérangement des menstrues. Hippocrate, et toute l'école grecque, lui attribuent la folie, et tous les traités modernes renferment de nombreux exemples de troubles psychiques uniquement dus à cette influence. Le retour de l'écoulement mensuel fait souvent disparaître la maladie. La mélancolie, la catalepsie et l'hystérie sont aussi l'effet ordinaire d'un trouble survenu dans le flux périodique.

Effets des troubles menstruels sur les affections organiques.

La phthisie pulmonaire, et surtout la funeste diathèse qui lui donne naissance, agissent de très-bonne heure sur la menstruation; elles l'empêchent, la suspendent et la suppriment, à une époque où l'on est encore loin de

reconnaître le mal, à des symptômes certains. En pareil
cas, on a été, bien souvent, tenté de mettre sur le compte
de l'aménorrhée l'évolution ultérieure de la phthisie. Nous
avons choisi cet exemple parmi un grand nombre d'autres ;
il nous serait facile d'en trouver également parmi les
affections aiguës. La pneumonie, la pleurésie, une violente angine, qui se montrent peu de temps après la suppression des règles, ne doivent pas être attribuées, le
plus ordinairement à l'intervention de cette cause.

Les maladies sur la génération desquelles les troubles
de la menstruation paraissent agir, d'une manière certaine sont : les congestions, les hémorrhagies, les flux,
qui se font par les fosses nasales, les bronches, l'estomac
ou l'intestin. Rappelons que l'épistaxis, l'hémoptysie,
l'hématémèse, sont même parfois supplémentaires des
règles ; que l'hyperémie cérébrale peut se montrer immédiatement après que celles-ci sont supprimées ; qu'il en
est de même du flux dysentérique, de certaines diarrhées,
de quelques congestions hépatiques accompagnées d'ictère, etc. On conçoit les modifications rapides que l'innervation, et consécutivement la circulation générale,
doivent éprouver lorsqu'une fonction aussi influente que
celle de l'utérus vient à être troublée. On comprendrait
moins facilement la part que prend le modificateur dynamique dans le développement du tubercule, du cancer, ou de toute autre maladie diathésique ; seulement
nous lui concédons, en pareille occurrence, le pouvoir
d'être cause occasionnelle, non pas de la maladie, mais
d'un accident prédominant tel que l'hémoptysie, la congestion bronchique ou pulmonaire. Nous ne croyons pas
non plus qu'il puisse agir, dans ce cas, à titre de cause
prédisposante.

Sur
les congestions
et les flux.

Influence
pathogénique
de la grossesse. **De la conception.** On a cité quelques exemples de folie développée chez des femmes pendant la première nuit de leurs noces ; ce qu'on a attribué à des émotions morales et à un sentiment de pudeur excessif, mais facile à comprendre. Nous avons observé deux cas de ce genre, sans qu'il nous ait été possible de lever le voile qui couvrait cette mystérieuse étiologie.

L'imprégnation détermine immédiatement, dans les conditions statiques et dynamiques de la femme, une modification profonde qui se fait sentir, chaque jour davantage, et qui ne cesse qu'après que le retour des menstrues a eu lieu, ou quand la lactation est terminée. Nous avons traité, avec tous les développements nécessaires, de l'état puerpéral qui comprend la gestation, la parturition et la lactation ; nous avons insisté fortement sur son influence pathogénique. (Voyez t. II, p. 131.) L'état puerpéral est une véritable *diathèse acquise ;* nous en avons déjà parlé en nous plaçant à ce point de vue. (Voyez *Diathèse.*) Ajoutons que comme cause de maladie il exerce deux sortes d'action différente : 1° il suspend ou active la marche des maladies antérieures ; 2° il détermine le développement de quelques autres.

Elle exerce
une influence
fâcheuse
sur les maladies
antérieures. On a cru qu'il pouvait arrêter la marche de certaines névroses, telles que l'épilepsie et la folie : de là le conseil coupable d'essayer le mariage. Nous n'avons pas besoin de rappeler que, dans des cas très-rares, la grossesse ne fait que suspendre la marche de la folie ; qu'ordinairement elle l'accélère, lui donne plus d'intensité, et qu'elle provoque parfois des accès éclamptiques, suivis de manie furieuse, de tentative d'homicide et souvent d'infanticide.

Si nous reportons notre pensée sur les maladies dites

*organiques*, nous trouvons que la grossesse n'exerce pas sur elles une influence moins désastreuse. En vertu d'un antagonisme heureux que nous avons eu occasion de signaler, il arrive que l'état puerpéral parcourt toute sses périodes malgré une phthisie pulmonaire, une affection cardiaque, ou toute autre maladie chronique qui reste alors stationnaire ; mais, bientôt après, le mal reprend sa marche, et presque toujours acquiert alors une intensité qu'il n'avait pas auparavant. C'est ce qu'on observe chez un très-grand nombre de femmes qui meurent rapidement après leur couche, soit de phthisie, soit de maladie du cœur. Nous avons vu la grossesse enrayer la marche de ces affections, mais nullement les arrêter, si ce n'est temporairement. ·

On ne peut refuser à l'état puerpéral une influence très-grande sur le développement de toutes les névroses, sur la gastralgie simple et hypocondriaque, sur la chloro-anémie, la contracture, les spasmes laryngiens et œsophagiens, etc. ( Voyez *État puerpéral*).

*Action pathogénique sur plusieurs maladies.*

**De la lactation**. *Influence de la lactation*. De nos jours on a refusé à la lactation toute espèce de part dans la production des maladies ; anciennement on la lui faisait trop grande. On a attribué au sevrage, la folie, les convulsions, les névroses, la chloro-anémie, les hémoptysies et toutes les affections locales observées dans les organes génitaux. Il faut restreindre de beaucoup cette pathologie puerpérale. L'appauvrissement du sang, les gastralgies, les névralgies, les diarrhées sans lésions utérines, sont évidemment provoqués par l'allaitement, lorsque la femme, en proie à la misère ou d'une constitution délabrée, s'opiniâtre à nourrir ou à prolonger la lactation, outre mesure,

*Influence de la lactation.*

Influence
de la ménopause
non suffisamment
spécifiée.

**Ménopause** ( de μήν mois, et de πάυσις, cessation ).
Quel rôle la cessation morbide des règles joue-t-elle dans la
production des maladies ? Si l'on en croit certains auteurs, il est peu de cause aussi active, aussi incessante
d'affection interne ; mais en examinant les preuves apportées à l'appui de leur opinion, on trouve qu'elles sont
loin d'avoir toute la rigueur désirable. On ne sait pas
encore exactement quel est le degré d'influence de cette
période critique de la vie. La ménopause, prématurée et
morbide, loin de produire la maladie, comme on l'en a
souvent accusée, n'a lieu précisément que par l'effet de
la maladie elle-même, du moins dans une foule de cas.
Il n'est pas d'affection interne qui ne puisse déranger les

On a souvent
considéré
comme cause
ce qui est déjà
effet.

règles et les supprimer même, pendant longtemps. On
commettrait donc une erreur grave si l'on attribuait à cette
suppression les maladies qu'on voit alors se manifester.

Les accidents qui se montrent à l'époque du retour
d'âge, chez la femme, ont plus d'une analogie avec ceux de
l'état puerpéral : même disposition aux névroses, même
tendance à la mélancolie, au délire, à la folie, quelquefois
accès de nymphomanie et excitation des organes génitaux.
Il faut prendre garde de voir dans cette période critique
la cause de maladies qui deviennent seulement plus fréquentes à cet âge ; cependant on ne peut s'empêcher de
reconnaître qu'à la cessation du flux sanguin, se rattachent souvent les symptômes de la pléthore, des congestions, des hémorrhagies par le cerveau et par d'autres
voies, dont l'origine ne laisse aucun doute. La goutte
fait souvent sa première irruption au retour d'âge, lorsque, pour nous servir d'une expression ancienne, la femme
devient semblable à l'homme. Alors cesse cette influence
pathogénique que nous avons vue commencer au moment

de la puberté, se prolonger pendant la grossesse et engendrer en réalité toute une série d'affections propres à la femme, maladies qu'on pourrait qualifier de *puerpérale*, tant elles ont de rapport entre elles et de connexions étroites avec les fonctions génitales.

## V. ACTION PATHOGÉNIQUE DES FONCTIONS DIGESTIVES.

Nous ne pouvons séparer cette étude de celle des modificateurs cosmiques qui ont reçu le nom d'*aliments*. (Voyez *Causes cosmiques*; III<sup>e</sup> ordre; *Ingesta*.)

## VI. ACTION PATHOGÉNIQUE DES SÉCRÉTIONS ET DES EXCRÉTIONS.

Exagérée par les uns, réduite à peu de chose par les autres, l'influence des sécrétions normales sur le développement des maladies ne saurait être méconnue. Nous ne parlerons que des sécrétions normales, les morbides devant être examinées plus loin, parce qu'elles agissent d'une manière différente. Les modifications de quantité que la sueur peut subir dans diverses conditions physiologiques ont été étudiées avec plus de soin que toute autre sécrétion. On sait que sous l'empire du froid la sudation est réduite à son minimum. Les sels alcalins qui entrent dans sa composition doivent rester dans le sang ou passer dans l'urine. Quand cette action est prolongée, ce qu'on obtient à l'aide d'une réfrigération soutenue ou, mieux encore, en empêchant l'évaporation avec des enduits imperméables, on détermine des altérations du sang et des troubles graves. Dans les cas où la sueur est supprimée, la membrane muqueuse du la-

*Action pathogénique des sécrétions et excrétions.*

*Trouble de la sudation.*

rynx, des bronches et les poumons s'enflamment, ou bien une diarrhée séreuse subite et passagère s'établit; d'autres fois il se manifeste des douleurs rhumatismales qui occupent les muscles, la peau, les tissus fibreux, les nerfs ou les articulations.

**Rhumatisme; névralgie.**

On a attribué, dans quelques cas, à la suppression de la sueur la paralysie du nerf facial, la névralgie sciatique et un grand nombre de maladies que nous passons sous silence, parce que leur étiologie est fort problématique. Cependant nous devons dire que la maladie de Bright et la sécrétion albumineuse sans lésion des reins ont paru, à un grand nombre d'auteurs, se développer dans des conditions hygiéniques qui avaient réduit la sudation à son minimum. L'habitation dans un lieu humide et froid, l'action prolongée de vêtements mouillés ou l'exposition incessante du corps à un air froid et humide, ont été regardés comme la cause de l'affection rénale. On a aussi attribué à la diminution de la sécrétion sudorale la formation de gravelle et de calculs dans la vessie. Les sels alcalins contenus dans la sueur passeraient alors, par le rein, dans l'urine.

**Maladie de Bright.**

Citons encore comme exemple de l'influence des troubles de la sécrétion ceux qu'on observe dans le rein. Les effets de la suppression de l'urine sont bien autrement dangereux que ceux de la sudation, mais il n'est pas toujours facile de les séparer des symptômes graves produits par la lésion du rein qui est la vraie cause de cette suppression. Des accidents typhoïdes, du délire, du coma, des convulsions générales, des sueurs visqueuses et fétides, des urines sanglantes, purulentes et albumineuses, sont les principaux symptômes de la maladie.

**Suppression de l'urine.**

On a parlé de la suppression de l'écoulement du lait comme d'une cause de maladie ; nous en avons déjà dit quelques mots. Nous ajouterons qu'il faut d'abord faire abstraction des accidents puerpéraux survenus dans le cours du premier mois qui suit l'accouchement, et qui tiennent à de tout autres causes. Quant à la suspension brusque, volontaire ou accidentelle de la lactation, sous l'empire d'une forte émotion morale, d'une frayeur ou d'excès vériens, elle peut occasionner des engorgements laiteux et des abcès mammaires, des mouvements convulsifs, la névralgie, le retour des accès d'hystérie, et même, suivant Esquirol, la folie. *Suppression de la lactation.*

Nous ne parlerons pas de la spermatorrhée, parce qu'elle se rattache au trouble des fonctions génératrices. Quant à son rôle comme flux, il est nul. (Voyez *Génération.*) Il n'en est pas de même des flux vaginaux et utérins. La suspension brusque de la leucorrhée produite par un traitement énergique ou abortif peut être suivie d'une métrite, d'une cystite ou d'une forte congestion rénale. Il est rare que la leucorrhée, même très-abondante, produise autre chose que des envies d'uriner, peut-être de la gastralgie et de la pesanteur dans le bassin et sur le rectum ; encore doit-on attribuer le plus ordinairement ces symptômes à d'autres causes, comme à des altérations de situation ou de texture de la matrice. *Spermatorrhée.* *Leucorrhée.*

### IIIᵉ ORDRE. ACTION PATHOGÉNIQUE EXERCÉE PAR L'ORGANISME HUMAIN MALADE.

*Causes somatiques qui consistent dans l'action pathogénique, exercée par l'homme malade, soit sur lui-même, soit sur d'autres hommes.* Nous comprenons dans cette *3ᵉ Ordre de causes somatiques : Influence de la maladie*

sur la production
d'une
autre maladie.

partie importante de l'étiologie complétement omise dans les livres, l'étude des causes qui consistent dans une maladie déjà formée au sein de l'organisme, et qui agit, à son tour, comme cause d'une autre maladie : A, sur le sujet lui-même ; B, sur un autre individu bien portant.

I. Sur le sujet lui-même. On voit tous les jours une maladie en provoquer une autre ; une affection vermineuse de l'intestin excite une attaque d'éclampsie ; les pertes séminales ou le phimosis donnent lieu à l'hypocondrie ; un rhumatisme, une dartre, la goutte, engendrent, le premier un délire mortel, la seconde un catarrhe bronchique, la troisième une gastralgie fort grave, etc. L'antagonisme qu'on dit exister entre certaines maladies est une influence diamétralement opposée à l'action sympathique dont nous parlons en ce moment.

Influence
sur l'homme sain.

II. Sur un individu bien portant. Le malade actuellement affecté peut être, pour son semblable, une cause de maladie de plusieurs manières : 1° Il exerce une influence nuisible sur lui par des miasmes qu'il dégage et qui cependant, ne reproduisent pas la même maladie. Ceux qui vivent dans un hôpital, ou en fréquente communication avec des malades, contractent des troubles gastriques, des diarrhées, dont la cause est évidemment miasmatique. 2° Dans un second cas, le malade transmet sa maladie par voie de contagion ; exemples : typhus, peste, variole, fièvre jaune, charbon. 3° Dans d'autres cas, l'inoculation seule peut la communiquer ; exemples : rage, pustule maligne, syphilis, maladies virulentes. (Voyez ce mot.) 4° Il peut se développer sur son corps des animaux vivants qui, transportés sur d'autres individus, s'y reproduisent et sont suivis de maladies spéciales (maladie parasitaire).

## I. ACTION PATHOGÉNIQUE DE L'HOMME MALADE
### SUR LUI-MÊME.

Un organisme malade peut, dans certaines conditions que nous devons étudier, agir d'une manière funeste sur les organes sains. De là résultent des états morbides complexes dont il faut apprendre à connaître le mode d'enchaînement et la causalité, parce qu'ils se présentent fréquemment dans la pratique, et qu'on s'en occupe fort peu dans les traités généraux.

1° L'organisme, après avoir développé la maladie ou l'avoir reçue d'un autre individu, provoque à son tour une seconde maladie par voie de *sympathie*. S'il est vrai que le champ des influences morbides de cette espèce soit tellement étendu qu'on ne saurait le limiter, il ne faut pas cependant en faire la cause unique des complications pathologiques. Nous avons dit, dans une autre partie de ce livre, comment on était parvenu, à l'aide de la doctrine de l'irritation, à expliquer la production de presque toutes les affections internes. Nous avons déterminé exactement la nature et le siége des maladies qui ont réellement cette origine ; nous n'avons rien à ajouter aux développements considérables dans lesquels nous sommes entré à ce sujet. (Voyez *Sympathie*, t. I, p. 348.) Résumons seulement les caractères généraux des maladies qui ont leur cause dans l'action sympathique d'un organe souffrant.

L'opération la plus essentielle du diagnostic consiste à déterminer le siége et la nature des maladies, s'il en existe plusieurs, et l'ordre dans lequel elles se sont manifestées, afin de remonter ainsi jusqu'à la maladie primordiale qui joue le rôle de cause morbifique. En suivant

Action
pathogénique
de
l'homme malade
sur lui-même.

Des maladies
produites
par la sympathie.

cette méthode, on parvient à créer plusieurs groupes étiologiques de maladies.

1° Maladies produites à grande distance de la cause.

On trouve dans un premier celles qui se montrent à une courte ou à une grande distance du foyer morbide primitif; exemples : pneumonie et congestion du foie, blessure du pied et tétanos, vers intestinaux et convulsions générales, grossesse et folie. Les transmissions sympathiques se font des organes de la vie de relation à ceux de la vie animale, ou réciproquement, ou bien elles ne sortent pas des organes qui président à l'une ou à l'autre vie.

2° Par voie de continuité de tissu.

Dans un second groupe se placent les maladies qui en produisent d'autres en vertu de leur connexion anatomique. Les tissus étant continus, le travail morbide passe aisément de l'un à l'autre, sans changer de nature ; ainsi se développe l'inflammation du péritoine dans la métrite ou dans le cas de tumeurs des viscères abdominaux. Une cystite chronique simple ou calculeuse, en se propageant jusqu'aux reins, y excite une néphrite aiguë simple hémorrhagique ou albumineuse. Ce travail change quelquefois de nature en se propageant d'un organe à un autre. Nous ne mettons dans cette catégorie que les affections qui dépendent de l'extension de la maladie primitive à tous les organes, dont les actes physico-chimiques ou dyna-

3° par concours d'actes physiologiques.

miques se commandent, ou sont dans une corrélation si étroite, que l'un d'eux ne peut s'altérer sans que l'autre participe à l'altération. Lorsque la circulation centrale est gênée, les maladies pour ainsi dire obligées et qui ne tardent pas à survenir, sont la congestion pulmonaire,

Maladies commandées par la nature et le siége des lésions.

hépatique et des capillaires généraux. En pareil cas, on ne peut considérer comme maladies distinctes, l'œdème pulmonaire, la cirrhose, la congestion hépatique et la cyanose, si fréquents dans les maladies du cœur. La congestion et l'hémorrhagie cérébrales, qui se produisent à la suite d'attaques violentes ou prolongées d'épilepsie, sont, jusqu'à un certain point, des maladies distinctes de cette dernière et ne peuvent en être considérées comme les effets. Dans ce cas, la maladie est-elle cause déterminante ou prédisposante de l'hémorrhagie? Cette dichotomie étiologique ne peut pas être appliquée ici plus facilement que dans les autres cas que nous avons signalés.

On a accusé certains actes pathologiques de déterminer la maladie, en vertu de la solidarité des fonctions. On a prétendu, que les congestions viscérales, si communes dans les grandes pyrexies, par exemple dans la fièvre typhoïde, le typhus, etc., tiennent à la longue durée et à la persistance du mouvement fébrile. Cette doctrine, fausse de tous points, a été renversée par les faits les plus nombreux et les plus péremptoires. On lui a substitué une autre théorie qui fait jouer le rôle principal aux altérations du sang. C'est, en se fondant sur des analogies physiologiques controuvées, qu'on a attribué à la grossesse l'hypertrophie cardiaque, et à celle-ci la congestion et l'hémorrhagie encéphaliques. Même faute a été commise quand on a avancé que la phthisie hypertrophiait le cœur. Ainsi, tout en reconnaissant que nous devons nous laisser conduire par les données physiologiques dans la recherche des causes, il faut avant tout observer les phénomènes morbides et leur subordonner toutes nos hypothèses. Combien n'en a-t-on pas inventé pour expliquer le mode de production des maladies !

*Quelques exemples de cette influence pathogénique.*

Une maladie *locale* ou générale, qui affecte une marche chronique, comme la phthisie, l'entéro-colite chronique, le diabète ou une tumeur fibreuse de l'utérus, déter-

*Action pathogénique d'une maladie locale chronique;*

mine dans l'organisme une forte prédisposition aux maladies qu'on appelle *intercurrentes*. Un phthisique contracte un érysipèle facial et en meurt; une femme épuisée par un cancer de l'utérus est frappée d'une pneumonie qui l'enlève; le diabétique succombe ordinairement à la phthisie pulmonaire, etc. On regarde, peut-être à tort, comme des *complications* les maladies qui naissent dans ces conditions étiologiques. La maladie primaire n'en est pas moins la cause prédisposante, car sans elle, la cause occasionnelle, que d'ailleurs nous ne connaissons pas, n'aurait pas produit son effet.

d'une maladie générale. Elle constitue une opportunité fâcheuse pour d'autres maladies. Les maladies générales, les diathèses telles que la scrofuleuse, la rhumatismale, la goutteuse, les cachexies, quelle qu'en soit la cause, agissent ou en produisant des maladies spécifiques dont nous n'avons pas à parler, ou en plaçant l'organisme dans un état d'opportunité morbide qui crée la prédisposition à une autre maladie. Tous les médecins, qui exercent dans les hôpitaux, savent que des malheureux, qui n'ont plus que quelques semaines à vivre, sont souvent emportés par une autre maladie qui règne épidémiquement dans les salles ou dans la ville. Un érysipèle, la pourriture d'hôpital, la fièvre typhoïde, le choléra, les enlèvent à l'improviste; ou bien c'est une cause légère et accidentelle, comme l'application d'un vésicatoire, d'une raie de feu, la formation d'une escarre au sacrum, qui est suivie d'un érysipèle, d'un phlegmon, d'une phlébite, auxquels le sujet affaibli ne saurait résister. Dans tous ces cas la maladie chronique joue le rôle de cause prédisposante, ou plutôt elle met l'organisme dans un état de réceptivité qui n'attend qu'une cause légère pour engendrer une seconde maladie. L'épidémie régnante ou l'action d'un corps irritant sont cette cause occasionnelle. Il est bon que le praticien sache que toute maladie, qui débilite l'organisme, peut aisément engendrer une autre maladie, et que quelques-unes d'entre elles jouissent plus particulière- ment de ce funeste privilége. Ainsi la cachexie rhuma- tismale, la goutteuse, la scrofuleuse, l'anémie, les ap- pauvrissements du sang, jettent tous les organes dans l'adynamie et les mettent hors d'état de résister à l'ac- tion des causes occasionnelles et épidémiques. Ainsi agis- sent encore les hémorrhagies utérines, hémorrhoïdales, les sueurs profuses, la suppuration immodérée d'un tissu ou celle qu'on provoque artificiellement sur des sujets déjà affaiblis. Nous ferons enfin remarquer que l'inanition, les émissions de sang poussées à l'extrême, sont autant de causes positives de maladies dont on ne soupçonne pas toujours l'existence.

On a prétendu, dans ces dernières années et à d'autres époques, que certaines maladies pouvaient empêcher le développement ultérieur d'autres maladies. La vaccine, en empêchant la variole de se développer, serait la cause de la scrofule, de la phthisie et même de la fièvre typhoïde, parce qu'un des principaux effets de la variole est, dit-on, de faire sortir de l'organisme des principes nuisibles, et que, ceux-ci n'étant pas expulsés, deviennent, plus tard, le germe d'autres maladies, surtout de celles que nous avons indiquées précédemment, auxquelles ils donnent une violence inconnue auparavant. Il suffit de rapporter de pareilles hypothèses pour en faire justice. Il est tout naturel qu'elles fassent impression sur l'homme du monde; mais elles ne sauraient, à coup sûr, produire le moindre effet sur les médecins. A qui fera-t-on croire que le non-développement de l'éruption variolique et la

*Influence de la vaccine.*

rétention des matières nuisibles qui ne sauraient être expulsées puisqu'elles ne sont pas formées, sont la cause de tant de maladies ? Les notions médicales les plus élémentaires nous apprennent que la variole est la source des lésions les plus graves et que, loin d'être utile à l'organisme, elle le soumet aux plus rudes épreuves et devient souvent la cause de maladies graves, lorsqu'elle n'amène pas une mort immédiate. La scrofule et la phthisie étaient au moins aussi fréquentes, avant qu'après la découverte de la vaccine.

*Mélange de virus et de diathèse.* On a pu croire que la syphilis constitutionnelle transmise par le père aux enfants pouvait engendrer la scrofule ou le rachitisme. Nous nous sommes déjà élevé plusieurs fois contre la transformation des espèces morbides les unes dans les autres. Une maladie constitutionnelle ou une diathèse peuvent favoriser le développement de maladies accidentelles, mais elles n'en détermineront certainement pas l'espèce. Jamais la syphilis, en passant du père aux enfants, ne deviendra scrofule ou rachitisme. Les maladies héréditaires ou innées se transmettent sans mutation, ou du moins les changements qu'elles subissent portent, comme dans toutes les autres maladies, sur la forme, l'intensité, la complication, mais ne vont pas jusqu'à en altérer le type. Elles peuvent agir synergiquement pour favoriser le développement d'une maladie, mais voilà tout.

*Les maladies dites incompatibles.* **Antagonisme entre deux maladies.** Des observations superficielles ou des vues théoriques ont porté quelques auteurs à soutenir qu'il y a des maladies incompatibles, c'est-à-dire qui ne peuvent exister en même temps. Cette opinion n'est point fondée. Si la nature est ingénieuse pour créer, pour réparer, pour reconstituer, elle ne l'est pas moins pour détruire ; et cela est de toute justice : car, sans cette loi, l'équilibre nécessaire entre la vie et la mort serait rompu et la multiplication des espèces entravée, sinon arrêtée complétement. Nous ne connaissons pas une seule maladie qui ne puisse se trouver associée à une ou plusieurs autres.

Les diathèses n'échappent pas à cette loi générale. La cancéreuse et la tuberculeuse se développent simultanément chez les mêmes sujets ; il en est de même de la scrofuleuse et de la tuberculeuse. Elles peuvent l'une et l'autre coexister avec la rachitique. Enfin il n'est pas rare de trouver chez un même malade la goutte et le rhumatisme. Nous sommes encore à nous demander comment il se fait que des hommes, consommés dans leur art, confondent ensemble ces deux affections diathésiques si différentes l'une de l'autre.

*Les diathèses coexistent souvent.*

On doit donner le nom d'*antagonisme morbide* à l'action neutralisante et contraire que deux maladies exercent l'une sur l'autre et qui est de telle nature que l'une préserve de l'autre. Tel serait, par exemple, l'antagonisme vrai ou faux qu'on a dit exister entre le cancer et le tubercule ou la phthisie et les fièvres intermittentes. On a donné à ce mot un sens plus étendu et abusif lorsqu'on s'en est servi pour désigner les influences pathogéniques des saisons et des climats, les immunités acquises par le fait même d'une maladie antérieure contagieuse ou non, ou qu'on ne contracte qu'une seule fois, enfin les prédominances anatomiques et physiologiques, etc. (1) Le développement d'une diathèse dont les produits morbides

(1) Voyez sur ce sujet la dissertation fort complète de M. Fuster : *Des antagonismes morbides ; Concours pour une chaire de médecine, Montpellier*, 1848.

sont déjà disséminés dans tout l'organisme et parvenus à une période avancée, n'empêche pas les progrès d'une autre diathèse. Quelquefois même il est la cause des premiers accidents de la seconde maladie, qui marche alors avec une rapidité extrême.

De quelques autres maladies qu'on a cru propres à se neutraliser.

On a cherché à utiliser, dans la thérapeutique, l'antagonisme morbide. Les expériences qu'on a faites ont malheureusement démontré, qu'il n'est pas une seule maladie qui empêche le développement d'une autre ou qui la guérisse. Il n'existe qu'une seule exception à cette règle. La vaccine empêche la variole, et peut aussi la neutraliser ou en diminuer l'intensité, lorsqu'on a recours, de bonne heure, à l'inoculation vaccinale, dès que la variole commence à paraître.

Maladies virulentes ou spécifiques.

Dans ces derniers temps, on a fait de nombreux essais pour savoir si la vaccine n'exclurait pas la coqueluche ; si l'empoisonnement par le virus de la vipère ou de la syphilis n'arrêterait pas le développement de la rage ; si la convulsion causée par l'électricité ne mettrait pas fin à la convulsion du tétanos ; si l'action contraire du curare n'amènerait pas le relâchement du tissu musculaire, si violemment convulsé dans cette maladie ; si la syphilis ne préserverait pas du choléra, etc. Jusqu'à présent, l'antagonisme curatif tant désiré et tant cherché est encore

Elles ne s'excluent pas d'une manière absolue.

à trouver. Il y a plus, les maladies virulentes n'ont pas le privilége de préserver l'organisme d'une attaque ultérieure de la même maladie. Tout le monde sait combien sont fréquentes les varioles après la vaccination ou lorsqu'elles ont été contractées, une première fois. Quoiqu'on ait dit le contraire, on peut gagner plusieurs fois la syphilis, la pustule maligne. Les maladies contagieuses, comme la rougeole, la scarlatine, la peste et la fièvre jaune, se développent, il est vrai, très-rarement plus d'une fois, chez le même individu.

Enfin, une maladie virulente actuelle, comme la syphilis, ne neutralise pas davantage un état morbide, soit local, soit général. Ne voit-on pas tous les jours un syphilitique être pris de rhumatisme, de goutte, de scrofule, et réciproquement ces maladies, déjà développées sur un sujet, continuer à parcourir leurs différentes phases en même temps que celles de la syphilis s'accomplissent de leur côté? De là résultent des maladies complexes dont les symptômes combinés en différentes proportions, ont fait croire à des transmutations pathologiques qui n'existent pas.

Voici maintenant quelques autres maladies entre lesquelles on a cru trouver un antagonisme. En admettant que, dans les pays marécageux où les fièvres intermittentes sont endémiques, et dont les habitants sont décimés par ces graves maladies, la phthisie pulmonaire soit plus rare qu'ailleurs, en supposant vraies les statistiques, à l'aide desquelles on a voulu établir ce fait, il resterait à démontrer qu'il ne tient pas à la mortalité excessive causée par les maladies paludéennes (1).

*Antagonisme entre la phthisie et la fièvre typhoïde, d'une part, et l'intoxication paludéenne de l'autre.*

D'ailleurs, les contrées à fièvre sont, en raison de leur distribution géographique, moins exposées que les autres à la phthisie. Il en est de la pathologie comme de la flore et de la zoologie : chaque région a ses maladies comme elle a ses plantes et ses espèces d'animaux. Il ne s'ensuit pas que les maladies ne puissent pas s'acclimater. Nous voyons malheureusement, tous les jours, la

(1) Ce point intéressant d'étiologie a été longuement examiné dans le *Compendium de médecine*, article *Phthisie pulmonaire*, p. 533.

preuve du contraire. Ce que nous venons de dire s'applique également à l'antagonisme pathologique entre la
fièvre typhoïde et les fièvres des marais.

**Intoxication plombique et phthisie.** Il serait à désirer qu'on parvînt, en opposant les maladies les unes aux autres, à en faire disparaître quel-
ques-unes, ou du moins à en diminuer la fréquence et la
gravité. Les tentatives que l'on a faites jusqu'à ce jour
n'ont pas réussi. Dernièrement encore on annonçait que
l'intoxication saturnine légère ou grave enrayait la marche de la phthisie pulmonaire, et qu'il suffisait de la
provoquer artificiellement pour guérir cette dernière
maladie. Nous avons à peine besoin de dire que les faits
observés tous les jours dans les hôpitaux ont immédiatement prouvé la fausseté de cette assertion.

**Diathèse de stimulus et de contre-stimulus.** L'étude clinique nous présente, réunis sur le même sujet, des états morbides de nature opposée. Des écoles de
médecine célèbres avaient réduit à deux diathèses (sthé-
nique et asthénique) les dispositions générales de l'organisme qui président au développement des maladies. Il
a fallu des faits, en grand nombre, pour arriver à établir
qu'une maladie marquée par la diminution ou la perte
complète des forces, n'empêche pas une phlegmasie, une
hémorrhagie ou une congestion active de se produire.
Combien de malades, épuisés par une suppuration viscérale ou tombés dans une anémie profonde, meurent
par l'effet d'une maladie aiguë, phlegmasique ou d'une
autre nature !

Quelques auteurs considèrent la névrosthénie comme
antagoniste de l'état inflammatoire. Il faut reconnaître
que les phlegmasies sont beaucoup plus rares chez les
nevrosthéniques que chez les autres ; mais cependant
elles s'y manifestent souvent. L'anémie et les ca-

chexies consécutives à une lésion locale, ou à une diathèse, n'empêchent pas le développement ultérieur de
toute autre maladie. La pneumonie, l'érysipèle, la méningite terminent souvent l'existence des sujets atteints de
phthisie avancée, de cirrhose, de fièvre typhoïde. En un mot,
les maladies d'*une diathèse* n'excluent pas celles *d'une
autre diathèse*, et il a été, jusqu'à ce jour, impossible de
former des groupes nosologiques composés de maladies
qui s'excluent l'une l'autre.

La maladie engendre la maladie, telle est la loi géné- La
rale qui prédomine en étiologie. Il est rare qu'une affec- maladie engendre
la maladie.
tion, quelque limitée, quelque locale qu'elle soit, reste
circonscrite dans son siége primitif, pour peu qu'elle dure
un certain temps. Elle constitue toujours une forte prédisposition à la maladie, ou bien elle est la cause occasionnelle de la première manifestation d'une affection latente,
ou d'une diathèse qui était sur le point de se déclarer.

1.º Une fois ces faits irréfragables bien établis, nous rap- Antagonisme
pellerons que les seuls antagonismes pathologiques qui et prédisposition
dus à l'âge,
puissent être acceptés sont ceux qui dépendent, 1º de la au tempérament,
aux races.
prédominance organico-dynamique des appareils, aux
différents âges de la vie, des tempéraments, des
idiosyncrasies, des sexes et des races. Nous nous sommes trop étendu sur ce sujet pour avoir besoin d'y revenir. D'ailleurs, ces prédominances ne sont que des prédispositions à la maladie ; elles créent ainsi, par cela
même, des obstacles au développement de certaines
maladies dans les autres systèmes et appareils.

Pendant l'adolescence et la jeunesse, les maladies dé-
notent la richesse du sang et l'activité des organes d'hématose. Plus tard, on remarque la suprématie des appareils digestifs et de la veine-porte abdominale et hépatique ;

plus tard encore, la faiblesse des organes d'hématose, la gêne de la circulation, de celle du cerveau en particulier (apoplexie, congestion, etc.).

Antagonisme causé par une affection prédominante; 2° Une seconde cause d'antagonisme se trouve dans l'existence d'une maladie locale grave, et surtout dans une de ces affections générales qui se saisissent de l'organisme, avec une telle violence, qu'elles ne laissent plus de place, en quelque sorte, à une autre maladie. On conçoit qu'une maladie cancéreuse, qu'une phthisie aiguë, que le choléra ou toute autre maladie épidémique, empêche l'apparition d'une complication intercurrente.

par l'intensité d'une cause cosmique. 3° Enfin l'action pathogénique d'une saison, d'un climat, d'une épidémie temporaire, ou fixe, ou saisonnière, constitue un antagonisme de causalité, mais non de maladie; et c'est à tort que quelques auteurs ont confondu deux choses aussi différentes. En effet, si pendant une saison, une épidémie, il est rare qu'une autre affection se développe, c'est à l'intensité de la cause cosmique qu'il faut l'attribuer, et à ce que tous les sujets prédisposés contractent la maladie régnante de préférence à toute autre. Rien dans ce fait ne constitue un antagonisme morbide; il n'y faut voir qu'un effet de la prédisposition.

Action salutaire exercée par quelques maladies. Nous terminerons en signalant l'antagonisme non douteux qui peut exister entre deux maladies actuelles. Qu'un sujet soit atteint d'une affection herpétique, d'un ulcère, d'une leucorrhée ou d'une otorrhée, s'il survient chez lui une pneumonie, une phthisie, une aliénation mentale, on doit respecter la maladie existante, car si elle a été impuissante pour empêcher le développement de l'autre maladie, elle exercera du moins sur elle une révulsion salutaire, et pourra en diminuer l'intensité, sinon contribuer, avec le traitement, à sa guérison. On croyait anciennement qu'il ne fallait pas guérir les maladies de cette espèce ; cette croyance a conduit des médecins à regarder comme salutaires les hémorrhoïdes, les fistules, les plaies, les dartres, la sueur des pieds et les suppurations anciennes obtenues à l'aide des vésicatoires et des cautères. Sans adopter ces préjugés, qui ne reposent sur aucun fait probant, néanmoins il faut en tenir compte, en les réduisant à leur juste valeur.

## II. Action pathogénique de l'homme malade sur l'homme sain.

### § I. De l'infection.

L'homme malade n'agit sur son semblable que de trois manières différentes : 1° en viciant l'air qui sert d'aliment commun à tous les hommes ; 2° en exhalant autour de lui, et en jetant dans l'air des miasmes de nature inconnue, dont la présence est démontrée par le développement de maladies qui n'ont d'ailleurs rien de semblable à celles qui les ont engendrées ; 3° en produisant des miasmes qui, pareils à des semences morbifiques, reproduisent une maladie identique à celle qui leur a donné naissance : ce sont les maladies contagieuses par infection. Désigner sous le nom de *maladies infectieuses* ces trois ordres de maladies, et sous le nom d'*infection* leur mode de production, c'est confondre trois choses très-différentes. *L'homme produit trois espèces de maladies ; On les a désignées à tort sous le titre de maladies infectieuses.*

En effet, les analyses chimiques ont prouvé surabondamment que les maladies dues à la viciation de l'air dépendent de ce qu'il contient du gaz acide carbonique, *Il faut en séparer : 1° les asphyxies ;*

en proportion suffisante, pour altérer lentement ou rapidement la santé. Les maladies qui en résultent sont des asphyxies auxquelles le nom de *maladies par infection* ne convient pas plus qu'à celles qui sont provoquées par des torrents de vapeur de charbon, par la mitte des fosses d'aisances ou par le feu grisou.

2° Les maladies méphitiques;

On ne doit pas, non plus, considérer comme infectieuses les maladies causées par les gaz qui se dégagent des boyauderies, des voiries, des amphithéâtres et des cimetières. On doit les rapporter au méphitisme.

3° Les maladies endémiques.

Il nous semble aussi que, c'est enlever au mot *infection* toute espèce de précision que de s'en servir pour désigner les maladies qui ont leur source dans une influence tellurique restreinte et complétement étrangère au corps humain. Telles sont les maladies paludéennes qu'on attribue à un miasme spécifique provenant de la décomposition des plantes qui croissent dans les marais; tels sont encore le choléra, la dysenterie, la fièvre jaune et la peste pour quelques auteurs. Nous ne pourrons jamais nous décider à réunir ainsi, sous la dénomination commune de *maladies infectieuses*, des affections si différentes par leur nature, et dont la cause est d'ailleurs entièrement ignorée. On ne voit pas pour quelle raison on n'appellerait pas aussi *infectieuses* les maladies endémiques telles que le goître, le pian ou le bouton d'Alep.

Si les maladies dont nous venons de parler, les fièvres intermittentes, la peste, le choléra, par exemple, sont déterminées par une cause inhérente à certaines localités, il faut les décrire en parlant des causes endémiques. Nous ne trouvons entre elles aucun lien commun. Elles dépendent toutes d'une cause locale, et voilà tout; or il est impossible de former avec ce caractère un groupe étiologique distinct de tous les autres. C'est donc par un étrange abus des mots qu'on est arrivé à comprendre sous le nom d'*infection* un ensemble de causes tout à fait différentes par leur nature, les unes consistant dans une altération appréciable de la composition de l'air ou dans la présence d'un gaz dont la chimie a déterminé la composition, les autres dans un agent inconnu, un miasme, un effluve, d'autres enfin, dans des émanations fournies par le corps de l'homme vivant. C'est ce dernier mode d'action qui doit seul retenir le nom d'*infection*. Les maladies produites par elles doivent seules aussi retenir le nom d'*infectieuses*.

Véritable acception des mots infection et maladies infectieuses.

L'infection, telle que nous venons de la définir, se distingue de la contagion, en ce que l'agent toxique ou l'*infectieux* est un produit de l'organisme sain ou malade qui n'agit qu'à une distance très-rapprochée du foyer infectant, tandis que le contagium se transmet au loin. Le premier ne détermine pas toujours la même maladie; le second, au contraire, engendre une affection identique à celle qui lui a donné naissance. Dans la maladie endémique, la cause est tellurique ou cosmique; dans l'infection, elle est toute somatique.

Différences entre l'infection, la contagion et l'endémie.

Quelles sont les maladies qui prennent naissance dans un miasme émané du corps de l'homme sain ou malade? Des blessés sont réunis, en plus grand nombre que de coutume, dans une salle d'hôpital, et aussitôt la pourriture se manifeste sur un grand nombre de plaies. D'autres fois ce sont des érysipèles simples ou gangréneux qui se déclarent, à la moindre occasion; ailleurs des femmes en couche, trop nombreuses pour l'espace qu'elles occupent, ne tardent pas à présenter tous les symptômes de la fièvre puerpérale. Dans les mêmes lieux, les autres

Maladies infectieuses. L'infection modifie les maladies régnantes.

malades, adultes ou nouveau-nés, sont pris de diarrhée, de muguet, de gangrène, etc. De plus, toutes les maladies intercurrentes et celles qui existaient avant, sont influencées de la même manière. On voit alors les phlegmasies, les exanthèmes, les fièvres, se compliquer d'état ataxo-adynamique, de gangrène, d'hémorrhagies. Dans tous les cas que nous venons de passer en revue, l'infection se fait sentir, en modifiant les maladies et en y ajoutant quelques complications de nature spéciale. Recherchons s'il existe réellement des maladies qui méritent le nom d'*infectieuses.*

Elle ne détermine qu'un très-petit nombre d'affections.

Dans les grandes agglomérations d'hommes sains, dans les prisons, les vaisseaux, les assemblées, les casernes, les *miasmes somatiques* donnent-ils lieu à des maladies bien déterminées ? Il n'est pas facile de répondre à cette question lorsqu'on distrait du nombre des maladies infectieuses celles qui sont dues à l'air vicié ou confiné, et dont les ouvrages d'hygiène nous fournissent tant d'exemples. On a rangé parmi les affections infectieuses des maladies qui, comme le croup, la diphthérie, l'ophthalmie, se transmettent évidemment par contagion. La diarrhée, la fièvre typhoïde, la fièvre gastrique simple ou rémittente bilieuse, se développent sous l'empire de l'encombrement, chez les médecins et les étudiants qui fréquentent les hôpitaux, les amphithéâtres, chez les détenus, ainsi que chez les militaires. Le typhus et la dysenterie peuvent se manifester dans les mêmes condi-

Résumé.

tions. Cependant on doit dire que leur origine infectieuse est loin d'être avérée. Ainsi donc, en éliminant successivement les maladies dont la cause est incertaine, on arrive à ne plus considérer comme infectieuses que trois ou quatre maladies, et si l'on veut persister à en faire un groupe distinct des autres, il faut alors limiter l'infection, ainsi que nous l'avons dit, à l'influence directe, restreinte, non contagieuse, qu'exerce le corps de l'homme sain ou malade sur son semblable (*infection somatique*). Le sol, les eaux, l'air, sont la source d'agents morbifiques; l'homme à son tour jette dans l'air des émanations nuisibles à la santé. Ces *miasmes somatiques* sont la cause de l'infection telle que nous avons essayé de la définir. Restreinte dans ces termes, elle pourrait être étudiée indépendamment de la contagion, de l'endémicité et des altérations chimiques de l'air.

S'il fallait proposer une classification des causes qui ont été comprises sous le titre d'*infection*, nous les diviserions de la manière suivante : 1° infection somatique humaine, ou viciation de l'air par des miasmes provenant du corps de l'homme sain ou malade; maladies produites: typhus, fièvre typhoïde, diarrhée, dysenterie, gangrènes; 2° infection somatique animale, due à la présence d'animaux sains ou malades; 3° infection par altération chimique de l'air, comprenant le méphitisme et les effets de l'air confiné; 4° infection paludéenne ou par effluves de nature végétale: fièvres intermittentes; 5° infection tellurique ou par effluves inconnus qui s'échappent de la terre; toutes les maladies endémiques se trouvent dans cette dernière division : fièvre jaune, peste, choléra, etc. A force de faire désigner tant de choses au mot *infection*, il a fini par ne plus rien signifier. Nous ferons grâce au lecteur des dissertations dans lesquelles on s'est efforcé de réunir, à l'aide de vagues généralités, des sujets qui n'ont aucune espèce de rapport. Que dire du méphitisme, de la mitte ou des miasmes somatiques, qui puisse s'appliquer aux effluves de la fièvre intermittente, de la fièvre

*Classification des infectieuses.*

jaune ou à la dysenterie? (Voyez mon article *Infection* du *Compendium*, qui résume et devait comprendre ces différents sujets.)

## § II. DE LA CONTAGION.

La contagion est le mode suivant lequel l'homme malade transmet à l'homme sain, plus ou moins prédisposé, la maladie dont il est lui-même affecté.

L'agent qui est engendré par l'organisme malade et qui jouit de la funeste propriété de reproduire la maladie, à la manière d'une semence morbifique, a reçu le nom de *contage* ou *contagium*.

Les maladies qui se propagent ainsi, d'homme à homme, ou des animaux à l'homme, s'appellent *maladies contagieuses*.

Division.

*Divisions.* Pour mettre quelque clarté dans l'étude si obscure de la contagion et en offrir une description abrégée, quoique suffisante, nous nous proposons : I. de faire connaître d'abord les maladies réellement contagieuses ; II. les propriétés du contage et ses différents modes de propagation ; les différences qui existent entre la contagion, l'infection, l'épidémie ; III. les conditions de réceptivité ou de résistance dans lesquelles se trouve l'homme sain.

Indication des maladies contagieuses.

I. **Des maladies contagieuses**. Lorsqu'on envisage les maladies contagieuses, d'une manière générale, on voit d'abord qu'il faut établir entre elles une distinction importante. 1° Les unes se transmettent par une matière liquide qui doit nécessairement être appliquée sur un tissu, en état de l'absorber : ce sont les contagions virulentes et les maladies contagieuses par inoculation. 2° Les autres se communiquent, au moyen d'un agent qui n'a pu être saisi : ce sont les maladies par contagion miasmatique. Nous ne parlons que pour les classer ailleurs des maladies produites par la transmission des parasites du règne animal ou végétal.

A. *Maladies contagieuses par virus.* Nous avons étudié longuement ces maladies dans un autre chapitre (*Maladies virulentes*, t. II, p. 72) ; nous avons considéré comme contagieuses par inoculation : 1° la *vaccine ;* 2° la *variole ;* 3° la *syphilis ;* 4° la *rage ;* 5° la *morve ;* 6° le *farcin ;* 7° le *charbon ou pustule maligne ;* 8° l'*infection* septique ou par piqûre anatomique. Ces maladies se distinguent de toutes les autres parce quelle ne peuvent se communiquer que par le contact direct, et lorsque les matières toxiques sont appliquées sur les membranes dénudées.

*1° Contagieuses, virulentes, inoculables ;*

B. Nous plaçons à côté de ces maladies virulentes celles qui se propagent encore, à l'aide d'une matière liquide semblable au virus, mais qui en diffèrent cependant, en ce qu'elle ne sont pas inoculables. Tels seraient la blennorrhagie contagieuse non syphilitique, l'opthalmie purulante, la blennorrhagie oculaire, le muguet. On peut même y ranger la diphthérite, qui, d'après des expériences récentes faites par M. Peter sur lui-même, ne serait pas inoculable quoique contagieuse miasmatique.

*2° contagieuses, virulentes, non inoculables.*

C. Les *maladies contagieuses miasmatiques* ont la propriété de se propager à l'aide d'un contagium jusqu'à présent insaisissable que nous étudierons plus loin. De ce nombre sont les trois exanthèmes la variole, la rougeole, la scarlatine, dont il faut rapprocher le croup et la diphthérie, contagieux à un haut degré.

*3° Maladies contagieuses miasmatiques.*

Si le doute n'est pas permis au sujet des contagions précédentes, il n'en est plus de même lorsqu'il s'agit

*Maladies dont la contagion est douteuse.*

de faire admettre au rang des maladies contagieuses la coqueluche, la fièvre jaune, la peste, le typhus, à plus forte raison la fièvre typhoïde, le choléra-morbus Indien et la dysenterie. Voici les causes qui rendent difficiles et souvent peu probantes, en pareils cas, l'observation et l'expérimentation.

Causes qui rendent très-difficile la détermination du caractère contagieux des maladies.

1° Comme les maladies dont on cherche à déterminer la propriété contagieuse, naissent dans des localités restreintes (choléra, peste, fièvre jaune), on peut attribuer à la contagion ce qui est l'effet d'une cause locale, telle que la décomposition des matières végétales ou animales, ou une agglomération d'individus (infection somatique). En d'autres termes, une maladie causée par l'infection imite tout à fait dans son développement une maladie transmise par contagion. Si l'on veut acquérir des notions plus certaines sur les maladies contagieuses, il faut les étudier hors des foyers d'infection; ce qui est impossible pour plusieurs d'entre elles.

1° origine infectieuse des maladies.

2° Origine épidémique.

2° En second lieu les maladies épidémiques se propagent exactement de la même manière que les contagieuses miasmatiques; il est donc difficile de les distinguer les unes des autres. Rappelons d'ailleurs que l'intensité avec laquelle sévissent les épidémies et que, l'action violente de la cause inconnue qui les provoque, développent souvent des propriétés contagieuses qui n'existaient pas lorsqu'elles régnaient à l'état sporadique. Nul doute que la fièvre typhoïde, le typhus, peut-être la dysenterie, ne puissent devenir également contagieux, à un haut degré, comme on en voit tous les jours des exemples. Il ne faudrait pas cependant pousser trop loin cette hypothèse, qui ne tendrait à rien moins qu'à faire déclarer contagieuses les maladies épidémiques et même sporadiques qui ne possèdent pas ordinairement cette propriété. Nous avons dit dans notre article *Contagion (Compendium de médecine)* que les maladies pouvaient accidentellement développer un principe contagieux, ou du moins que des causes diverses d'entassement et inhérentes aux localités, pouvaient donner une activité insolite à des miasmes qui n'auraient déterminé aucun effet dans les circonstances ordinaires.

*Quels sont les caractères des maladies contagieuses ?* On a prétendu d'abord qu'elles ne peuvent pas se développer spontanément, et qu'elles sont toujours le résultat d'une contagion antérieure. On a combattu cette opinion en disant que la rage naît d'elle-même, chez les chiens, et que la syphilis a dû se montrer, une première fois, en dehors de toute contagion ; mais ces deux objections sont loin d'être convaincantes. La première maladie appartient à l'espèce animale, et quant à l'origine de la syphilis, on sait combien elle est encore incertaine ; d'ailleurs il ne s'agit pas de la contagion virulente qui diffère, de toutes les autres, sous beaucoup de rapports. Si nous nous en tenons à ce que l'observation quotidienne nous apprend, nous trouvons :

*Caractère des maladies contagieuses : 1° génération spontanée.*

1° Que dans toutes les maladies virulentes, la contagion est constante et qu'aucune ne peut se developper spontanément chez l'homme (rage, syphilis, pustule maligne, vaccin, cowpox, poison septique, morve, farcin) ;

*A. Maladies dans lesquelles elle ne saurait être admise.*

2° Qu'une seconde classe se compose des maladies dans lesquelles la contagion miasmatique est encore manifeste : la rougeole, la scarlatine, la variole, sont de ce nombre;

3° Que pour certaines maladies comme le typhus, la fièvre jaune, la peste, la dysenterie, la génération spontanée est de toute évidence, puisqu'on les voit disparaître

*B. Dans lesquelles elle est évidente.*

entièrement, pendant plusieurs années, des lieux où ils se développent, sous l'empire des causes locales ou par infection. Il est vrai de dire qu'on n'a pas encore acquis la certitude qu'il ne reste plus un seul cas de la maladie, dans les lieux où elle se montre à l'état endémique. Cependant on peut nier l'existence des cas sporadiques jusqu'à ce qu'on ait fourni la preuve du contraire. Il faut remarquer que ces maladies, à origine spontanée, sont précisément celles qui ont excité le plus de controverse quand il s'est agi de décider si elles sont contagieuses ou non. On est fort partagé sur la contagionabilité de la fièvre jaune, de la peste, du typhus, et surtout de la dysenterie, du choléra-morbus, de la suette miliaire, de la grippe. On ne peut donc pas arguer de la nature contagieuse de ces maladies pour soutenir qu'elles peuvent aussi naître par génération spontanée. Si nous cherchons des preuves ailleurs, nous en trouvons qui démontrent, d'une manière irrécusable, l'existence de maladies qui, bien que sporadiques, peuvent, sous certaines conditions atmosphériques, revêtir le caractère contagieux : tels sont le croup, la diphthérie, la coqueluche, la pourriture d'hôpital, l'érysipèle, la dysenterie. Nous devons y ajouter encore le typhus, et la fièvre typhoïde.

*En résumé*, sortie le plus ordinairement d'une semence spécifique communiquée, la maladie contagieuse peut cependant se développer aussi, d'une manière toute spontanée, chaque fois que les conditions cosmiques, telluriques ou épidémiques qui lui ont donné naissance, une première fois, se trouvent de nouveau réunies.

2° Le second caractère des maladies contagieuses est d'être générales. Les liquides et le sang, en particulier, le solide et spécialement le système nerveux sont toujours

---

*Marginal notes:*

C. Dans lesquelles elle est démontrée.

Résumé : les maladies contagieuses peuvent être aussi spontanées.

2° Caractère des maladies contagieuses ; elles sont générales.

atteints à différents degrés ; aussi les liquides qui en proviennent ont-ils la propriété, sinon de reproduire toujours la maladie, comme dans les affections virulentes, du moins de donner lieu à des accidents funestes de septicémie ou de pyémie. Quelques-unes de ces affections, ont, il est vrai, pour caractère, une lésion en apparence restreinte (syphilis, pustule maligne, croup, pourriture d'hôpital) ; mais outre qu'elle n'est qu'une manifestation locale d'une altération qui existe partout, il est plus fréquent de trouver des symptômes et des désordres anatomiques dans tous les tissus. Les maladies contagieuses étonnent par le nombre des altérations et embarrassent beaucoup les systématiques qui veulent absolument les accommoder à leur doctrine. C'est à cet écueil que sont venues se briser les plus célèbres théories médicales.

*Lésions locales, leur signification.*

*Lésions du solide et des liquides.*

Nous signalerons surtout parmi les altérations les plus constantes celles du sang qui donnent à quelques maladies contagieuses leur symptôme prédominant ( vomissement de sang et hémorrhagies dans la fièvre jaune, ecchymoses et taches dans le typhus et la peste, etc.), et à toutes leur caractère de gravité, sinon d'incurabilité.

*Quelques-unes constantes et caractéristiques.*

3° Une troisième propriété constante des maladies contagieuses est de ne se manifester, par leurs symptômes pathognomoniques, qu'après un temps d'incubation, c'est-à-dire d'élaboration morbide déterminée par l'introduction dans l'organisme de la semence morbifique. Ce temps d'incubation varie suivant chaque maladie ; nous l'avons étudié pour les maladies virulentes, nous ne pouvons rien en dire de général. Les effets de l'action du contagium miasmatique, plus difficiles à observer que ceux des virus, se manifestent, en général, huit jours après l'impression nocive, pour la peste, les exanthèmes, le croup, et d'autres

*3e Caractère : Incubation.*

*Sa durée variable.*

encore. On conçoit que les influences individuelles et cosmiques doivent retarder ou accélérer l'apparition des symptômes.

4° caractère : formation d'une semence morbifique.

4° Quelle que soit la nature de la maladie, le résultat ordinaire de son évolution est le développement d'un principe contagieux dont nous chercherons plus loin la cause et la nature. Est-il un produit nécessaire de la maladie, en d'autres termes se forme-t-il toujours un contage, et est-il toujours aussi actif que celui qui l'a engendré une première fois? Nous sommes disposé

Elle n'est pas également active à toutes les périodes de la maladie.

à répondre négativement à ces questions. En effet, si la maladie contagieuse a pu prendre naissance, une première fois spontanément, elle peut bien cesser aussi, sans reproduire le germe contagieux. L'étude de ces maladies nous apprend qu'elles n'ont pas la même intensité au début, dans la période d'état et à la fin de leur règne;

Elle s'atténue à la fin.

que les individus frappés à la fin le sont, d'une manière moins grave, et qu'il en échappe un très-grand nombre. Enfin, il faut bien admettre que la génération du contage cesse de s'effectuer ou que les hommes deviennent réfractaires, puisqu'on voit disparaître entièrement l'affection contagieuse. Les causes extérieures atmosphériques ou cosmiques, qui ont donné naissance à la maladie contagieuse, venant à cesser, ces maladies doivent cesser elles-mêmes, après un certain temps. On peut supposer, dans ce cas, que la contagion elle-même s'atténue, sans quoi elle se propagerait indéfiniment, comme on le voit pour un certain nombre de maladies virulentes et même des maladies endémiques contagieuses qui ne sortent pas de leur foyer. Il est donc probable que, à un moment donné, la maladie, en perdant sa force, n'est plus capable d'engendrer le principe toxique, et qu'il faut attribuer, en

partie, à cette cause, la disparition des maladies contagieuses. Elles ont bien commencé par génération spontanée, ainsi que nous avons cherché à l'établir pour plusieurs d'entre elles ; elles doivent s'éteindre de même,
lorsque l'agent miasmatique n'est plus reproduit dans
l'organisme.

Ainsi revient incessamment cette idée, en harmonie
avec tous les faits observés, et d'après laquelle l'élaboration d'un contage doit être représentée comme un accident variable, à toutes les époques des maladies contagieuses dont il n'est pas un élément constitutif nécessaire,
*sine quâ non.* La preuve en est dans tous les cas sporadiques de typhus, de dysenterie, de peste et de fièvre jaune,
qui ne se communiquent pas, et dont les symptômes et la
marche atténués sont cependant les mêmes que lorsque
la maladie règne sous forme d'épidémie.

*Le contage est un produit qui n'est pas constant à toutes les époques des maladies contagieuses.*

II. **Du contage et de ses propriétés**. Nous ignorons complétement la nature du contage que l'on a comparé à un germe, à un ferment, à une semence, pour
exprimer, métaphoriquement, ce qui ne peut tomber dans
le domaine des sens.

*Du contage et de ses propriétés.*

Nous avons parlé ailleurs des virus ( t. II, p. 76 ). Il
est impossible de les confondre avec le contage miasmatique ; les premiers sont des matières fixes contenues
dans les liqueurs de l'organisme et qui ne peuvent pénétrer dans le corps sain que sous forme de liquide et
par voie d'absorption.

Le contage est un agent spécifique engendré dans le
corps humain, à un moment déterminé, mais variable,
des maladies contagieuses. On ne sait pas du tout où il se
forme ; on serait bien embarrassé de dire quel est son
siége, quel est le tissu plus spécialement affecté la na-

*Dans quelle partie du corps est-il engendré?*

ture des maladies contagieuses étant restée inconnue jusqu'à ce jour, malgré les recherches les plus persévérantes et les discussions les plus multipliées. Nommer la fièvre jaune, la peste, le typhus, la diphthérie, c'est montrer suffisamment que nous ignorons dans quel organe la matière transmissible prend naissance. Nous ne savons pas davantage sous quelle forme elle s'échappe du corps malade. On doit supposer que c'est à l'état de vapeur, de miasme de nature animale, comme celui des marais, comme les effluves qui procèdent de la décomposition des matières végétales.

**Du support du contagium ou moyens de transmission.** Le contagium miasmatique, auquel le nom de *contage somatique* convient parce qu'il sert à le distinguer du miasme tellurique et du miasme épidémique, ce contage est très-probablement fourni par les deux grandes surfaces de rapport, la peau et la membrane muqueuse nasale, buccale et pulmonaire. C'est de ce foyer que s'échappent sans cesse les miasmes sécrétés avec les matières liquides à la surface de la peau, et ceux qui, mêlés à l'air, s'échappent des voies respiratoires. Il ne serait pas impossible que les lamelles d'épiderme ou d'épithélium qui se détachent sans cesse de ces membranes servissent d'agent ou de moyen de transport aux liquides toxiques dont elles sont nécessairement imprégnées. Quoi qu'il en soit, il est probable que le contage sort de l'organisme sous forme gazeuse ou de matière animale excessivement ténue, divisée et en état de se mêler à l'air, peut-être même de gaz toxique de nouvelle formation.

**De l'air comme support du contage.** L'air atmosphérique est, sans contredit, le véhicule le plus ordinaire de la contagion, pour toutes les raisons qui viennent d'être indiquées. La meilleure de toutes se trouve dans les propriétés même de ce gaz qui n'altère pas les miasmes ; il leur laisse toutes leurs propriétés nocives, les transporte avec lui, à de grandes distances, les fait pénétrer dans la profondeur des tissus, les mêle aux substances qui parviennent dans nos organes et à l'air que reçoivent les poumons. Ainsi s'explique la contagion si fréquente, à une courte distance, lorsque l'homme sain respire l'air qui sort de la poitrine d'un individu affecté. C'est aussi l'exhalation cutanée qui rend si dangereux le contact immédiat avec le corps des malades.

**Des différents modes de propagation du contage.** On appelle *contagion médiate* celle qui a lieu par l'intermédiaire de l'air ou d'un corps de nature variable qui sert de véhicule à un miasme. La *contagion immédiate* ou directe s'effectue par l'attouchement. On conçoit, sans que nous ayons besoin d'y insister longuement, combien il est difficile d'établir une démarcation tranchée entre ces deux modes de communication. Ceux qui admettent que l'air seul peut donner la maladie, se fondent avec quelque raison sur l'absorption fort contestable des miasmes par les mains ou tout autre point de la surface cutanée.

*Contagion immédiate et médiate.*

L'air atmosphérique paraît être, en effet, le support presque constant du contage somatique, et tous les corps réputés *contumaces*, à juste titre, sont précisément ceux qui tiennent emprisonnée dans leurs tissus une grande quantité d'air. Nous citerons, en première ligne, toutes les étoffes de coton, de toile et de laine, les matières premières de même nature, ainsi que la plume, la paille, le papier, le bois, etc. Les substances alimentaire et les boissons peuvent aussi en être imprégnées au moyen de l'air. Enfin celles qui semblent peu capables de renfermer les contages sont les métaux. Les cadavres des sujets morts

*De quelques autres agents de transmission.*

d'affection contagieuse miasmatique peuvent-ils propager activement ces maladies? On s'étonnera peut-être de nous voir poser cette question, qui paraît à d'autres complétement résolue dans le sens de la contagion la plus active. Et cependant le doute est bien permis quand on voit des médecins affirmer que les cadavres des pestiférés et des sujets atteints de fièvre jaune n'ont jamais donné la maladie. Dans tous les cas, on peut soutenir que ce n'est pas, par les liquides ni par l'absorption cutanée, qu'on peut la contracter, puisque l'inoculation même ne peut la faire naître. Il n'y aurait donc que le seul fait de la contagion ordinaire par l'atmosphère ambiante.

Parmi les agents contagieux qui viennent d'être passés en revue, l'air est, pour un grand nombre de médecins, le seul auquel on doive accorder cette funeste propriété. Partout où cet air est porté il fait naître la maladie. Suivant quelques contagionistes *très-restreints*, il ne jouirait du pouvoir de propager la maladie, qu'à une très-petite distance, en sorte qu'il suffirait de se tenir éloigné de quelques mètres de distance du foyer pestilentiel, pour n'en recevoir aucune atteinte. Quiconque connaît la puissance des miasmes somatiques ne saurait souscrire à cette opinion, et s'il est vrai que dans quelques épidémies on a pu échapper à ses atteintes, en restant isolé dans une maison ou une rue qui se trouvaient environnées de toutes parts,

il n'en faut pas moins répéter, avec Fodéré, « qu'on doit être fort circonspect sur les conseils à donner pour la distance à laquelle on n'a plus rien à craindre de la contagion. Cette distance, en effet, peut être trop grande dans certains cas, et trop petite dans d'autres. » Cependant il faut reconnaître que le contage agit, en général, sur les sujets placés dans son voisinage, et qu'il n'est pas transporté au loin comme les effluves qui vont développer la fièvre intermittente, dans des contrées où elle est inconnue.

Dans d'autres maladies la contagion n'agit que sur les sujets qui respirent, en quelque sorte, le même air que les malades. On a attribué les affections qui naissent ainsi dans l'air confiné d'une salle d'hôpital, d'une prison ou d'un navire, à l'altération de ce fluide, et non à un principe spécifique et contagieux tenu en suspension. Nous avons prouvé ailleurs (voyez *Infection*) qu'il n'y a pas, en pareille occurrence, de contagion miasmatique, mais ce que nous avons appelé l'*infection somatique*, c'est-à-dire altération de l'air par des miasmes qui peuvent développer des maladies spécifiques, mais non des maladies semblables ni contagieuses. Jusque-là il existe peu de difficulté ; elle devient plus sérieuse quand la maladie, produite d'abord par infection, se transmet ensuite par contagion. Telle paraît être la double origine du typhus des camps, peut être de la fièvre typhoïde, dans les localités où elle sévit avec violence, de la dysenterie et des affections gangréneuses, érysipélateuses, etc. Ainsi s'expliquent encore les épidémies de tous genres dans lesquelles l'encombrement ne tarde pas à provoquer des maladies infectieuses et contagieuses. Nous espérons que le lecteur trouvera moyen de sortir de l'embarras que peuvent lui causer ces difficultés étiologiques sur lesquelles nous sommes, à plusieurs reprises, entré dans de longs développements.

*La contagion restreinte peut être confondue avec l'infection.*

Nous venons de voir que théoriquement l'infection est très-différente de la contagion, mais que dans les applications elles se confondent souvent ensemble. Même difficulté pour l'épidémie. Celle-ci a sa cause et son moyen de transport, dans l'atmosphère ; tous les individus qui en sont

*Elle peut l'être avec l'épidémie et l'endémie.*

frappés peuvent n'avoir aucune communication entre eux ; il leur suffit d'être plongés dans l'air pour contracter la maladie qui ne se transmet pas par contagion. Circonscrits dans ces termes écrits, l'épidémie se distingue aisément de la contagion, et cependant n'est-ce pas pour les maladies en apparence les plus épidémiques, comme le choléra, la grippe, qu'on a admis l'existence de la contagion ? D'une autre part aussi, n'a-t-on pas fortement nié la nature contagieuse de certaines maladies, telles que la peste et la fièvre jaune, et n'en a-t-on pas fait des affections endémiques, à l'embouchure des grands fleuves (Nil et Mississipi) ? Nous reviendrons plus loin sur ce sujet. (Voyez *Causes cosmiques et atmosphériques*).

De la prédisposition à contracter les maladies contagieuses.

III. **Conditions de réceptivité du contage chez l'homme sain.** Si le développement du contage est indispensable pour que la maladie puisse se reproduire, il faut aussi que l'homme sain subisse une modification spéciale qui le rende apte à contracter la maladie, c'est-à-dire à absorber le miasme contagieux. En quoi consiste cette prédisposition, cette réceptivité ? Inconnue dans sa nature, elle ne se traduit par aucun signe qui puisse la faire reconnaître. Ce que nous avons dit de la prédisposition en général s'applique également aux maladies contagieuses. Ainsi, ce sont les hommes affaiblis par des excès, des maladies antérieures, par la misère, par la frayeur, les nouveaux arrivés, les sujets cacochymes, etc., qui sont les plus exposés à la contagion. Toutefois, dans la plupart des cas, on ne peut rien établir de général. Les exanthèmes, par exemple, s'attaquent de préférence aux enfants, la fièvre jaune aux nouveaux venus, etc. Les différences ne sont pas moindres aux diverses périodes d'une maladie contagieuse ; tandis qu'au début et pendant l'accroissement, il semble que tous les hommes soient, pour ainsi dire, égaux devant la contagion, de telle sorte qu'un très-petit nombre y échappe; plus tard, au contraire, les victimes deviennent très rares. Cet effet tient non-seulement à la diminution de l'épidémie, mais aussi à la résistance plus grande qu'opposent les hommes. C'est peut-être ainsi que les constitutions épidémiques étendent ou diminuent la force des maladies contagieuses; elles exercent sur les facultés réceptives du corps humain une influence non moins marquée que le contage. S'il n'en était pas ainsi, il serait difficile d'expliquer la disparition des maladies contagieuses, à moins qu'à un moment donné, elles ne cessassent de reproduire le miasme transmissible. Dans cette hypothèse, la maladie perdrait son caractère spécifique, ce qui est peu probable; il serait singulier d'admettre une peste contagieuse et une qui ne l'est pas, une fièvre jaune transmissible et une qui n'offre pas ce caractère. Outre qu'on n'observe pas, dans la nature, des entités de ce genre et que nous n'admettons pas la transformation des types pathologiques les uns dans les autres, il est plus facile de supposer que les conditions organico-dynamiques favorisent ou neutralisent la contagion. Parmi elles se trouvent les influences exercées par l'âge, le sexe, les races, l'habitude, les immunités singulières que rien n'explique, ou celles qui sont données par une attaque antérieure de la même maladie, etc.

*Causes qui prédisposent à la contagion ou qui en neutralisent les effets.*

Au nombre des causes hygiéniques qui exercent une action favorable sur la transmission contagieuse, on a noté l'encombrement, la malpropreté, le non-renouvellement de l'air, la température élevée et l'humidité. Nous devons surtout insister sur les dangers de l'encombrement, parce qu'il n'existe pas de cause plus fréquente ni

*Causes hygiéniques.*

*Encombrement.*

plus active de contagion. Il suffit de placer dans une salle d'hôpital un malade atteint de coqueluche, d'ophthalmie ou de diphthérie, pour que le mal se propage bientôt avec une effrayante rapidité. On peut dire que toute la prophylaxie des maladies contagieuses se résume en un mot, disséminer les hommes sains et surtout les malades.

De la préservation dans les maladies contagieuses.

La préservation acquise au moyen de l'inoculation d'un contage provenant d'une maladie plus ou moins semblable n'a eu lieu, jusqu'à présent, qu'à l'aide du vaccin, dans la variole ; et encore est-ce un virus qui sert à préserver d'une affection virulente. Nous ne connaissons aucun mode de préservation des contagions miasmatiques. Tout ce qu'on a tenté pour découvrir des agents inoculables a échoué. On ne sait pas où réside le principe contagieux dans la peste, la fièvre jaune, la coqueluche, le croup, On n'est pas parvenu à inoculer ces maladies, même en se servant des liquides fournis par les parties affectées. Il existe, sous ce rapport, comme sous beaucoup d'autres, des différences essentielles entre les maladies contagieuses miasmatiques et les virulentes.

De la préservation dans les contagions fixes, virulentes, et dans les miasmatiques.

Pour les maladies virulentes il n'y a pas de préservation absolue. La vaccine n'empêche pas, à coup sûr, le développement de la variole. (Voyez *Maladies virulentes*, t. II, page 99.) La syphilis peut se montrer plusieurs fois. Il en est de même des contagions miasmatiques ; il est rare cependant de voir se reproduire chez le même individu la peste, la fièvre jaune, la fièvre typhoïde. Quelques-unes de ces maladies qui, à l'instar de l'ophthalmie, de la blennorrhagie contagieuse et du muguet, ne se transmettent qu'au moyen d'un contage liquide fixe, se rapprochent des virulentes, et cependant en diffèrent essentiellement, en ce qu'elles ne sont pas inoculables et surtout en ce qu'elles ne sont liées qu'à un état morbide purement local, tandis que les maladies virulentes sont essentiellement générales.

*Des maladies réputées à tort contagieuses. De la pseudo-contagion.* Il faut écarter complétement du nombre des contagions : 1° la transmission des maladies par imitation, comme les convulsions et d'autres névroses cérébro-spinales ; 2° la propagation des maladies provoquées par un entozoaire qui émigre d'un corps sur un autre corps (la gale, le filaire de Médine, le *pulex penetrans*) ; 3° la transmission d'une maladie qui est due à un cryptogame transporté d'un homme malade sur un homme sain. Cette transplantation véritable aurait lieu, suivant quelques auteurs, dans un grand nombre de maladies de la peau, et spécialement dans le favus, l'herpès tonsurant, la mentagre, le muguet (?) Cette opinion, qui attribue à une cause purement externe des maladies qui sont souvent sous la dépendance de causes générales, ne saurait être acceptée sans avoir été confirmée par un grand nombre d'observateurs.

Des pseudo-contagions.

## II<sup>e</sup> CLASSE. CAUSES COSMIQUES.

*Divisions.* 1<sup>er</sup> *Ordre.* Nous avons rassemblé, dans un premier ordre, les modificateurs que nous appelons *généraux*, parce qu'ils se font sentir à tous les êtres du globe : ce sont : la pesanteur, la chaleur, la lumière, l'électricité.

2<sup>e</sup> *Ordre.* Il comprend l'air, agissant par ses propriétés physiques et chimiques.

A. On trouve, dans un premier groupe, les substances solides, liquides ou gazeuses que l'industrie humaine répand autour d'elle et qui peuvent exercer une influence

Causes cosmiques.<br>Divisions.<br>1° Modificateurs généraux.<br>2° Modificateurs atmosphériques.

nuisible sur la santé. Ces substances sont de nature, 1° minérale, 2° animale, 3° végétale, 4° mixte.

B. Un second groupe, qui mérite une mention à part, est destiné à l'étude des agents insaisissables qui sont contenus dans l'atmosphère et dont l'existence ne nous est démontrée que par leurs effets. Ces êtres de raison, de nature inconnue, sont la cause des maladies épidémiques, des constitutions médicales, fixes et temporaires.

*3° Modificateurs destinés au travail d'assimilation.* **3ᵉ Ordre.** Modificateurs empruntés au cosmos et destinés à être assimilés au corps humain, à l'aide du travail de la digestion (*ingesta*).

*4° Causes telluriques.* **4ᵉ Ordre.** Modificateurs et causes des maladies qui dépendent de la constitution géologique du sol : de ce nombre : sont les eaux, la nature des terrains, l'altitude des lieux (causes telluriques, endémie).

*5° Causes sidérales.* **5ᵉ Ordre.** *Modificateurs qui font partie du système planétaire.* Saisons, vicissitude du jour et de la nuit (nycthémère, constitution saisonnière).

*6° Causes cosmiques.* **6ᵉ Ordre.** Action complexe de plusieurs modificateurs à la fois : climat, acclimatement.

*Dans quel esprit doit être dirigée l'étude de ces causes.* *Manière d'étudier les causes cosmiques.* Nous ne pouvons que retracer, à grands traits, le mode d'action des principaux modificateurs et grouper les faits qui appartiennent à l'étiologie générale. Cette étude synthétique n'a point encore été faite par les auteurs, qui, pour a plupart, ont laissé ce soin à l'hygiène. Celle-ci a usurpé des attributions qui ne lui appartiennent pas, et réuni, dans des descriptions trop souvent hétérogènes, des matières qui reviennent, de plein droit, à la pathologie générale, sinon à la physiologie. Il convient donc de restituer à l'étiologie des matières qui se trouvent disséminées dans un grand nombre de parties de la médecine·

Nous essayerons de montrer dans quel esprit un semblable travail doit être fait, en négligeant des détails
qui nous entraîneraient trop loin et nous feraient rentrer dans la pathologie spéciale.

## I<sup>er</sup> ORDRE. DES MODIFICATEURS GÉNÉRAUX CONSIDÉRÉS COMME CAUSES DE MALADIES.

Nous trouvons, dans cet ordre de causes, des agents qui
sont si universellement répandus, et qui modifient, d'une
manière si constante l'organisme, que la vie est impossible
sans leur intervention continuelle. La pesanteur, le calorique, la lumière, l'électricité, constituent ces modificateurs généraux.

*(marginnote : 1<sup>er</sup> ordre. Modificateurs généraux)*

## I. PESANTEUR.

**De la pesanteur.** Quoiqu'on connaisse mal les effets
de cette force à laquelle obéissent les parties solides et
liquides du corps humain, on peut affirmer qu'elle se
montre, d'une manière évidente, dans un grand nombre de
maladies. Presque toujours la pesanteur joue le rôle de
ause occasionnelle, c'est-à-dire qu'elle provoque des
effets morbides dans des organes préparés à les ressentir
par une autre cause. Le développement d'un œdème des
deux membres inférieurs, sous l'empire d'une affection du
cœur ou de toute autre maladie qui provoque la stase du
sang, l'œdème et les congestions passives de la base des
poumons, la rougeur et l'œdème des jambes chez un sujet
atteint de varices et chez les femmes grosses, les douleurs
vives et lancinantes, l'accroissement de la rougeur et
du gonflement dans un membre atteint de plegmasie
et placé dans une situation déclive; au contraire la ces-

*(marginote : 1° Pesanteur. Son action pathogénique. Elle est souvent cause occasionnelle.)*

sation de tous ces accidents lorsqu'on élève fortement le
membre : voilà quelques-uns des effets de la pesanteur.
Dans tous les cas que nous venons de passer en revue, et auxquels nous pourrions en ajouter un grand nombre d'autres,
la débilité générale ou locale, et, à plus forte raison, la diminution de la contractilité des tissus et surtout des vaisseaux capillaires, enfin l'affaiblissement de l'innervation,
jouent le rôle de causes prédisposantes, et la pesanteur
celui de cause occasionnelle. Aussi vient-on à faire cesser
celle-ci, les effets déterminés par l'autre se dissipent d'eux-
mêmes ; ils ne se manifesteraient pas non plus sans elle.
Les anémiques peuvent, pendant longtemps, subir des
fatigues assez grandes sans que le pourtour des malléoles
s'œdématie ; à la fin cependant ce phénomène se montre
quand les malades restent longtemps debout.

**Maladies
du liquide
et du solide.**
La lipothymie et la syncope n'arrivent que dans la
station verticale, chez les anémiques, parce que la pesanteur tend à contre-balancer le cours du sang veineux et
même finit par en triompher, pour un instant heureusement très-court. C'est à une cause du même genre qu'il faut
attribuer la tuméfaction plus grande et les douleurs plus
vives qu'on observe dans les tissus enflammés lorsqu'ils
occupent une partie déclive, la formation des escarres,
des ulcères, des hémorrhagies, des hyperémies chez les
sujets plongés dans une grande débilité. Le prolapsus des
organes, tels que l'utérus, le testicule, la membrane du
rectum, de la vessie, est également favorisé par la pesanteur.

Nous ne poursuivrons pas plus loin cette étude générale.
Nous avons voulu seulement montrer que la pesanteur,
considérée comme cause de maladie, agit secondairement,
occasionnellement, et qu'il faut un travail morbide anté-

rieur pour que l'épiphénomène se manifeste ; tandis que, dans d'autres cas plus rares, cette force générale se comporte à la manière d'une cause prédisposante. Tel est, par exemple, son mode d'action chez les sujets les plus robustes qui, astreints à un travail pénible, sont pris de varices, de hernie, d'ulcères aux jambes, d'érysipèle des membres inférieurs, etc.

La pesanteur est plus rarement cause prédisposante.

Rappelons en terminant que les effets morbides de la pesanteur sont en sens inverse de ceux de la vitalité des tissus qu'ils contre-balancent ; mais que partout où l'irritabilité, la contractilité et la sensibilité sont normales, la pesanteur agit, dans une juste proportion et dans le même sens, et que la maladie seule peut détruire cette harmonie et faire triompher une des forces, au détriment de l'autre.

Elle n'est antagoniste de la vitalité des tissus que dans la maladie.

## II. De la chaleur et du froid.

**Action de la chaleur.** Il nous serait impossible d'examiner tous les faits qui se rattachent à l'action pathogénique du froid ; nous voulons seulement en rechercher les effets généraux, dans les principaux groupes de maladies. Ce modificateur est le plus puissant de tous ceux qui interviennent dans la production des maladies. Aucune fonction ne saurait s'y soustraire ; cependant celle qui en reçoit la plus forte influence est la calorification. Sans invoquer l'autorité des expériences empruntées à l'hygiène et à la physiologie, qui sont d'ailleurs connues de tout le monde, nous devons rappeler que l'innervation, la circulation, la respiration et la calorification accusent immédiatement les effets déterminés par la chaleur, et que ceux-ci se traduisent par des maladies qui ont leur siége précisé-

De la chaleur et du froid.

Leurs effets sur la calorification ;

ment dans les organes chargés d'accomplir ces fonctions.

Il est très-fréquent d'observer, pendant les grandes chaleurs, des congestions cérébrales ou méningées, du délire, la calenture, des hallucinations étranges, comme dans le mirage, et s'il n'est pas permis de rapporter tous ces accidents à la chaleur, il faut néanmoins lui accorder une part d'action très-grande. L'excitation vasculaire du cerveau est manifeste dans les coups de sang qui frappent les malheureux exposés à de hautes températures, les matelots renfermés dans l'entrepont des navires, etc. Cependant on n'est point d'accord sur cette influence de la chaleur : les uns, avec Hippocarte, Lancisi, Pison, Hoffmann, soutiennent que l'apoplexie est beaucoup plus fréquente pendant la saison froide ; d'autres, pendant l'été. Il n'en serait plus de même de la congestion qui serait favorisée par le froid de l'hiver (Andral, Falret) (1).

D'autres fois la chaleur agit, à titre de causes prédisposantes, comme dans les contrées équatoriales où elle paraît être la cause d'un grand nombre d'hémorrhagies par différentes voies, et surtout par l'utérus, les reins, la vessie (hématurie endémique en Égypte, à l'île de France?). Elle occasionne l'hémoptysie, et même l'apoplexie pulmonaire chez les sujets prédisposés. Les capillaires et le cœur lui-même sont puissamment stimulés, et souvent outre mesure, par la chaleur naturelle ou artificielle, ainsi que le prouvent les hémorrhagies nasales, utérines, pulmonaires, la rupture du cœur, les palpitations, les syncopes, les lipothymies observées chez des malades soumis à de hautes températures. Elles

(1) Voyez ma thèse de concours, 1838 : *Déterminer la part des causes occasionnelles dans la production des maladies*, p. 22 et suivantes.

nous paraissent aussi avoir une action très-marquée sur la circulation capillaire et la composition du sang. Ces deux dernières causes peuvent très-bien expliquer la fréquence des hémorrhagies dans un grand nombre de maladies des contrées équatoriales.

**Action du froid.** A côté de ces modifications essen- tielles dues à la chaleur, nous devons placer les effets produits par le froid qui les feront mieux ressortir. C'est encore sur les mêmes appareils que ce modificateur agit avec le plus de force. Les disciples des écoles de Cos et d'Alexandrie, et leurs successeurs, ne cessent d'insister sur la part que prend cette cause dans la production des maladies, et spécialement de celles de l'appareil respiratoire.

Trois maladies, la pneumonie, la bronchite et la phthisie, ont été attribuées exclusivement ou en partie, au froid. Il ne saurait y avoir de doute au sujet des deux premières maladies ; tous les auteurs s'accordent à dire qu'elles sont des maladies de l'hiver, des contrées froides et surtout des pays à températures variables, du printemps et de l'automne. Quant à la phthisie, personne ne songe plus à en placer le développement sous l'empire du froid et des variations de température. Une cause, le plus souvent héréditaire, donne naissance à la diathèse, d'où sortira la tuberculisation pulmonaire, à une époque variable et sous l'influence de causes très-diverses. Parmi ces causes, il faut certainement mettre en première ligne le froid, et surtout le froid humide, mais en ne lui accordant qu'une part secondaire dans le développement de la phthisie. On ne doit le considérer que comme une cause prédisposante, et à peine peut-on lui donner la qualification de cause occasionnelle ? Ce n'est pas que le froid n'agisse puissamment sur l'appareil respiratoire, médiatement, en abaissant la tempéra-

*Marginal notes:*

Action du froid,

sur le développement des maladies de poitrine ;

et de la phthisie.

ture, et par conséquent en obligeant le poumon, si abondamment pourvu de capillaires, à un surcroît d'action; mais il y a loin de là au développement d'un produit morbide hétérologue, tel que le tubercule. On peut seulement supposer que le trouble de la calorification générale retentit particulièrement sur l'appareil respiratoire et sur ses dépendances, dont la circulation est fortement altérée : de là toutes les formes de catarrhe, de bronchite, de laryngite, d'angine gutturale, de coryza, de grippes, de pleurésie. Les nouveau-nés, les enfants et les vieillards sont ceux qui ressentent le plus facilement l'action du froid ; il faut s'en prendre à ce que l'hématose pulmonaire est fortement troublée par ce modificateur. Les expériences d'Edwards ont prouvé que la calorification n'est pas chez eux aussi puissante que chez l'adulte et les sujets fortement constitués. On trouvera peut-être que nous avons trop atténué l'influence du froid. Nous voudrions partager l'opinion, fort respectable d'ailleurs, de ceux qui lui accordent la plus grande part dans le développement des affections chroniques de poitrine ; mais trop de faits lui sont contraires.

*Du froid chez les enfants et les vieillards.*

*Sur les voies respiratoires en général.*

*Des effets du froid sur le système nerveux ;*

On ne sait pas exactement de quelle manière agissent la chaleur et le froid sur le système nerveux. A part la folie, qu'on croit plus fréquente dans les trois mois les plus chauds de l'année, il ne semble pas que les névroses du sentiment et du mouvement soient plus communes en été qu'en hiver. Quelques-unes d'entre elles, comme le tétanos, le trismus des négrillons, la colique sèche des mers de l'Inde, les névralgies faciales et sciatiques, etc., apparaissent surtout après l'exposition du corps à un froid vif ou après des changements brusques de température.

La chaleur affaiblit le système nerveux après l'avoir

excité; il suffit alors d'une maladie légère pour que l'ataxie et l'adynamie se manifestent et que les accidents revêtent aussitôt un caractère grave. En parcourant la liste des maladies qui sont endémiques dans les pays chauds, on peut se convaincre que la chaleur leur donne une violence et un caractère adynamique et putride qu'elles acquièrent moins souvent dans nos contrées. Quelques-unes même ne peuvent se développer, dit-on, sans un certain degré de température. La fièvre jaune a besoin de + 20° centig.; elle disparaît quand le thermomètre monte à + 28° centigrades. (?)

Un effet moins douteux est celui que le froid détermine dans les nerfs, les tissus musculaires et les parties fibreuses qui ont reçu directement son action. Les douleurs, la paralysie, la contracture, qu'on qualifie souvent à tort de rhumatismale, n'ont pas d'autre origine. Nul doute cependant que le rhumatisme articulaire et musculaire qui se développe, sous le coup de la diathèse héréditaire, ne puisse être causé uniquement par le froid, surtout humide, dont l'action est, comme on le sait, plus énergique que celle du froid sec. *sur l'appareil musculaire;*

Les fonctions de l'appareil digestif et de quelques organes qui en dépendent, comme le foie et la rate, sont très-visiblement influencées par la chaleur sèche ou humide. C'est en partie à cette cause qu'il faut rapporter la fréquence des fièvres gastriques et bilieuses, des rémittentes bilieuses avec ictère, des congestions simples et phlegmasiques du foie, de l'hépatite suppurée, si commune dans l'Inde, au Bengale et dans les contrées chaudes, Broussais attribuait à cette chaleur une grande part dans la production des diarrhées et des dysenteries. Un relevé intéressant fait par Annesley sur 13,000 malades atteints de *sur celui de la digestion.*

cette dernière affection, montre que 2,400 furent frappés pendant la saison froide, 4,500 pendant la saison chaude et sèche, 7,000 pendant la chaude et humide.

**Maladies des reins.** Nous devons aussi chercher de quelle manière se trouve influencée la sécrétion urinaire. On a voulu établir une corrélation entre les maladies de la peau et celles des reins, en la fondant sur l'alternance fonctionnelle de ces deux organes ; malheureusement on ne sait rien de positif à cet égard. Les maladies des reins sont, il est vrai, très-communes dans les pays froids ; mais la néphrite, la gravelle, la pierre, l'hématurie et toutes les formes de catarrhe vésical si fréquentes en hiver et dans les pays froids, sont loin d'être rares dans les contrées chaudes. Les maladies de la peau ne sont pas moins communes chez les peuples du Midi que chez ceux du Nord.

**Passage du chaud au froid.** La plupart des effets que nous venons d'étudier appartiennent, en réalité, aux vicissitudes du chaud et du froid ; cependant il ne faut pas croire que le corps préalablement échauffé résiste moins au froid ; il est au contraire plus apte à contre-balancer les effets de la réfrigération ; mais il faut que celle-ci ne se prolonge pas longtemps.

*En résumé*, nous étions fondé à dire, en commençant qu'il n'est pas d'agent plus actif et qui se fasse sentir sur un plus grand nombre d'organes que le froid ; qu'il agit en s'attaquant d'abord à la calorification et consécutivement à la respiration. C'est ainsi qu'il influence le système nerveux, la sécrétion cutanée, rénale et gastro-intestinale. Malgré le nombre et l'importance des travaux dont la chaleur a été le sujet, on ne sait rien de positif sur ses effets pathogéniques ; trop de modificateurs cosmiques interviennent, en même temps, pour qu'on puisse isoler l'action que chacun d'eux exerce.

*Lumière, électricité.* L'influence pathogénique de la lumière et de l'électricité est trop peu connue pour que nous consacrions quelques lignes à des développements qui sont d'ailleurs dans tous les traités d'hygiène et de physiologie.

## II. Ordre des causes cosmiques.

De l'air atmosphérique comme cause de maladie. *Divisions.* L'air peut occasionner des maladies : 1° par ses propriétés physiques; 2° ses propriétés chimiques; 3° par les corps solides, liquides ou gazeux qui y sont tenus en suspension; 4° par l'intermédiaire d'un agent d'origine inconnue qui s'y développe et devient la cause spécifique des épidémies et des constitutions médicales. *(2° ordre. De l'air atmosphérique.)*

I. **Propriétés physiques de l'air**. A. *Pression atmosphérique.* Il est fort douteux qu'on doive attribuer à un accroissement de cette pression, même lorsqu'il est subit et considérable, le développement des congestions et des hémorrhagies cérébrales, à plus forte raison de quelques autres hémorrhagies (hémoptysie, épistaxis). *(1° Pression.)*

B. *Des vents.* Les mouvements de l'air ont une grande importance en étiologie; ils contractent des qualités nuisibles, en traversant certaines contrées : tel est le sirocco qui, en raison de sa sécheresse, de sa température élevée et de sa rapidité, agit sur le système nerveux, brise les forces, etc. D'autres vents se chargent, au contraire, d'humidité, et sont en même temps chauds ou froids. Dans ce cas ils déterminent des effets semblables à ceux de la chaleur et du froid. *(2° Vents.)*

Ils servent aussi de moyen de transport, à des miasmes contagieux, aux effluves des marais qu'ils transportent *(Ils servent de véhicule aux miasmes)* à de grandes distances, et avec lesquels ils traversent la mer. C'est ainsi qu'arrive en Angleterre le miasme puludéen dégagé à l'embouchure de l'Escaut. On ne sait pas exactement la limite que peut atteindre le miasme ainsi propagé. Sans parler du transport des semences des plantes dans des contrées fort éloignées, on sait que des corpuscules grossiers et impalpables, les cendres du Vésuve, par exemple, arrivent jusqu'à Venise ou en Grèce, et que la poussière de l'Hécla franchit quelquefois un espace de cinquante lieues.

Quand les vents soufflent en sens contraire et remontent vers les lieux infectés, on peut impunément rester à une très-courte distance de ceux-ci. On est sûr alors de ne pas contracter la maladie.

Sécheresse; humidité. Les vents, en raison de leur sécheresse, de leur humidité et de leur température, peuvent occasionner le développement rapide d'un grand nombre de maladies qui correspondent assez bien aux qualités mêmes des vents. Quand ce sont les vents froids et secs qui soufflent, on voit sévir des pneumonies, des pleurésies, des angines; quand ce sont des vents froids et humides, les affections catarrhales, les coryza, les asthmes, le rhumatisme, se manifestent.

Ils causent souvent une excitation nerveuse fort pénible, réveillent les douleurs rhumatismales assoupies, en produisent de nouvelles, sans qu'on puisse toujours se rendre compte de la nature des accidents par les qualités physiques de l'air en mouvement.

Enfin, c'est au moyen des vents que les épidémies se propagent, à de grandes distances; mais alors un principe inconnu est la cause de cette transmission épidémique sur laquelle nous reviendrons plus loin.

C. *De l'humidité.* Dans presque toutes les localités où l'on a occasion d'étudier les funestes effets de l'air humide, plusieurs autres modificateurs agissent en même temps, de telle sorte qu'il est difficile de faire la part de chacun d'eux. On a peu fait pour l'étiologie quand on a répété que l'humidité dispose au scorbut, à la scrofule, à la constitution lymphatique, à l'hydropisie, au rachitisme et au goître. Quelques auteurs n'hésitent pas à l'accuser de déterminer la phthisie, et ils ne manquent pas de faits spécieux pour appuyer cette opinion qui n'a cependant rien de fondé.

*De l'humidité.*

*Son action encore mal déterminée.*

Le froid qui sévit, en général, avec intensité dans les lieux où l'humidité provoque ses effets les plus manifestes, n'agit pas seul. L'air n'y est pas toujours suffisamment renouvelé, comme dans les prisons, les navires, les chaumières ; le soleil n'y lance aussi que des rayons très-rares, et l'on ne doit pas être étonné de voir la scrofule, le rachitisme. le scorbut, le goître, le crétinisme, enfin, hanter ces lieux.

*De l'air froid et humide.*

L'humidité exerce, à la longue, une action débilitante très-marquée sur l'organisme : la nutrition générale surtout en paraît modifiée. Mais pour que le sang s'altère comme dans le scorbut, pour que les os se ramollissent, pour qu'une diathèse comme la scrofuleuse se développe, il faut certainement une tout autre action que celle qui est exercée par l'humidité. Le froid y est aussi pour une grande part. Nous craignons que, dans toutes ces maladies, on ait élevé à la hauteur d'une cause prédisposante celle qui agit tout au plus comme cause occasionnelle et tout à fait secondaire. Nous sommes loin de nier les effets débilitants et dépressifs de l'humidité ; mais on les a évidemment exagérés quand on leur a

*Il n'agit que comme cause occasionnelle.*

subordonné le développement des maladies diathésiques.

De l'air humide
et chaud.

L'air chaud et humide est plus hypothénisant encore que l'air froid et humide. Ses effets se décèlent dans la pathologie des pays chauds par des symptômes ataxo-adynamiques, et, dans la génération des maladies, par des dysenteries, des diathèses, et surtout par des lésions de l'appareil de la sécrétion biliaire, des congestions et des phlegmasies.

Il donne aussi plus d'activité aux effluves et aux miasmes, en sorte que les maladies infectieuses, épidémiques et contagieuses, exercent plus de ravages dans les contrées équatoriales que dans les pays tempérés. Les maladies sporadiques elles-mêmes acquièrent plus de violence, et c'est alors qu'on leur voit prendre un caractère épidémique et contagieux qu'elles n'avaient pas ailleurs.

Propriétés
chimiques de l'air.
1° Air confiné :
Ses effets.

II. **Propriétés chimiques de l'air**. Lorsque l'air ne renferme plus les proportions normales d'oxygène et lorsqu'il s'y forme de l'acide carbonique en quantité même minime (les uns disent 3 millièmes, les autres 5 et même 8 millièmes), il se manifeste des phénomènes morbides, lents et insidieux qu'on a rapportés à l'encombrement, à l'agglomération d'un grand nombre d'individus. Nous en avons déjà parlé, en traitant de l'infection, et nous avons dit que les miasmes somatiques nous paraissaient avoir une influence bien autrement fâcheuse que la minime quantité d'acide carbonique qui altère l'atmosphère. Nous ne ferons que rappeler le nom des maladies qu'on a attribuées à l'encombrement : ce sont la fièvre typhoïde, le typhus, la fièvre puerpérale, le muguet, le croup, l'ophthalmie des enfants, la pourriture d'hôpital et l'érysipèle.

L'air est souvent altéré par les gaz provenant de la putréfaction des matières animales. On a donné le nom de *méphitisme* à la viciation de l'air qui survient dans cette circonstance. On y ajoute celle qui a lieu par le fait même de la décomposition des matières végétales, comme dans les marais, les rizières, et les rouissoirs ; mais comme il n'y a qu'une analogie fort éloignée entre ces deux altérations de l'air, l'une démontrée par la chimie, l'autre encore inconnue dans son essence, nous parlerons de la dernière dans un autre endroit. (Voyez *Causes telluriques endémiques*).

2° Du méphitisme ou viciation de l'air.

L'atmosphère des mines expose les ouvriers : 1° aux dangers de l'air confiné lorsqu'il ne renferme plus qu'une proportion insuffisante d'oxygène et une quantité très-grande d'azote ; 2° aux accidents déterminés par la présence d'un gaz non respirable, comme l'est l'atmosphère des mines qui contient des quantités trop considérables d'acide carbonique (moffette des mines) ; 3° à ceux que produisent les gaz non respirables et délétères comme l'hydrogène carboné (feu grisou), le gaz ammoniac et l'hydrogène sulfuré. Ils peuvent causer un véritable empoisonnement, et tuer, presque instantanément, les ouvriers qui travaillent dans les fosses d'aisance, les égouts, les boyauderies, les voiries et les abattoirs. De très-petites quantités de ce gaz rendent également dangereux le séjour dans des lieux où les matières animales et les détritus du corps humain entrent en décomposition, comme dans les amphithéâtres, les hôpitaux et les cimetières.

Méphitisme des mines ;

des fosses d'aisance, des égouts.

III. **Altération de l'air par des substances solides, liquides ou gazeuses**. Il se mêle souvent à l'air dans lequel vivent les ouvriers des substances solides ou liquides qui sont réduites à l'état de gaz, ou vaporisées

Viciation de l'air par les agents chimiques que produisent les arts.

par les différentes opérations auxquelles elles sont soumises dans les arts. Cette altération de l'air doit être
distinguée de la suivante, dans laquelle des corpuscules
très-divisés et solides, tenus en suspension, finissent par
exercer une action toxique, principalement sur les voies
respiratoires. Nous ne ferons qu'indiquer ces deux genres
de viciation de l'atmosphère, qui ne sont pas des causes
de maladie aussi fréquentes qu'on l'a dit.

A. Substances gazeuses et vapeurs.

Parmi les substances qui sont mêlées à l'air, à l'état de
vapeur, et agissent de cette manière, on doit citer l'arsenic, le mercure, le phosphore, le soufre, le chlore, l'iode,
le brome, le gaz nitreux, etc. Les accidents terribles auxquels donnent lieu le phosphore, le mercure, l'arsenic,
ont été surtout étudiés dans ces derniers temps. Si les
découvertes modernes ont porté l'industrie à un degré de
perfection qu'elle n'avait jamais atteint, ces progrès ont
amené nécessairement un grand nombre de maladies.
Nous citerons entre autres la paralysie, le tremblement des
doreurs. la nécrose et la gangrène des ouvriers qui travaillent le phosphore, etc., etc.

Dans d'autres manipulations professionnelles, il se dégage des huiles essentielles (naphtaline, pyrélaïne, bi-
tume, térébenthine, etc., etc.), qui exposent les ouvriers,
sinon à des maladies sérieuses, du moins à de nombreuses
indispositions.

B. Substances pulvérulentes ou poussières.

Un autre ordre d'agents nuisibles dont l'atmosphère
est le moyen de transport, se compose des poussières,
c'est-à-dire des substances solides réduites à un degré de
division tel qu'elles peuvent pénétrer dans les voies
respiratoires et dans la cavité digestive.

Comment doivent être classées les poussières.

On doit les distinguer en poussière *de nature minérale,
végétale ou animale.*

1° *Poussières minérales.* Elles sont les plus impor- tantes de toutes à cause des dangers plus grands aux- quels elles exposent ceux qui les respirent. Elles com- prennent les métaux, tels que le plomb, le cuivre, le mercure, l'arsenic et leurs composés qu'on emploie si souvent dans les arts. Le groupe des maladies saturnines et mercurielles, la colique de cuivre, les accidents déter- minés par le vert arsenical, attestent la puissance nocive des poussières dont nous venons de parler.

*1° Minérales :*
*A. Métaux et leurs composés.*

Tandis que les substances précédentes n'agissent que parce qu'elles pénètrent dans les tissus et qu'elles y trouvent des liquides capables d'en opérer la dissolution, d'autres poussières aussi fines qu'elles paraissent n'exer- cer leur action nuisible qu'en pénétrant dans les voies respiratoires ; elles s'y logent, y séjournent comme des corps étrangers inaltérables, et y causent des accidents locaux, par leur présence. Ces poussières sont formées par la silice, le grès, l'émeri, le charbon, le noir de fumée, la houille, la suie, le sable, le ponsif, la nacre de perle, etc. Plus une poussière est dure, impalpable, et par consé- quent pénétrante, plus elle détermine d'accidents.

*B. Poussières siliceuses et autres.*

Malgré le nombre et l'importance des travaux qui ont été publiés sur ce sujet, on n'est pas encore parvenu à élucider entièrement le mode d'action des substances pulvérulentes. Leurs funestes effets, malheureusement trop réels, ont été exagérés par les uns et considérés comme nuls par les autres. On leur a attribué toutes les maladies qui peuvent atteindre les ouvriers, dans l'exer- cice de leur profession. Leur action toute locale porte particulièrement sur les bronches, dans lesquelles elles causent et entretiennent toutes les formes d'irritation ai- guë et chronique. Elles pénètrent dans les ramuscules

*Leurs effets sur les voies respiratoires.*

*Elles produisent la phlegmasie aiguë et chronique des bronches et du tissu pulmonaire.*

bronchiques, y prennent, en quelque sorte, droit de domicile, y forment alors des dépôts solides, noirâtres et charbonneux, y déterminent plusieurs variétés de pneumonies chroniques avec ramollissement et élimination des corps étrangers. Nous en avons observé plusieurs cas chez des mouleurs en cuivre.

On s'est mépris sur la nature de cette maladie en la considérant comme une phthisie tuberculeuse, parce qu'elle en offre les symptômes locaux et généraux; mais la lésion anatomique est toute différente: elle appartient à la pneumonie chronique.

Il n'est pas prouvé que les poussières dures ont une part très-réelle au développement de la tuberculisation pulmonaire. Elles n'agissent, tout au plus, qu'à titre de cause occasionnelle, en excitant une bronchite aiguë et surtout chronique, à la manière des corps étrangers. Il est certain qu'elles ne sauraient produire le tubercule si la diathèse n'existait pas. L'emphysème pulmonaire, développé sous le coup des bronchites répétées et chroniques, est fréquent chez les ouvriers qui respirent des substances pulvérulentes.

On observe les maladies des voies respiratoires, plus particulièrement chez les aiguiseurs d'aiguilles, de fourchettes, de rasoirs, qui travaillent sur la meule sèche, chez les caillouteurs, les tailleurs de pierre à fusil, de verre et de cristal, chez les lapidaires, ceux qui emploient les coquilles de nacre de perle, enfin chez les mineurs, etc.

2° *Poussières végétales.* On ne doit attribuer qu'une très-minime influence aux poussières végétales, telles que la farine, l'amidon, et même le charbon de bois. On a aussi reconnu l'entière innocuité des émanations du tabac. Les amidonniers, les meuniers, les boulangers, les perruquiers, exercent des professions tout à fait exemptes de péril.

3° *Poussières de nature animale*. Les diverses manipulations auxquelles sont soumis le coton, le chanvre, la soie, la laine, le crin, les poils, la plume, dégagent des poussières extrêmement fines auxquelles quelques auteurs rapportent les accidents de la phthisie (phthisie cotonneuse). Tout en reconnaissant que l'atmosphère chargée d'impuretés de toute espèce favorise le développement des affections bronchiques et de l'emphysème, on n'est pas fondé à croire qu'elle puisse aller jusqu'à produire la phthisie chez les plumassiers, les cardeurs de laine, chez ceux qui battent la soie ou peignent le chanvre.

*Du tabac.* On n'est pas d'accord sur l'action qu'exerce la fumée de tabac. Les uns soutiennent qu'elle n'est pas nuisible, les autres lui attribuent avec juste raison, suivant nous, des effets funestes tels, que la torpeur des mouvements, la stupeur légère de l'intelligence qui ne cesse que par les stimulants et doit contribuer, pour une certaine part, au développement des névralgies faciales, de la lypémanie et surtout de la paralysie des membres inférieurs et de la paralysie progressive devenues plus fréquentes de nos jours. On ne peut pas nier que cet agent n'ait quelque influence sur les fonctions gastriques. Beaucoup de fumeurs sont atteints de dyspepie et de gastralgies, après l'usage immodéré du tabac.

IV. **Altération de l'air par un agent insaisissable et de nature complétement inconnue.** Il faut distinguer trois sortes de constitutions épidémiques, l'une appelée *stationnaire* ou petite *épidémie*, l'autre *temporaire* ou *annuelle*, la troisième *éventuelle*, *accidentelle* ou grande *épidémie*. Nous ne parlerons que de la station-

3° Poussières animales.

Altération de l'air par un principe inconnu. Constitution médicale et épidémie,

naire et de l'éventuelle. La troisième appartient aux causes sidérales. (Voyez *Saison.*)

**De la constitution médicale.** **Des constitutions médicales**. *Épidémie fixe, stationnaire, petite épidémie.* Quand nous voyons dans une ville, indépendamment de la saison, des lieux et des agents météorologiques dont on a tenu note pendant l'année, la plupart des maladies sporadiques présenter un ou plusieurs caractères communs qui établissent entre elles une sorte de parenté morbide, nous disons qu'il *règne* une *constitution médicale* qu'on appelle aussi *stationnaire, épidémique fixe* ou *régnante, petite épidémie* (1).

**Quelques exemples.** Voici quelques exemples. Depuis plusieurs mois les hôpitaux de Paris sont remplis de malades atteints d'érysipèle. Toutes les opérations chirurgicales qu'on y pratique, quelque minimes qu'elles soient, ne tardent pas à s'accompagner de ce mal qui tue un grand nombre de sujets. Ni la saison, ni les conditions physiques de l'air ne peuvent expliquer cette constitution.

**Érysipèle.**

**État bilieux.** Nous avons observé depuis trois années, et surtout dans les deux dernières, que les maladies les plus différentes par leur nature et par leur siége, le rhumatisme, la pneumonie, la pleurésie, la phthisie, les maladies du cœur, les fièvres continues et intermittentes, se compliquaient d'un état bilieux manifeste ou d'une fièvre gastrique bilieuse rémittente.

Dans d'autres lieux et à d'autres époques, on a noté la prédominance de cet état bilieux que Stoll a si bien vu et si bien décrit, ou d'une constitution rhumatismale, quelque-

(1) Le lecteur qui voudrait avoir plus de détails sur l'histoire des épidémies et des constitutions médicales, les trouvera dans mon article *Épidémie* du *Compendium de médecine.* Il a été souvent mis à contribution, quoiqu'on ne l'ait pas toujours cité.

fois dysentérique, souvent catarrhale. Les ouvrages de Pringle, d'Huxham, de Sydenham, de Stoll, de Lepecq, fourmillent d'exemples du même genre.

La constitution médicale est le temps durant lequel une influence atmosphérique toute spécifique, de nature inconnue, se fait sentir sur les maladies sporadiques et saisonnières, et leur imprime un ou plusieurs caractères communs.

Définition.

Ordinairement l'action de l'épidémie régnante se borne à ajouter à la maladie, une fois déclarée, un élément morbide qui change sa physionomie propre, et constitue une complication, qui augmente souvent sa gravité, et surtout exige des modifications importantes dans le traitement. Parmi ces éléments on voit figurer le bilieux, l'inflammatoire, le rhumatismal, l'ataxique et l'adynamique. Qu'on ouvre les ouvrages écrits dans les deux derniers siècles, et l'on sera frappé de la fréquence extrême de ces constitutions médicales, dont quelques auteurs ont un peu exagéré les traits principaux. La constitution régnante doit porter le nom de l'élément morbide qui sert à la caractériser. On distingue une constitution bilieuse, gastrique, inflammatoire, catarrhale, rhumatique, putride, maligne, érysipélateuse, scorbutique, etc., etc.

Ses principaux caractères.

La cause de l'épidémie fixe peut être assez puissante pour déterminer le développement, à l'état sporadique, de l'élément morbide qui donne à toutes les affections régnantes un caractère spécifique propre à le faire reconnaître. Ainsi lorsque la constitution médicale est érysipélateuse, gastrique ou bilieuse, on voit sévir un assez grand nombre d'érysipèles, de fièvres gastriques et d'états bilieux. Cependant cette fréquence n'est pas telle qu'on puisse y voir le signe d'une épidémie accidentelle. Ordinairement l'influence de

La maladie qui caractérise la constitution médicale peut aussi se montrer à l'état sporadique.

la constitution fixe a besoin de se trouver en présence d'une maladie déjà constituée pour faire accepter, en quelque sorte, l'élément morbide, la complication ou le genre d'action pathogénique qui lui appartient et qu'elle fait prédominer. Elle joue vis-à-vis de la maladie le rôle de cause occasionnelle. Bien différente en cela de la grande épidémie, qui non-seulement créée de toute pièce la maladie, mais encore efface les autres du cadre nosologique, pendant tout le temps qu'elle sévit sur les populations.

Influence de la petite épidémie sur les diverses conditions des maladies. Elle change : 1° la nature ;

La constitution médicale a pour propriété spéciale d'agir sur les maladies sporadiques de la manière suivante :

1° Un élément morbide, qu'on n'a pas l'habitude de rencontrer dans le cours d'une maladie se montre, pendant un certain temps, avec une fréquence extrême, et peut à lui seul constituer la maladie sous forme sporadique.

2° les symptômes;

2° La constitution donne à un symptôme une prédominance ou une gravité qu'il n'a pas ordinairement, ou bien au contraire le supprime entièrement. On voit la fièvre typhoïde présenter une éruption cutanée confluente ou celle-ci manquer entièrement, tantôt la forme pectorale existe à un haut degré ; tantôt ce sont des accidents abdominaux, adynamiques, etc.

3° les complications;

3° Elle crée une complication qui consiste dans une lésion locale insolite, plus grave ou plus légère que d'habitude, ou bien dans un des éléments généraux que nous avons signalés.

4° la marche;

4° Elle change la marche, la durée et la terminaison des maladies ; tantôt les précipite, tantôt en rend la convalescence lente et difficile, ou au contraire l'abrège, au moyen d'un phénomène critique, d'une sueur abondante, d'une diarrhée ou d'une hémorrhagie salutaire.

5° Les circonstances précédentes expliquent la diffé- 5° la gravité; rence qui existe, sous le rapport du pronostic, entre les maladies suivant qu'elles sont influencées ou non par le génie épidémique. Une affection bénigne, simple, à marche régulière, sous une constitution médicale déterminée, acquiert une gravité extrême et offre une marche toute différente sous une autre influence épidémique. On conçoit combien il importe au praticien de connaître ces particularités, s'il veut pronostiquer, avec quelque certitude, calculer exactement la mortalité des cas, et mesurer le degré d'efficacité d'une médication. S'il ne tient pas un compte rigoureux de ces conditions diverses, il se trompe lui-même et trompe les autres.

6° Enfin le dernier caractère de l'épidémie stationnaire 6° le traitement. est fourni par l'action même des médicaments. Ceux qui réussissent dans les cas ordinaires échouent complétement, et l'on est souvent contraint d'essayer plusieurs remèdes avant de trouver celui qui amène le plus de guérisons. Une pneumonie peut être ainsi traitée avec succès par l'émétique, la saignée ou le quinquina, c'est-à-dire par des remèdes dont les effets sont très-différents, suivant la constitution régnante. C'est donc avec juste raison que les plus célèbres épidémiographes ont recommandé de ne pas s'en tenir à un seul traitement et de le varier suivant les épidémies, et par conséquent d'apprendre à reconnaître l'intervention de ce puissant élément de maladies, afin de lui obéir. Ces traditions de l'antiquité méritent d'être scrupuleusement conservées.

Toutes les maladies sont-elles influencées par la consti- Maladies soumises à l'influence épidémique. tution épidémique? le sont-elles au même degré? On peut établir d'une manière générale qu'aucune maladie n'échappe à cette influence cosmique.

Maladies locales et générales.

Lésion locale et circonscrite, maladie générale, état morbide fébrile ou non fébrile, tout lui est soumis. Une affection même insignifiante suffit pour faire paraître son action morbifique. Tous les chirurgiens savent qu'une opération, quelque minime qu'elle soit, peut être suivie d'un érysipèle, d'une gangrène, de fièvre ataxo-adynamique souvent mortels.

Rien n'échappe à ses coups ; on peut s'en convaincre en lisant la relation si vraie que Stoll nous a laissée des maladies bilieuses. Cependant il faut remarquer que les maladies générales qui sont toujours formées de plusieurs éléments morbides revêtent, plus facilement et à un plus haut degré que les autres, les caractères de la constitution médicale régnante. Elles rendent l'organisme plus accessible à l'action de l'épipémie. Souvent même ce sont les exanthèmes, la rougeole, la variole, la scarlatine, c'est-à-dire des maladies contagieuses et générales, qui en offrent les premiers symptômes.

Durée des épidémies.

La durée de l'épidémie fixe est variable, quoique en général assez longue. Hippocrate en a observé une qui a duré près de trois ans ; Galien vit la constitution inflammatoire dominer très-longtemps à Rome. Ozanam l'a vue pendant plus de dix années à Milan. La catarrhale et la rhumatismale ont marqué la plupart des affections qui régnaient en Normandie, et que Lepecq de la Cloture observait (1763, 64, 65, etc.). Ces épidémies ne sont pas influencées par les variations atmosphériques ni par les saisons.

Nature toujours identique du génie épidémique.

Enfin, et c'est là leur meilleur caractère, leur nature reste la même quelle que soit celle de la maladie à laquelle elles se surajoutent ; elles s'imposent de force. Si la maladie consiste en une inflammation du poumon, de la plèvre ou un rhumatisme, la constitution gastrique bilieuse qui surviendra changera entièrement les conditions pathologiques, et presque toujours, le nouvel élément morbide rejettera l'ancien sur le second plan.

*Causes des épidémies fixes.* On peut s'assurer d'abord qu'elles ne viennent ni du chaud, ni du froid, ni du sec, ni de l'humide, ainsi que le fait remarquer Sydenham. Les changements survenus dans la température, le degré d'humidité, les hauteurs barométriques, l'ozonomètre, ne peuvent, en aucune manière, expliquer le développement des constitutions stationnaires, tandis qu'elles sont la cause des épidémies saisonnières et annuelles. On ne sait à quoi attribuer les épidémies fixes. Comme elles sont changeantes, et s'étendent souvent à des lieux de configuration et de nature très-différentes, il semble plus probable qu'elles tiennent à des qualités ignorées de l'air atmosphérique. Les anciens avaient désigné sous le nom de *génie épidémiques,* de τὸ θεῖον, *divinum aliquid,* la cause mystérieuse dont ils voyaient seulement les effets. Ils ne voulaient pas dire que cette cause avait quelque chose de divin, et que les maladies étaient envoyées par Dieu ; Hippocrate se défend souvent contre cette interprétation, qu'il considère, avec juste raison, comme une impiété.

La constitution médicale ne saurait être confondue avec l'épidémie proprement dite. La première n'a pas de durée déterminée, elle sévit sur un nombre peu considérable de malades ; elle ne fait qu'imprimer son cachet propre aux maladies intercurrentes ; elle n'a aucune période distincte ; elle ne s'attaque aux maladies qu'après qu'elles se sont déclarées, avec leurs symptômes ordinaires. La seconde, au contraire, se montre inopinément, dans un lieu, dans une ville, en frappe un très-

Causes de la constitution médicale.

Opinion antique.

Différence entre la petite et la grande épidémie.

grand nombre d'habitants ; fait cesser les autres maladies, se compose d'une entité morbide avec tous ses symptômes ; se montre pendant un temps fort heureusement assez court ; elle a enfin des périodes d'invasion, d'augment et de déclin très-nettement accusées.

**Entre la constitution fixe et la temporaire.** La constitution médicale ou fixe n'en est pas moins distincte de l'épidémie temporaire, saisonnière ou annuelle. La première peut durer pendant plusieurs années ; elle est indépendante par conséquent des saisons, des changements annuels, de la température, de l'humidité, des vents, etc. ; elle reste identique à elle-même ; sa nature ne se modifie pas, elle est bilieuse, rhumatismale, inflammatoire, et reste telle ; enfin elle ne constitue que des éléments morbides qui se surajoutent aux maladies et non des espèces nosologiques distinctes. La constitution temporaire ne dépasse pas la durée d'une saison ou de l'année ; elle correspond assez exactement aux modifications de l'atmosphère ; elle change comme les saisons ; elle engendre des maladies distinctes qui empruntent leur caractère de la saison ; ce qui ne les empêche pas de recevoir l'influence de la constitution médicale.

## DE L'ÉPIDÉMIE.

**De l'épidémie. Définition.** L'épidémie a reçu les noms d'*accidentelle*, d'*éventuelle*, de *passagère*, de *grande épidémie* (de ἐπί, sur ; δῆμος, peuple, maladie répandue sur le peuple). On désigne ainsi l'apparition sans cause appréciable, d'une maladie accidentelle, souvent inconnue dans la contrée qu'elle ravage, et qui a pour caractère essentiel de présenter des périodes distinctes d'invasion, d'état et de déclin, de s'étendre de proche en proche, de sévir en même temps sur un grand nombre d'individus, et de disparaître pour un temps souvent très-long, sans laisser aucune trace de son passage. Cette trop longue définition aura peut-être, du moins, le mérite d'être claire.

*Caractères distinctifs.* L'épidémie a pour propriété d'affecter, dès le début, des caractères distinctifs qui la font reconnaître, et qui persistent en subissant des modifications essentielles pendant toute la durée de la maladie. Ses symptômes ne sont pas les mêmes, à toutes les époques. Dans la dysenterie observée par Sydenham, à Londres en 1669, des coliques violentes sans évacuations alvines existaient au début; plus tard elles devinrent copieuses, et les coliques avaient disparu. Or tous les malades examinés, à l'une ou à l'autre de ces périodes, offraient exactement les mêmes symptômes. Le choléra nous a offert de pareilles variations, à ses différentes phases; tantôt la cyanose était courte et faible, et la réaction se faisait bien; tantôt, au contraire, l'algidité se continuait jusqu'à la fin, la réaction ne pouvait s'établir; les sujets s'éteignaient dans l'adynamie. Tous les cas qu'on observait à un moment donné reproduisaient exactement la forme générale de l'épidémie, de telle sorte qu'il suffisait de voir un seul malade pour avoir une idée exacte de l'état dans lequel se trouvaient tous les autres. Ainsi, les périodes d'une épidémie peuvent modifier les symptômes, mais tous les cas particuliers seront modelés sur le même type pathologique. Schnurrer a très-bien saisi ce caractère lorsqu'il dit que chaque feuille d'un arbre représente l'arbre entier, comme une individualité morbide prise au hasard représente l'état actuel de l'épidémie. Les malades qui sont atteints au milieu de son cours, n'offrent plus les symptômes qu'on voyait chez

*Marginalia:*
Caractères distinctifs.

Identité des symptômes pour tous les cas particuliers;

A un moment donné de l'épidémie.

ceux qui étaient frappés dans la période d'invasion. En un mot, l'épidémie considérée, en général, présente dans sa marche, observée chez tous les individus, les mêmes symptômes, la même marche, la même gravité; le traitement doit être aussi le même. Réciproquement, chaque cas particulier donne une idée complète de l'épidémie au moment où a lieu l'observation.

Marche et période de l'épidémie. Une maladie épidémique se montre avec des caractères différents suivant la période. On doit en distinguer une de début, d'état, de déclin. Est-ce toujours brusquement, sans aucun symptôme prémonitoire, que le mal se déclare? Il faut reconnaître que ce cas est le plus fréquent de tous; cette invasion subite, sans aucune cause connue, et sans modification préalable des organismes vivants, est un des principaux attributs de l'épidémie, et qui en atteste toute la puissance. Cependant, dans quelques cas, on a noté des phénomènes précurseurs : la cholérine, par exemple, dans le choléra, etc. La gravité de la maladie est ordinairement plus grande pendant la période d'état et d'augment que de déclin; on a vu toutefois des épidémies rester très-meurtrières jusqu'à la disparition du dernier cas.

Durée et retour. La durée de l'épidémie est indépendante de toutes les causes cosmiques et somatiques, c'est-à-dire de la température, des saisons, des climats, et même des pays et des races. Elle résiste à ces influences si nombreuses et si puissantes; ordinairement elle ne sévit pas plus de trois à quatre mois dans la même localité. Toutefois, on ne peut établir rien de général à ce sujet. Quelques épidémies ont à peu près la même durée dans chaque pays qu'elles parcourent; la peste et la fièvre jaune sont dans ce cas. Elles peuvent aussi, après avoir disparu complétement du lieu qu'elles avaient envahi d'abord, s'y montrer de nouveau une seconde et même une troisième fois. En général, ces réapparitions ont lieu peu de temps après la première attaque, et lorsque le génie épidémique n'a pas épuisé, en quelque sorte, toute son action.

Les épidémies éventuelles n'ont rien de fixe dans leurs apparitions. Si l'on a avancé le contraire c'est parce qu'on a confondu avec elles les maladies endémiques et les constitutions saisonnières et annuelles. Elles visitent souvent d'immenses étendues de pays, comme le choléra qui, sorti de l'Inde, a parcouru l'Asie, l'Afrique et l'Europe entière ; comme la peste, la grippe, la peste noire du moyen âge. D'autres fois la maladie s'arrête dans une contrée, ou borne ses ravages à une seule ville, à une prison, ou à un établissement public. Souvent on suit les traces de son passage à travers de vastes pays ; elle marque ses étapes et n'avance que lentement à travers les villes, les villages et les routes frayées. Plus souvent encore, elle affecte une marche irrégulière et désordonnée. Elle s'arrête dans une ville ou une région de petite étendue, puis reprend tout à coup une marche rapide et traverse, sans direction aucune, des portions considérables de pays ; elle saute par-dessus des lieux qu'elle devait visiter, et, au contraire, s'écarte et revient pour saisir inopinément une population qui croyait lui échapper. Il suffit de jeter les yeux sur l'itinéraire suivi par le choléra, la peste, les épidémies de petite vérole ou de grippe, pour demeurer convaincu que ces maladies déjouent toutes les prévisions humaines et les calculs qu'on voudrait établir sur leur marche probable. On en a vu occuper, en même temps, une très-vaste contrée et se disséminer ainsi par foyers multiples très-nombreux, très-distants les uns des autres.

Marche des épidémies parmi les peuples ;

Régulière, irrégulière, imprévue.

Direction
des épidémies.

On a cru qu'elles se dirigeaient de préférence de l'est à l'ouest (Pline, Sims), mais cette opinion n'est juste que pour les maladies épidémiques qui vont d'Asie en Europe. Cependant quelques-unes affectent une marche régulière et dans une direction constante. La plupart dévient de leur route. On en a vu qui suivaient le cours des rivières (choléra), le littoral des mers, la route parcourue par les caravanes. Il y a, dit-on, des limites que ces épidémies ne franchissent pas. Nous croyons, en pareil cas, qu'on a encore confondu avec elles les maladies endémiques, comme la fièvre jaune et la peste.

Leur origine
dans certaines
contrées.

Les épidémies ont fréquemment leur source dans les contrées méridionales et orientales. Nos épidémies indigènes de fièvres exanthématiques, de typhus, de fièvre typhoïde, de grippe, se développent évidemment sous l'empire de causes assez limitées. On ignore entièrement pourquoi, dans des localités saines, et où la population est loin d'être agglomérée, il survient des épidémies si violentes de fièvres typhoïdes, de coqueluches, d'oreillons, etc.

Effets
de l'épidémie sur
la santé.

*De l'influence exercée par l'épidémie sur l'organisme sain et malade et sur les autres maladies.* Un des effets les plus caractéristiques et les plus constants de l'épidémie, est d'influencer, à des degrés différents, les hommes sains qui se trouvent placés dans sa sphère d'action. Pendant que le choléra sévissait à Paris, il a été facile de s'assurer qu'un grand nombre d'individus éprouvaient quelque dérangement dans leur santé. Les uns digéraient mal, avaient, après le repas, des coliques, des flatuosités, et finissaient par contracter de la diarrhée ; les autres, des crampes et de la disposition au refroidissement. Il est vrai qu'il faut tenir compte de l'influence morale que les épidémies ne manquent jamais d'exercer sur une partie de la population des villes. Les convalescents et les malades qui ont été guéris de l'affection régnante éprouvent, lorsqu'elle vient à reparaître, quelques accidents légers qui rappellent, par leur nature et leur siége, les principaux symptômes de la maladie. Il faut que l'épidémie ait une action bien puissante et bien étendue pour que ni l'âge ni le sexe ne soient épargnés. Cependant lors même qu'elle possède ces funestes propriétés, elle ne frappe pas avec la même fréquence tous les sujets. Elle n'épargne pas plus les animaux que l'homme. On trouve dans la relation des grandes épidémies du moyen âge, et de celles qui se sont manifestées dans ce siècle, des documents précis qui montrent que la nature des accidents, la forme des lésions, la mortalité, sont presque semblables, chez les animaux et chez l'homme.

L'épidémie a cela de remarquable qu'elle diminue notablement le nombre des maladies sporadiques; elle peut même, quand elle a une grande intensité et qu'elle est à sa période d'augment ou d'état, les faire disparaître complétement. Pendant que le choléra sévissait à Paris, presque toutes les autres maladies cessèrent, et leur réapparition annonça la diminution et le prochain départ de l'épidémie. En Orient, quand il se manifeste une épidémie de variole dans une ville décimée par la peste, celle-ci ne tarde pas se dissiper. *Elle fait cesser les autres maladies;*

Un autre genre d'influence exercée par la maladie sur les affections sporadiques, consiste dans le développement d'un ou de plusieurs symptômes qui appartiennent à l'épidémie. A l'époque du choléra il n'était pas rare d'observer, dans les villes où il régnait, des diarrhées séreuses et blanchâtres, des vomissements, la réfrigération avec *Ou elle leur communique quelques-uns de ses caractères aux sporadiques.*

ou sans cyanose, sur des sujets atteints de pneumonie, de phthisie, de fièvre typhoïde, en un mot de maladies très-différentes, par leur nature et leur siége.

*Elle donne l'immunité.*

Enfin l'épidémie crée généralement chez les sujets qui en ont été atteints une immunité qui leur permet de résister aux nouvelles apparitions de la maladie ; elle paraît même les fortifier contre les attaques des autres maladies.

*Coexistence de deux épidémies.*

Deux épidémies peuvent-elles coexister ? On doit répondre négativement si l'on donne à ce mot son véritable sens, et si l'on met de côté les épidémies fixes et temporaires qui d'ailleurs, sont effacées par l'épidémie. On a vu, dans les villes assiégées, la dysenterie et le typhus exercer en même temps leurs ravages, la rougeole et le catarrhe pulmonaire se montrer simultanément ; mais la contagion et l'infection prennent alors la plus grande part dans la production de ces maladies. On ne peut douter que les grandes épidémies ou éventuelles ne s'excluent l'une l'autre.

*Détermination des maladies épidémiques.*

*Des maladies qui se manifestent sous forme d'épidémie éventuelle.* A en croire quelques auteurs, toutes les maladies internes sporadiques auraient été observées, à l'état d'épidémie. Nous croyons cette opinion exagérée. Une première difficulté qu'il faut lever d'abord consiste dans la confusion opérée entre l'épidémie et l'endémie. La peste, la fièvre jaune, sont évidemment des endémies que la contagion peut ou non transmettre au loin. Le goître, le crétinisme, les fièvres paludéennes, la pellagre, la pustule maligne et tant d'autres appartiennent également à la catégorie des affections endémiques. Pour qu'on puisse regarder une maladie comme épidémique, il faut qu'elle offre tous les caractères que nous avons indiqués avec détail. En se plaçant à ce point de vue, on trouve que les maladies, qui méritent réellement ce nom, sont peu nombreuses ; celles qui affectent le système nerveux et l'appareil locomoteur sont : — la méningite cérébro-spinale, l'hyperémie cérébrale (?), l'acrodynie ; — *les organes respiratoires* : croup, coqueluche, grippe, fièvre catarrhale, pneumonie, angine simple, gangréneuse, pseudo-membraneuse ; — *le tube digestif* : diarrhée, dysenterie, affection vermineuse ; — *système cutané et muqueux* : suette, miliaire, érysipèle, gangrène, ophthalmie ; —*pyrexies* : peste noire, fièvre typhoïde, typhus, fièvre gastrique simple ou rémittente, fièvre bilieuse, fièvre puerpérale, diphthérie, choléra ; — *les exanthèmes* : variole, rougeole, scarlatine. Discuter les droits que possède chacune de ces maladies au titre d'*épidémie*, nous entraînerait trop loin. Nous ne prétendons pas non plus essayer une classification impossible ; nous ferons seulement remarquer que toutes les affections épidémiques ont pour caractère d'être des maladies générales qui peuvent bien avoir, comme le disait Cullen, une détermination morbide locale sur la peau, l'intestin, les bronches, les poumons, etc., mais qui peuvent être aussi privées complétement de cette particularité, comme le choléra, la diphthérie, le typhus. Quant aux exanthèmes que nous avons mis au rang des épidémies, s'il est vrai que la contagion soit la principale cause de leur propagation épidémique, il faut cependant reconnaître qu'un agent épidémique paraît leur donner une violence et une extension qu'elles n'auraient pas sans lui. La preuve en est dans la cessation de la maladie, malgré son caractère contagieux et une fois que l'influence épidémique ne règne plus.

Énumération de ces maladies.

**Différences entre l'épidémie, l'endémie et la contagion.**

*Différences entre l'épidémie, l'endémie et la contagion.* Nous sommes maintenant en mesure de tracer les caractères distinctifs de l'épidémie et de l'endémie. Cette dernière exerce son influence pathogénique d'une manière continue. permanente sur tous les sujets qui y sont soumis, et s'étend peu hors de sa sphère d'action. Elle n'émigre pas, ne parcourt point différents pays, à moins qu'elle devienne épidémique (choléra, suette) ou contagieuse (peste, fièvre jaune); elle n'empêche pas les autres maladies de se développer. Ces caractères suffisent pour qu'on n'aille pas placer, parmi les épidémies les fièvres intermittentes, le scorbut, le pian, le radesyge, etc.

**Entre l'épidémie et la contagion.** On a de tout temps éprouvé une difficulté extrême à séparer l'épidémie des maladies contagieuses. En effet, quand les maladies épidémiques émigrent des lieux où elles se sont développées, pour se répandre au loin, les uns disent qu'elles se propagent en qualité d'épidémie, les autres assurent que c'est à l'aide de la contagion. C'est pour ces motifs qu'on a soutenu que la peste, la fièvre jaune sont des maladies endémiques qui marchent à la façon des épidémies. D'autres, ont prétendu à leur tour, que le choléra, la suette, la fièvre catarrhale sont des maladies contagieuses. Nous nous trouvons donc toujours en présence de la même difficulté. Il s'agit d'isoler l'action de l'épidémie de celle qui appartient à la contagion. Nous inclinons fortement vers la doctrine qui tend à restreindre le domaine de la contagion et à étendre beaucoup celui de l'épidémie et de l'endémie. Cependant on ne peut pas s'empêcher de reconnaître qu'une maladie épidémique ou endémique peut devenir conta-

**Maladies épidémiques et contagieuses.** gieuse et se propager au loin, à l'aide de quelque condition morbide nouvelle qui s'est développée consécutivement. On a fait un groupe à part de ces malaladies sous le nom d'*épidémiques contagieuses.*

*Causes des épidémies.* En plaçant cette cause dans un principe inconnu que contient l'air et qui le transporte à de grandes distances, on n'a pas beaucoup éclairé l'étiologie. Mieux vaut encore cet aveu de notre ignorance que toutes les hypothèses à l'aide desquelles on a prétendu expliquer le développement des épidémies éventuelles. Nous ne ferons que mentionner celles qui ont eu quelque retentissement. Prévenons d'abord le lecteur que nous ne prétendons parler ni des épidémies fixes ni des temporaires, encore moins des endémies qu'on voit figurer, à tort, dans l'histoire des épidémies.

Causes<br>des épidémies.

Nous avons eu bien souvent occasion de faire remarquer que la confusion extrême opérée entre les maladies épidémiques, contagieuses et infectieuses rend impossible la détermination de leur cause. Comment réussir à trouver l'origine de maladies que les uns supposent dues à la contagion, tandis que les autres les attribuent à une influence locale endémique, d'autres enfin à l'infection produite par l'agglomération des hommes et par leurs miasmes ?

On a cherché à en expliquer le développement par les altérations des propriétés physiques et chimiques de l'air ; mais on n'est parvenu à aucune notion certaine à ce sujet. On a vu les épidémies parcourir les climats les plus opposés, sans perdre de leur force. Ni les chaleurs les plus grandes ni les froids les plus rigoureux n'ont empêché le choléra de sévir avec violence. Il est vrai que la peste, la fièvre jaune s'accroissent, au moment des grandes chaleurs ; mais il s'agit de maladies endémiques et non d'épidémies. Or on sait que les foyers dus à la fermentation

Influences<br>atmosphériques.

putride des matières végétales et animales sont la cause vraie ou supposée de ces maladies.

**Froid et variations de température.** Les effets du froid et de l'humidité sont très-incertains ; cependant on s'accorde à reconnaître que les variations extrêmes de température concourent à l'invasion des épidémies, surtout lorsque celles-ci ont pour phénomène prédominant quelque trouble des fonctions respiratoires, comme la grippe, les affections catarrhales, etc.

**Des vents.** Les vents agissent par les variations de température qu'ils produisent ou par les miasmes, les effluves et les molécules nuisibles qu'ils entraînent avec eux, à de grandes distances. Il semble qu'ils doivent toujours favoriser l'extension des épidémies : rien cependant n'est moins exact. On a dit que, quand le Chamsin devenait impétueux, la peste disparaissait. On a vu des épidémies redoubler de violence quoiqu'un vent rapide dût conduire au loin les miasmes qui agissaient depuis longtemps sur la population.

**Électricité.** On a voulu également faire intervenir l'électricité ; mais s'il est vrai que des maladies épidémiques se soient manifestées immédiatement après un orage, d'autres ont été dissipées par la foudre.

**Influence des âges, des sexes, des professions, etc.** Souvent les épidémies affectent une sorte de prédilection fâcheuse pour les individus appartenant à certaines races. Nous avons déjà parlé de l'immunité des juifs dans des épidémies de peste, de typhus, etc. On en cite d'autres où les ouvriers qui exerçaient certaine profession étaient épargnés, ou au contraire décimés par la maladie. Les femmes résistent mieux dans quelques cas, tandis qu'elles fournissent plus de victimes dans d'autres. En un mot rien n'est si variable que l'influence des âges, des sexes et surtout des tempéraments. On peut même dire, et c'est là est un de ses caractères les plus constants et les plus terribles, que la grande épidémie ne respecte personne et qu'elle frappe ses coups avec une impitoyable impartialité.

Ne nous arrêtons pas sur l'influence que l'on a attribuée, tour à tour, aux phases lunaires, aux éclipses, aux tremblements de terre, aux éruptions volcaniques, aux comètes, aux débordements des rivières, aux marées, et terminons par quelques remarques puisées dans la philosophie générale des sciences et qui rendront peut-être, à celui qui voudra s'y arrêter, plus de services que ne pourrait lui faire la longue et stérile énumération de toutes les causes supposées des maladies épidémiques.

Chaque observateur, suivant la direction de son esprit, de ses études, de ses préjugés, a voulu placer la cause de ces maladies, tantôt dans les agents physiques, et a choisi la chaleur, le froid ou l'électricité, tantôt dans les météores, et à pris à partie les éclipses, la lune, la pluie, les effluves, la constitution géologique du globe et les a fait provenir de la nature des terrains calcaires, sablonneux, argileux, etc. Chacun de ces observateurs convaincus, dont les recherches sont d'ailleurs dignes de tout éloge, n'a pas manqué de rencontrer un certain nombre de faits entièrement favorables à son hypothèse de prédilection. Comment s'en étonner? Les épidémies s'attachent à l'homme, le suivent dans tous les climats, au milieu des modificateurs qui l'environnent de toutes parts. Elles se développent au milieu des phénomènes naturels les plus différents. Il faut donc qu'il y ait un certain nombre de coïncidences entre l'apparition de la maladie et les mutations si variables et si fréquentes du cosmos ; mais il y a loin de ce rapport entre deux phénomènes, à la découverte de la

*Fausses doctrines sur la cause des épidémies.*

*Toutes les hypothèses ont été épuisées sur cet obscur sujet.*

cause bien démontrée de la maladie. Combien ne doit-on pas hésiter quand on songe que l'homme est environné de modificateurs puissants, qui agissent, simultanément, sur lui, et que pour savoir, au juste, quelle est la part d'influence qui revient à chacun d'eux, il faudrait pouvoir annihiler l'action nécessaire, incessante de tous les autres! On comprend dès lors qu'on en soit arrivé à attribuer les épidémies à tous les modificateurs cosmiques successivement. Nous ne dirons rien les médecins qui font intervenir les causes surnaturelles; chaque épidémie nouvelle ramène à peu près les mêmes hypothèses, plus ou moins rajeunies et débarrassées des préjugés et de la barbarie des anciens temps; on tourne, à peu de chose près, dans un cercle qui n'est pas meilleur.

Principe inconnu atmosphérique. Une opinion qui est assez générale attribue ces grands fléaux de l'humanité à une altération cachée de l'atmosphère. C'est le *quid divinum*, l'inconnu des anciens. Il faut reconnaître que cette hypothèse est très-probable, mais elle ne jette pas grande lumière sur la question. On voit les épidémies se comporter absolument comme si un principe spécifique vénéneux traversait les airs et cheminait ainsi, sans épuiser son action puissante sur les nombreuses victimes qu'il frappe çà et là, sans être arrêté par les agents physiques et chimiques les plus divers et les plus opposés, déjouant ainsi toutes les suppositions scientifiques, et ne laissant à l'homme que la crainte d'en ressentir bientôt les coups, sans pouvoir ni les prévenir ni les arrêter.

Ce qui résulte de moins douteux de l'étude étiologique des épidémies, c'est que les causes cosmiques, telles que le froid, l'humidité, les changements de température, etc., les causes somatiques comme l'âge, le sexe, la race, l'alimentation, les émotions morales, les excès, etc., jouent le rôle incontestable de causes prédisposantes. L'agent spécifique est plus que la cause occasionnelle de la maladie : il peut la produire à lui seul, indépendamment de toute prédisposition chez les gens les plus robustes et les moins préparés. Cependant il faut aussi qu'il trouve chez les individus prédisposés cette même réceptivité, cet état d'opportunité pour la maladie, puisque des sujets débilités, affaiblis par toutes sortes de causes, et chez lesquels le mal semblerait devoir trouver un terrain tout préparé pour le recevoir, résistent mieux que les plus robustes, et traversent sans encombre l'épidémie. Sur ce point comme sur tout d'autres en étiologie, il faut savoir attendre et travailler.

### III. ORDRE DE CAUSES COSMIQUES. INGESTA.

Après l'air atmosphérique, il n'est pas de modificateur plus puissant, plus nécessaire à la vie que la substance qui a reçu le nom d'*aliment*. Emprunté à tous les corps organisés qui sont dans la nature, il devient, sous l'empire de transformations merveilleuses, partie intégrante du corps de l'homme. Il apporte avec lui la santé ou la maladie. Mettant de côté l'étude des questions physiologiques qui se rattachent à la bromatologie, nous devons nous borner à retracer, à grands traits, la funeste influence que peuvent avoir des aliments mauvais, insuffisants, pris en trop grande quantité, les boissons alcooliques, et enfin certains agents nuisibles mêlés accidentellement aux substances alimentaires. *[3e Ordre de causes cosmiques. Ingesta.]*

*De l'alimentation uniforme.* Pour que le travail de la digestion s'accomplisse régulièrement, et surtout pour *[De l'alimentation uniforme.]*

que cette fonction exerce sur les autres organes et sur la nutrition une influence salutaire, il faut, a-t-on dit, que

**Usage exclusif des féculents cause de maladies.**

l'alimentation soit variée. On cite à l'appui de cette proposition les faits suivants : les animaux nourris exclusivement avec de la gomme ou du sucre finissent par périr; les paysans les plus malheureux de la Suède, qui surchargent leur estomac d'une grande quantité de pommes de terre, de lait aigri, de bouillie de seigle, de boissons acidules, et plus rarement de harengs salés et fumés, contractent une dyspepsie qui est endémique dans la Dalécarlie, la Suède, la Finlande, les îles Féroë. Elle a reçu le nom de *gastrite chronique*, de *cardialgie*, de *pyrosis*. Nous n'avons pas besoin de sortir de France pour observer les funestes effets d'une alimentation semblable ou trop exclusive. Dans certaines contrées, l'usage excessif des féculents, du fromage sec, du pain d'orge ou de seigle, des vins acides, produit des troubles dyspeptiques intenses; dans d'autres, la farine de maïs, altérée ou non par un champignon, donnerait lieu à la pellagre. Ces exemples ne prouvent qu'une chose, à savoir qu'un aliment de mauvaise qualité altère profondément la santé ; mais ils sont loin de démontrer qu'une nourriture toujours la même, pourvu qu'elle soit réparatrice, soit une cause de maladie. Nous croyons vraie la proposition contraire : le meilleur aliment est celui auquel l'estomac est habitué et qu'il digère le mieux ; on peut le continuer avec les plus grands avantages pendant la vie entière.

**De l'action exercée par certains aliments.**

On n'est pas encore assez avancé en bromatologie pour savoir à quels aliments on doit attribuer telle ou telle maladie. On a prétendu que l'usage immodéré des féculents peut amener le diabète; que celui du maïs est suivi de la pellagre ; que l'ingestion d'une grande quantité de viande, surtout de porc ou de poisson, favorise le développement des maladies de la peau ; que l'introduction, dans les aliments, d'une forte proportion de matières grasses prédispose aux affections du foie et aux engorgements des viscères abdominaux ; que les aliments féculents tels que les pommes de terre, le pain de seigle, le maïs, le riz, engendrent la gastralgie, la diarrhée chronique, le gonflement de l'appareil lymphatique intestinal, la colite, les dysenteries ; que les substances lactées sont favorables à la génération des vers intestinaux et spécialement des lombrics et des oxyures vermiculaires, etc. Toutes ces assertions ne sauraient être acceptées ; il faut, avant de les considérer comme vraies, attendre des observations plus nombreuses et plus catégoriques.

Elle est fort douleuse.

On peut également conserver des doutes sur les effets de l'alimentation exclusivement formée de substances animales, à laquelle on attribue la goutte. Les nouvelles théories sur la production de l'urée et de l'acide urique, sur la cause des combustions lentes qui se passent au sein de l'organisme, ont donné beaucoup d'importance à l'étiologie purement chimique de la goutte et de la gravelle ; cependant nous devons faire remarquer qu'elles sont insuffisantes, et qu'il faut faire intervenir une cause bien autrement puissante, la diathèse transmise par voie de génération. On ne devient pas goutteux à volonté et même en s'astreignant à un régime très-azoté.

La *réplétion* habituelle de l'estomac qu'autorise, nous dirons même qu'exige la manière de vivre acceptée dans la société moderne, est, sans contredit, la cause la plus certaine et la plus fréquente d'un grand nombre de maladies. Ce ne serait rien encore si la variété des aliments

De la réplétion.

Son mode d'action,

et des vins, si leurs propriétés stimulantes et leur action si souvent contraire, étaient les seules causes capables d'altérer la santé ; mais une source bien autrement puissante de maladies est la réplétion de l'estomac qui ne se repose presque jamais, dont l'activé fonctionnelle entraîne celle du foie, de la rate, et de la circulation générale, etc. D'une autre part aussi, la composition du sang va se modifiant et sans cesse recevant les principes immédiats, et les substances élémentaires irritantes qu'y versent les chylifères et les veines. Comment s'étonner que la surexcitation continuelle, soit directe, soit sympathique de tous les organes devienne la source de nombreuses maladies !

Des maladies qu'elle détermine.

Sans parler de celles qui affectent le tube digestif, telles que la gastralgie, les dyspepsies de toutes formes, l'embarras gastrique, les entéro-colites simples et crapuleuses, etc., qui sont l'effet des indigestions réputées complètes ou incomplètes, combien de maladies du foie, de fièvres gastrique, simple et bilieuse, de congestions hépatiques, d'ictère, de cirrhose, et surtout de maladies de l'appareil d'excrétion biliaire, reconnaissent pour cause la réplétion gastro-intestinale ! Son influence funeste

Elles ont leur siège dans les systèmes vasculaires et nerveux.

s'étend plus loin encore. L'excitation, que les agents de stimulation charriés par le sang ne manque pas de produire dans le système circulatoire et nerveux, peut déterminer l'hypertrophie du cœur et des troncs artériels thoraciques, des congestions pulmonaires qu'on prend à tort pour des pneumonies, l'hyperémie cérébrale, d'abord légère, puis plus intense, plus rapprochée, et bientôt l'hémorrhagie. C'est surtout en modifiant la composition du sang, en augmentant ses quantités que les excès de table engendrent la pléthore et toutes les maladies qui en sont le résultat (congestions, hémorrhagies). La réplétion est principalement dangereuse en ce qu'elle crée une forte prédisposition à la maladie. Il suffit ensuite d'une cause légère, pour qu'elle se déclare.

*Effets de l'alimentation insuffisante.* On peut établir comme un axiome fondamental, en étiologie, que l'homme qui n'exerce pas une profession manuelle, mange toujours trop, et que celui qui veut conserver sa santé doit réduire ses aliments à un minimum constant et conserver de l'appétit en sortant de table. Cependant, si la constitution est mauvaise ou affaiblie par une maladie antérieure ou actuelle, il faut une nourriture plus tonique et plus fortifiante pour en contre-balancer les effets.

*De l'alimentation insuffisante.*

L'inanition, c'est-à-dire l'état général produit par une quantité insuffisante de matière nutritive, est une cause puissante de maladie. Nous ne pouvons qu'indiquer les principaux traits de la pathologie spéciale qui procède de cette cause. Sous l'influence de l'ingestion d'aliments peu fournis de substance alibile, on voit se manifester d'abord des maladies de l'estomac et de l'intestin, comme la gastralgie, la dyspepsie, les affections du foie, des diarrhées incoercibles muqueuses, fétides, sanguinolentes. Viennent ensuite des altérations profondes dans la composition du sang et des autres liquides ; l'albumine s'échappe par l'urine, des hydropisies se développent; la fibrine du sang est elle-même atteinte; on voit alors paraître des hémorrhagies, etc.

*Effets de l'inanition.*

*Hémorrhagies et hydropisies.*

Sans être portée à un degré aussi extrême, l'inanition, qui a reçu le nom de *régime débilitant*, peut encore produire des maladies telles que l'anémie ou des lésions de la sécrétion rénale, sans altération de texture qui donnent naissance à l'albuminurie, à des hydropisies générales ;

elle crée une funeste prédisposition aux flux muqueux de l'intestin (diarrhée séreuse et vermineuse), aux congestions sanguines, atoniques du foie, et n'exclut pas le travail phlegmasique. Elle développe également l'irritabilité nerveuse. Combien de névralgies, des viscéralgies, de palpitations, et de névroses, comme l'hypocondrie et la lypémanie qui n'ont pas eu d'autres causes que la débilitation provoquée par une alimentation insuffisamment réparatrice aux effets de laquelle s'ajoutent ceux d'un travail nocturne ou diurne excessif! C'est alors que s'établit une funeste susceptibilité qui livre désarmés aux maladies, soit intermittentes, soit épidémiques, les malheureux si fatalement prédisposés. Nous voyons tous les jours dans nos hôpitaux des exemples de cette double action de la nourriture insuffisante.

*Alimentation féculente.* Nous devons considérer comme telle : 1° l'alimentation dans laquelle la quantité de viande est insuffisante, comme dans les colléges, dans presque toutes les communautés religieuses, et surtout chez ceux qui observent rigoureusement le régime du maigre. On sait que la chloro-anémie, le dérangement des règles, la gastralgie, la dyspepsie, et à un degré extrême l'albuminurie, sont les effets très-communs de cette alimentation.

L'alimentation formée en grande partie, sinon exclusivement, de substances féculentes, produit à peu près le même résultat.

*Son influence sur le développement du diabète.* On s'est beaucoup préoccupé, dans ces derniers temps, de l'influence qu'elles peuvent exercer, ainsi que les matières sucrées, sur le développement du diabète. Il paraît bien établi que la quantité de sucre que contient l'urine est en proportion de la quantité d'aliments féculents et de sucre ingérée par les sujets atteints de cette maladie.

Il n'en est plus de même chez l'homme en santé ; il faut pour provoquer le diabète une tout autre cause que le régime alimentaire, et la meilleure preuve qu'on puisse en fournir, c'est qu'on ne guérit pas les diabétiques en leur ôtant tous les aliments qui contiennent de la fécule.

Une autre espèce d'alimentation nuisible consiste dans l'emploi habituel et exclusif de viandes salées ou conservées par d'autres méthodes. En même temps la privation de légumes frais et de fruits, expose ceux qui sont soumis à cette mauvaise nourriture, comme les marins et les soldats assiégés, à un très-grand nombre de maladies et surtout à l'affection scorbutique, à la dysenterie et à la diarrhée. Cependant il faut encore, en pareil cas, que d'autres causes interviennent. L'humidité et le froid, dans quelques parages, le même agent et la chaleur dans d'autres, sont les causes occasionnelles qui déterminent l'invasion du scorbut.

*Privation de végétaux frais.*

On a été témoin en 1817, en France et en Orient, des effets terribles occasionnés par l'emploi exclusif de plantes de toutes espèces dont les malheureux étaient contraints de faire leur nourriture ; ils devenaient hydropiques (Gaspard, Guillaumon). Il y aurait beaucoup à dire sur la cause de cette maladie, dont on continue cependant à enregistrer l'histoire.

*Usage exclusif d'aliments insuffisants.*

C'est encore à une cause du même genre, l'insuffisance des aliments, qu'il faut attribuer les maladies auxquelles donnent lieu les céréales altérées par les pluies, les inondations, l'inclémence des saisons ou par le mauvais état de la culture, quelle qu'en soit la cause (guerre, épidémie). Sans parler de l'accroissement de la mortalité pendant les années calamiteuses et pendant celles qui les suivent, ni de la mortalité moyenne qui s'é-

*Altération des céréales.*

lève ou s'abaisse avec le prix du blé, rappelons que l'influence des disettes se fait sentir sur les jeunes gens appelés par le recrutement, qui offre toujours un déficit correspondant à l'année de famine.

**Ergotisme.** Nous ne ferons que mentionner les terribles effets devenus très-rares, des farines qui contiennent une forte proportion d'ergot de seigle. Les deux formes principales de la maladie qu'elles occasionnent sont connues sous le nom d'*ergotisme convulsif et gangréneux*.

**Pellagre.** On a prétendu rapporter à l'usage exclusif de la farine du maïs, soit qu'il ait été recueilli dans un état de maturité incomplète, soit qu'il contienne un champignon nuisible appelé *le verderame*, la maladie qui a reçu le nom de *pellagre*. D'autres la considèrent comme une affection due à des causes endémiques.

**Maladies de la pomme de terre.** Depuis quelques années les fréquentes altérations que produit le développement d'un champignon (oïdium) sur la pomme de terre, le raisin et tous les fruits en général, n'ont point paru avoir d'action bien nuisible sur la santé de ceux qui en ont fait usage.

**Boissons fermentées. Ses funestes effets.** *Boissons fermentées.* Nous voici en présence d'une cause bien autrement sûre de maladie que ne le sont les substances alimentaires : nous voulons parler des boissons fermentées. On doit considérer le vin comme un véritable aliment, surtout pour les malades. Quand il est pris en excès, de manière à provoquer les effets de l'ivresse ou de l'empoisonnement chronique, il devient alors la source de nombreuses maladies qui frappent non-seulement le malheureux adonné à cette funeste passion, mais, ce qui est plus terrible encore, ses descendants. Indiquons en quelques mots l'ensemble des maladies auxquelles les uns et les autres se trouvent exposés.

Outre les effets immédiats de l'alcoolisme aigu, tels que l'ivresse, le délire, les hallucinations, l'apoplexie, les actes cruels auxquels se livre le malade, on voit bientôt paraître, dans les formes chroniques de l'empoisonnement, des maladies très-différentes quoique de même origine. Du côté du système nerveux, ce sont l'hébétude, l'abolition des sentiments moraux, des hallucinations ou bien des formes convulsives, telles que le tremblement, les convulsions et l'épilepsie; dans d'autres cas, la paralysie générale et progressive, terminée par la dégradation de l'intelligence et des sentiments, par la démence. Souvent les sujets sont pris de bonne heure de tous les symptômes de la mélancolie, de la monomanie homicide ou suicide. Ces maladies sont quelquefois remplacées par des lésions viscérales, des maladies de l'estomac, la cirrhose, les dégénérescences graisseuses du foie, des lésions chroniques du cœur et de l'aorte.

*De l'alcoolisme aigu et chronique.*

*Maladies du système nerveux,*

*et des viscères.*

On remarque trop souvent chez les descendants des parents livrés à l'alcoolisme chronique, divers troubles de l'intelligence, l'affaiblissement moral, les mauvais instincts, la dipsomanie, le penchant à la paresse ou simplement à des actes excentriques, l'originalité, etc. Chez d'autres on observe un arrêt de développement physique ou de l'intelligence, la folie, la démence et plus souvent encore la paralysie générale. Enfin les médecins, qui se consacrent à l'étude des maladies mentales, se sont attachés, dans ces derniers temps, à nous montrer cette influence de l'alcoolisme se continuant par voie d'hérédité dans plusieurs générations; triste effet d'une fatalité aveugle et terrible dont il nous est impossible de pénétrer le mystère! On voit, en effet, dans les livres qui traitent de l'aliénation mentale, des exemples fréquents de sujets dont

*Transmission par voie d'hérédité des maladies alcooliques.*

*Funeste loi du fatalisme.*

les pères sont morts de maladie ébrieuse et qui, après avoir été atteints eux-mêmes de dipsomanie, d'abrutissement, de folie, ont transmis à leurs enfants, soit des lésions de l'intelligence, soit la paralysie ou la folie. A la troisième génération, les enfants étaient hypocondriaques, lypémaniaques, ou se suicidaient; à la quatrième, on remarquait une intelligence peu développée, des accès de manie, la stupidité, l'idiotisme, et la race heureusement s'éteignait ainsi (1).

**Empoisonnement par l'opium.** Nous ne ferons que rappeler l'empoisonnement par l'opium, dont on s'accorde à comparer les funestes effets à ceux de l'alcool, et qui menace de faire périr, après l'avoir dégradée, une grande partie des habitants de la Chine. L'intoxication par le hachisch ne produit pas des effets aussi funestes.

**Action du café.** L'*action du café*, pris à haute dose et très-concentré, est suivie de phénomènes morbides très-réels. Il excite fortement la circulation, rend les mouvements du cœur plus énergiques et plus précipités, et donne aussi au cerveau une activité plus grande. Mais il peut aller jusqu'à produire des palpitations, des douleurs au cœur, de l'étouffement; il congestionne le cerveau; il finit par ôter l'appétit, par amener la gastralgie, un tremblement léger dans les membres supérieurs, etc. Il empêche le sommeil et prédispose aux névroses, à la névralgie, peut-être à la goutte.

**Du thé.** Quant au thé, quoique son action soit moins forte que celle du café, on a reconnu qu'il pouvait accélérer la circulation, causer l'insomnie et provoquer la gastralgie et des dyspepsies.

(1) Voyez le livre de M. Morel : *Traité des dégénérescences physiques, intellectuelles et morales de l'espèce humaine*, p. 113, 125 *et sparsim*, in-8°, Paris, 1857.

## IV. Ordre de causes cosmiques. Modificateurs telluriques.

*Divisions.* Nous comprenons dans cette classe de modificateurs la configuration, la hauteur, la constitution géologique des lieux. L'influence des eaux, des effluves marécageux, des émanations du sol, de la culture, du défrichement, du déboisement, du drainage, etc., des éruptions volcaniques, doit être étudiée dans cette classe de causes cosmiques. Nous y rattachons l'histoire de de l'endémie et des maladies endémiques.

4ᵉ ordre.
Causes
telluriques
ou géologiques.

Nous n'avons qu'à marquer la place de chacun de ces modificateurs qui sont plus particulièrement étudiés dans les traités d'hygiène. Nous indiquerons seulement les principaux effets morbides qu'on leur attribue généralement.

La configuration des lieux détermine certaines influences nuisibles ou salutaires dues à l'humidité, à la sécheresse, à l'intensité de la lumière, à la direction des vents, à la qualité des eaux, à l'altitude. C'est précisément l'action complexe de tant de causes réunies qui rend si difficile la détermination exacte de chacune d'elles. On les a réunies sous le titre commun de *causes endémiques* ou d'*endémies*.

Influence
des lieux.

*a. Altitude.* La fièvre paludéenne diminue de fréquence et d'intensité à mesure qu'on s'élève au-dessus du niveau de la mer. Quelquefois il suffit de quelques mètres d'élévation au-dessus du sol pour qu'on soit à l'abri des effluves marécageux. On a aussi remarqué que les pyrexies les plus graves, que les fièvres pseudo-continues et rémittentes sont plus communes près du sol qu'à

Influence
de l'altitude.

une certaine hauteur. L'intermittence devient aussi plus tranchée et plus brusque dans les lieux élevés.

Sur les fièvres jaune et intermittente.

Il en serait de la fièvre jaune comme des fièvres paludéennes. La première cesse au Mexique à la hauteur de 924 mètres. On dit aussi que la phthisie est très-rare sur les montagnes, inconnue même sur les plateaux du Mexique et des Cordillières.

Le crétinisme ne dépasse pas 4,000 mètres dans l'Amérique du Sud, 2,000 mètres en Piémont, 1,000 en Suisse. Il est beaucoup plus commun dans les gorges profondes des montagnes que dans les plaines (35 : 16) (1). On ignore pourquoi certaines maladies, comme le verugas du Pérou, n'existe qu'à une altitude déterminée (600 et 1,600 mètres).

Des eaux.

*b. Eaux.* On a attribué un très-grand nombre de maladies à la qualité des eaux, sans que l'analyse chimique ait démontré des différences bien sensibles dans leur composition. Dans ces derniers temps, on a prétendu que l'usage d'eau privée d'iode ou de ses sels est la cause la plus certaine du goître ; un autre observateur le fait provenir des eaux chargées de sels magnésiens. On a cru également que les eaux séléniteuses et inscrustantes devaient favoriser le développement des calculs vésicaux; or on a prouvé que les pays où l'on se sert de ces eaux ne comptent pas plus de calculeux que les autres.

On observe, dans quelques contrées, des maladies qui sont inconnues partout ailleurs, telles que le bouton de Biskara, en Afrique, et le bouton d'Alep. On a considéré comme cause du premier, les eaux chargées de chlorure

---

(1) Voyez sur tous ces sujets un livre plein de faits intéressants qu'on doit à M. Boudin : *Traité de géographie, de statistique médicale et des maladies endémiques,* 2 vol. in-8°, Paris, 1357.

de sodium et de sels de chaux ou de potasse, d'une petite rivière (l'Oued el Kantara); comme cause du second, une eau qui parcourt également la ville. Une maladie sur le développement de laquelle on croit que la nature des eaux exerce une remarquable influence, est la scrofule, qu'on voit sévir dans des lieux humides et souvent parcourus par des eaux chargées de sel calcaire; mais tant d'autres causes agissent en même temps qu'il est difficile de s'en prendre à celle que nous venons d'indiquer.

*Eaux marécageuses.* L'action nuisible de ces eaux est connue depuis la plus haute antiquité. Hippocrate, dans son *Traité des airs, des eaux et des lieux,* a tracé les traits principaux des accidents auxquels sont exposés ceux qui vivent dans les contrées marécageuses. Nous devons rappeler que la pathologie des maladies paludéennes comprend non-seulement les fièvres intermittentes, continues, rémittentes, mais encore les engorgements du foie, de la rate, les névroses, les névralgies, les dégénérescences variées qui finissent par amoindrir et faire disparaître un grand nombre d'hommes.

Eaux
marécageuses.

Pathologie
paludéenne.

Le mélange de l'eau de mer avec l'eau douce rend encore plus funeste l'influence des miasmes paludéens. C'est à l'embouchure des grands fleuves, qui entraînent avec eux des quantités considérables de détritus végétal et viennent se mêler à l'eau de la mer, qu'on voit se développer les maladies les plus redoutables; la fièvre jaune, les fièvres intermittentes, la dysenterie, sont endémiques à l'embouchure du Mississipi; la peste avec les mêmes maladies sur les bords du Nil; le choléra, enfin, avec son triste cortége de fièvres bilieuses, d'hépatites, de dysenteries sur les bords du Gange.

Mélange de l'eau
de mer et de
rivière.

On peut dire que partout où le sol est bas, baigné sans

cesse par des eaux stagnantes et l'air chargé de vapeurs qui s'en dégagent continuellement, on trouve réunies les causes d'un grand nombre de maladies, non pas seulement des fièvres paludéennes avec leurs altérations diverses, mais des dysenteries, des fièvres bilieuses, des hydropisies, des affections scorbutiques, etc. L'assainissement de semblables localités, par des canaux de drainage et le desséchement, réduit au minimum et fait disparaître les maladies dont nous venons de parler.

Constitution<br>géologique.<br>Son action<br>sur les maladies;

*Constitution géologique.* On a commencé, depuis peu de temps, à étudier l'influence de la composition des terrains sur le développement des maladies. Linné avait remarqué que les fièvres paludéennes sont fréquentes sur les sols argileux.

sur les fièvres<br>paludéennes;

sur le goître<br>et le crétinisme.

C'est sur le goître et le crétinisme surtout que la composition du sol a le plus d'influence suivant quelques observateurs ; mais les assertions les plus contradictoires règnent à ce sujet. Bornons-nous à les enregistrer. Les principaux foyers de ces deux maladies sont : les Alpes, les Pyrénées et les Vosges ; les départements de l'ouest de la France en sont au contraire exempts. On les trouve encore fréquemment sur les terrains magnésiens des Alpes ; dans les Pyrénées, sur les calcaires dolomitiques, lias et magnésiens ; en Savoie, sur les argileux et les gypseux. Cependant, comme on en trouve aussi sur les marnes grises et sur les terrains formés de lias, de trias, de muschelkalk et sur le zechstein, on voit qu'un grand nombre de pays possèdent la funeste constitution tellurique qui favorise la production du goître. D'autres disent que ces maladies sont rares sur les terres perméables et poreuses, communes sur les schisteux, les tufeux et les terres d'alluvion qui emprisonnent des couches d'eau.

Voici encore un certain nombre d'assertions à vérifier : la suette se montre sur les terrains tourbeux (Seine-et-Oise) ou crayeux (Dordogne) ; les calculs urinaires sur les calcaires modernes et la craie (Angleterre, Allemagne), sur le calcaire jurassique (Danube) ; rare sur le mus-chelkalk, le zechstein, les terrains keupriques.

Il est facile aussi d'attribuer à la composition du sol une certaine influence sur le développement du choléra, tant il a parcouru de contrées différentes. Nous ne ferons que rappeler les observations suivantes, qui peuvent tout au plus passer pour des documents à consulter. Il a surtout régné sur les terrains tertiaires et d'alluvion, sur les terres friables, meubles et absorbantes ; rare-ment sur les terrains primitifs, sur les roches dures. Il a sévi avec fureur dans les premiers lieux ; il a été plus rare et moins meurtrier dans les seconds.

On ne saurait s'expliquer la prédilection d'un assez grand nombre de maladies pour certains pays et même pour certaines localités restreintes. On a désigné la cause inconnue de ces affections loc les sous le nom d'*endémie*.

## ENDÉMIE ET MALADIES ENDÉMIQUES.

**Endémie** (de ἐν, dans, δῆμος, peuple, c'est-à-dire pre-nant naissance dans le peuple, par opposition avec épidé-mie, qui représente une maladie venue de loin et régnant parmi le peuple), L'expression d'*endémie*, vague et in-certaine comme l'idée qu'elle doit rendre, sert à désigner une influence cosmique inconnue, limitée à une contrée plus ou moins restreinte, s'y faisant sentir d'une façon permanente ou périodique et y produisant des maladies toujours semblables à elles-mêmes.

*Marginal notes:*
Suette.
Calculs.

Choléra.

Endémie et maladies endémiques.

Définition.

**Différence entre l'endémie et l'épidémie.** Nous ne ferons que rappeler les principaux traits qui séparent l'endémie de l'épidémie. (Voyez ce dernier mot.) La cause des maladies épidémiques réside dans l'air et tient à des modifications inconnues de ce fluide ; elle se propage au loin. Au contraire, les causes de l'endémie communes à toute une contrée ou circonscrites dans une étroite localité, paraissent dépendre de la nature du terrain, de sa constitution géologique, de l'exposition et de l'altitude des lieux, enfin de la qualité des eaux. Galien fait remarquer, avec juste raison, qu'Hippocrate ne traite, dans son livre *De l'air, des lieux et des eaux*, que des maladies endémiques qui ne sont connues que des habitants de certaines localités.

**Caractère de l'endémie.** *Caractère des maladies endémiques.* Quoique assez semblables par leur origine et un certain nombre de caractères communs, les endémiques diffèrent entre eux par des traits essentiels. Faisons connaître les uns et les autres.

**Ignorance complète de la cause.** La cause des maladies endémiques est ignorée, et ce caractère, quoique négatif, est d'une grande importance. En effet, si l'action d'un des agents cosmiques tel que le froid, l'humidité, la chaleur, l'usage d'un aliment ou d'une boisson, était la cause connue et bien démontrée de la maladie endémique, celle-ci devrait cesser de porter ce nom. L'ergotisme gangréneux, le scorbut, la pneumonie, ne sont pas des maladies endémiques. On peut objecter que la cause des fièvres intermittentes réside dans les marais et qu'on n'efface pas cependant cette fièvre du nombre des endémies. Il est facile de répondre que malgré les analyses chimiques de tout genre, on ne sait pas encore quelle est la cause de l'intoxication paludéenne, et que par conséquent les maladies des marais méritent encore de conserver leur qualification d'endémiques. Qu'on ne se méprenne pas sur notre pensée. Nous sommes convaincu que la cause des maladies endémiques consiste dans un trouble des propriétés physico-chimiques et des forces du cosmos ou des influences sidérales ; mais nous en sommes encore à l'hypothèse. Nous reviendrons sur ce sujet.

Un excellent caractère de l'endémie est sa délimita-tion plus ou moins étendue. Tantôt c'est sur le versant d'une montagne (exemple, les verugas), à l'est ou à l'ouest exclusivement, tantôt dans une ville (le bouton d'Alep, de Biskara, le Scherlievo), ou sur un espace plus considérable que la maladie endémique a établi son domicile. La plique polonaise, le goître et le crétinisme ont un domaine plus vaste ; ils comprennent un très-grand nombre de régions différentes, au milieu d'un vaste pays. Quelques-unes, comme la fièvre jaune, en la suppo-sant non contagieuse, règnent sur une vaste contrée qui s'étend de Québec, au nord (48e latit. boréale), jusqu'au Brésil (27° latit. austr.). La pellagre est plus particu-lièrement située entre les 42e et le 46e degré (lat. bor.) ; le béribéri entre le 16 et le 20° (lat. nord). On voit sur-le-champ combien est variable le domaine de chaque endémie ; la plupart d'entre elles sont disséminées sur la surface du globe, en un très-grand nombre de lieux différents. Sans parler des fièvres intermittentes, nous citerons le goître et le crétinisme.

On a voulu partager les endémies en deux classes, sui-vant qu'on les rencontre dans tous les climats et sous toutes les températures, ou qu'elles restent emprisonnées dans certains lieux. Cette division manque d'exactitude. On a retrouvé dans l'Inde et au Mexique le goître et le crétinisme ; quant à la plique polonaise ou radesyge, au

*Localisation. Son étendue variable.*

*Dissémination.*

*Peu d'endémies sont exactement localisées en un pays.*

spédalskhed et à tant d'autres maladies, on ne peut pas affirmer qu'elles appartiennent exclusivement à l'Europe. On ne peut pas nier qu'il existe des endémies; mais il est très-rare qu'elles ne se montrent que dans un seul lieu. En effet, les influences telluriques, auxquelles paraît se rattacher leur développement, doivent se reproduire exactement les mêmes dans des pays fort éloignés les uns des autres. On ne doit donc pas être surpris de rencontrer sous des latitudes très-différentes des endémies semblables modifiées seulement par les races et les lieux.

**Il n'y a rien de commun entre les maladies endémiques.** Peut-on établir quelques lois générales sur la nature, les symptômes, la durée et la gravité des endémies? Il n'existe entre elles d'autre affinité que le nom destiné à désigner la cause inconnue d'un grand nombre de maladies locales; or ce mot *endémie* ne peut servir ni à rapprocher ni à faire connaître des états morbides qui n'ont pas le moindre rapport. Que peut-il y avoir de commun entre le crétinisme, la pellagre et la fièvre intermittente, d'une part la suette, le béribéri, le pian, le filaire de Médine, d'une autre part? Cessons donc de chercher des points de contact qui ne sauraient exister, et bornons-nous à rapprocher les unes des autres les diverses espèces d'endémies.

**Des maladies qui doivent conserver le nom d'endémiques.** *Détermination des endémies.* Commencons d'abord par restituer aux maladies sporadiques, accidentelles et autres, des affections qu'on s'étonne de trouver réunies aux endémiques.

**En exclure les maladies parasitaires.** Est-il naturel, par exemple, de maintenir parmi les endémies des maladies uniquement produites par la pénétration dans le corps de l'homme d'un animal qui vit dans certains parages, tel que le filaire de Médine (dragonneau, ou ver de Guinée) (Égypte, Abyssinie, Guinée), le distome hæmatobium (Égypte), la chique de la Guyane (*pulex penetrans*), la tarentule, et nous en dirons autant du ténia botriocéphale qui est surtout fréquent en Suisse, en Belgique, en Russie, en Suède, tandis que le ténia solium, est plus commun en France, en Hollande, en Allemagne, en Angleterre et en Italie ; et encore combien ne trouve-t-on pas d'exceptions à la règle posée !

Nous n'irons pas comprendre non plus, parmi les endémies, les affections pédiculaires et celles de la peau, entretenues par la malpropreté, et qui se perpétuent parmi les juifs de certains pays. Suivant plusieurs médecins, la plique, si fréquente en Pologne, en Lithuanie, en Transylvanie, etc., serait une maladie de ce genre. Il n'y a pas longtemps qu'on regardait aussi la gale comme endémique dans plusieurs contrées.

Nous ferons remarquer aussi que l'on ne peut pas non plus faire figurer parmi les maladies endémiques le ginklose, espèce de tétanos d'Islande, le trismus des négrillons, la diphthérite, la dysenterie, le diabète, la rage, le spleen et tant d'autres dont l'énumération serait stérile.

Il faut avoir soin d'éloigner aussi du nombre des endémies, des maladies qui se transmettent par hérédité et qui souvent ne paraissent endémiques que parce qu'elles restent confinées dans une sorte de petit foyer sans cesse renouvelé. Telles sont la phthisie pulmonaire, la scrofule, le rachitisme, auxquels on n'a pas craint de joindre des maladies contagieuses, telles que la pustule maligne ou de nature très-diverse, comme l'hydropisie, le scorbut, la dysenterie, etc., etc. *Maladies héréditaires.*

*Maladies qui doivent être considérées comme endémiques.* Il est impossible de songer à classer ces mala- *Maladies réellement endémiques.*

dies : on peut les rapprocher sans prétendre à la moindre disposition méthodique. On est si peu d'accord sur le nombre des maladies endémiques que chacun y place ou en éloigne certaines entités pathologiques, sans aucune raison péremptoire.

*Endémies limitées et permanentes.* — 1° *Maladies endémiques proprement dites.* Un premier groupe est formé des endémies, qui occupent toujours le même lieu, depuis un temps immémorial et n'en sortent point. L'incertitude la plus grande règne au sujet de quelques-unes qui sont considérées comme héréditaires ; tels seraient : le sibbens ou sirvens d'Écosse ; le rade-syge ou le spedalskhed en Suède et Norwége ; le scher-lievo sur les côtes de l'Adriatique ; le bouton du Ziban en Afrique ; d'Alep en Syrie, les hydatides du foie en Islande, etc., etc. Parlons d'abord des maladies endé-miques, qui n'offrent que peu de variations dans la forme, l'intensité, et ne se transmettent point par contagion.

*Maladies endémiques permanentes.* — Nous mettons en première ligne : 1° les *fièvres palu-déennes* de tous les types, les maladies viscérales et les altérations des liquides qui leur sont consécutives ; — 2° le *goître* et le *crétinisme,* qui se trouvent dans les pays de montagnes et les gorges profondes humides, abritées du soleil ; — 3ᵉ la *pellagre*, commune en Lombardie, dans les Asturies et même en France (Landes).—4° Nous y joindrons les maladies suivantes sur la cause desquelles on manque de renseignements précis : *a*, l'*éléphan-tiasis des Arabes* en Égypte, aux Barbades dont il a pris le nom (maladie des Barbades), et dans un grand nombre de contrées ; — la *lèpre* ou éléphantiasis des Grecs qui a fait tant de ravages dans le moyen-âge et qui avait alors un caractère contagieux ; — un grand nombre de ma-ladies de la peau, telles que : *d*, le *sibbens* (Écosse) ; *e*, le *radesyge*, le *spedalskhed* (Norwége, Suède) ; *f*, le *scher-lievo* (bords de l'Adriatique) ; *g*, la *facaldine* (Bellune); le *pian* (côte occidentale du Brésil) (syphilis) (?) ; *h*, la *pinto* à Mexico (vitiligo?) ; *i*, la *plaie de l'Yémen* ; *j*, le *bouton d'Alep* ; *k*, le *bouton de Biskara* ( Algérie ); *l*, le *béri-béri*, etc., etc. Si nous voulions énumérer encore toutes les affections de la peau qu'on a regardées comme endémiques et qui sont, en effet, souvent localisées et liées à des causes circonscrites, nous tracerions un tableau dénué de tout intérêt.

On peut placer dans cette première division les maladies vermineuses constituées par la présence des lombrics, des oxyures, du ténia, des hydatides, du dragonneau, etc. Nous nous sommes expliqué sur ce sujet. Bien que la cause de ces maladies produites par des parasites décrits par les naturalistes soit encore ignorée, il n'est pas douteux que c'est la transmission des germes qu'on doit en accuser. Il y a donc là quelque chose de commun à la génération de tous les êtres vivants. Toutefois nous comprenons qu'en raison même de l'incertitude qui couvre encore le mode de développement de ces êtres, et surtout de leur fréquence plus grande dans certaines contrées, on continue à placer parmi les endémies les affections vermineuses.

*Maladies vermineuses.*

Arrêtons-nous sur deux classes de maladies endémiques qui offrent pour caractère de se propager par épidémie ou par voie de contagion.

2° *Maladies endémo-épidémiques.* Il n'est pas rare de rencontrer, loin de leur pays natal, des maladies qui y sévissent à différents degrés, et qui, après l'avoir abandonné, parcourent une grande partie du globe. Tel est le choléra-morbus qui, né sur les rives du Gange, a succes-

*Maladies endémico-épidémiques.*

*Choléra.*

sivement envahi toutes les contrées du globe, à peu d'exception près. Ce n'est fort heureusement qu'à des époques éloignées que ces maladies endémiques ajoutent à leur funeste privilége de l'endémicité celui plus terrible encore de l'épidémicité.

Suette. La suette endémique dans certaines localités (Picardie, Oise, Seine-et-Oise) affecte souvent la forme et la marche d'une épidémie. Son intensité et son extension sont mêmes parfois si grandes, que plusieurs observateurs l'ont considérée comme contagieuse. On en a dit autant du choléra et des maladies qui, après avoir été d'abord limitées à un pays, à une ville, se sont étendues, de proche en proche, aux lieux circonvoisins.

Un grand nombre de maladies endémiques peuvent devenir épidémiques. Nous croyons que les maladies endémiques peuvent, sous l'influence des qualités inconnues de l'air qui déterminent l'épidémie, revêtir cette nouvelle forme et en présenter tous les caractères. Cependant nous n'en trouvons pas un grand nombre d'exemples, à moins de donner le nom d'*endémique* à des maladies telles que le croup, le typhus, la fièvre typhoïde et les exanthèmes, dans lesquelles la contagion est évidente. Ce sujet mérite d'être étudié avec le plus grand soin.

Maladies endémiques et contagieuses. 3° *Maladies endémiques et contagieuses.* On éprouve encore plus de difficultés pour caractériser les maladies qui possèdent la propriété de naître par endémie et de se propager par contagion. Cependant les discussions scientifiques qui se sont élevées sur ce point permettent de croire que deux maladies, la peste et la fièvre jaune, doivent être rapportées à cette double origine. Elles se manifestent presque toujours dans les mêmes lieux d'abord, la peste en Égypte ou en Syrie, la fièvre jaune sur le littoral du golfe du Mexique, aux Antilles et à l'embouchure du Mississipi. De là elles se propagent par contagion, suivant les uns, d'épidémie, suivant d'autres, à une grande étendue de pays voisins, sans dépasser toutefois des limites qui restent à peu près les mêmes.

C'est surtout au sujet de ces maladies que se sont engagées de longues discussions pour savoir si la maladie est endémique ou contagieuse. Beaucoup d'observateurs qui ont nié la contagion, de la manière la plus péremptoire, et tout rapporté aux causes morbifiques locales, particulièrement aux effluves qui s'échappent, à l'embouchure des grands cours d'eau, toujours chargés de matières végétales et animales en fermentation. Ils se sont appuyés sur un fait incontestable, sur le développement dans les mêmes lieux, à des époques différentes ou peu de temps avant la fièvre jaune, de fièvres intermittentes, rémittentes et continues à quinquina, de dysenteries, et de fièvres bilieuses. On ne peut méconnaître ce qu'il y a de vrai dans cette opinion, mais il ne s'ensuit pas que la fièvre jaune soit une transformation ou une modalité de la fièvre paludéenne devenue plus continue et plus grave. On conçoit que, dans les contrées chaudes et intertropicales, il existe près des rivières des causes nombreuses de maladies locales, que la fermentation des végétaux et même des animaux entraînés par les fleuves, favorisent ou déterminent la production d'une pathologie malheureusement très-variée. L'observation le démontre d'une manière positive; mais il ne faut voir dans les maladies endémiques contagieuses que des affections qui avaient primitivement ce caractère spécifique ou qui l'ont acquis par suite de conditions particulières et non de transformations pathologiques auxquelles nous ne croyons pas. Tant qu'on n'aura pas observé, soit à la Nouvelle-Orléans ou à la

Jamaïque, soit au Caire ou à Constantinople, la fièvre jaune d'une part, la peste de l'autre, à l'état sporadique, dans tous les temps et en dehors des épidémies, on est autorisé à rester tout au moins dans le doute, au sujet de la prétendue métamorphose d'une maladie endémique en une contagieuse. Les fièvres de marais, par exemple, sont-elles jamais devenues telles? Le choléra qui reste invariablement fixé dans un lieu et n'en sort qu'à des époques fort éloignées, sous forme épidémique, ne passe pas pour être contagieux, du moins pour la majorité des observateurs.

Maladies réputées<br>endémiques<br>ou<br>pseudo-endémies. Nous avons exclu des endémies les affections dont les modificateurs cosmiques peuvent expliquer le développement. Tel est, par exemple, le scorbut que l'humidité et la nature des aliments produisent et qui, après avoir été endémique dans presque toutes les villes pendant le moyen âge, en a disparu sous l'influence de l'hygiène et l'amélioration des conditions sociales. Nous attribuons encore à des causes cosmiques connues l'ophthalmie de Sibérie et d'Égypte (radiation solaire), la colique végétale de Madrid, la colique sèche des mers de l'Indo-Chine (changement de température), l'hépatite et la fièvre rémittente bilieuse de l'Inde (chaleur), l'héméralopie et la nyctalopie. Cette dernière affection pourrait cependant rester parmi les endémies légitimes; véritable névrose de l'organe de sensation spéciale, elle ne reconnaît pas toujours une cause atmosphérique bien déterminée.

A la chaleur extrême doit être rapportée la calenture; à l'action de la lumière le mirage et le ragle ou l'hallucination du désert; à celle de certains vents, du sirocco, le suicide, l'hypocondrie, les convulsions qui deviennent plus fréquentes en Italie, en Espagne à certaines époques de l'année, etc.

On a commis une grande faute en rangeant parmi les maladies endémiques celles qui sont dues à l'infection, telle que nous l'avons définie, c'est-à-dire aux miasmes qui se dégagent du corps de l'homme sain ou malade. Le typhus, la fièvre typhoïde, la pourriture d'hôpital, les affections septiques, la fièvre puerpérale, ne peuvent être considérées, à aucun point de vue, comme des maladies endémiques, dans les prisons, les vaisseaux, dans certaines localités, etc. Nous en dirons autant des exanthèmes, tels que la rougeole, la scarlatine, la variole, la diphthérie, le croup, le muguet. Il faut y voir des maladies infectieuses, contagieuses ou épidémiques. C'est en cherchant à restreindre le sens du mot *endémie*, et surtout en lui donnant quelque précision qu'on parviendra à débrouiller quelque chose dans l'affreux chaos des maladies qui ont reçu ce nom.

*Maladies infectieuses.*

*Causes de l'endémicité.* Dans l'impossibilité où l'on est de pénétrer les causes qui donnent aux maladies l'endémicité ou la propriété de se développer d'une manière endémique, on a parcouru à peu près le même cercle que pour l'étude des épidémies. On s'en est pris tour à tour à toutes les causes cosmiques, telluriques et sidérales. Nous ne nous sentons pas le courage de remettre sous les yeux du lecteur la stérile énumération de ces causes; elles ne lui apprendraient rien, si ce n'est qu'on a confondu dans cette étiologie ce qui appartient : 1° à des maladies évidemment sporadiques et accidentelles ; 2° à l'infection ; 3° à une intoxication évidente et au méphitisme; 4° à l'épidémicité ; 5° aux constitutions médicales; 6° aux saisonnières ; 7° surtout à la contagion ; 8° enfin, à l'influence de l'hérédité. Nous savons combien il est difficile d'isoler l'action de chacune de ces causes, mais

*Causes de l'endémie.*

*Confusion singulière.*

c'est une raison de plus pour qu'on redouble de sévérité si l'on veut donner à l'étude des maladies endémiques une direction plus positive.

Quelle est l'action vraie des agents cosmiques? Terminons par cette remarque : les agents du cosmos exercent une influence incontestable sur le développement de l'endémicité ; s'ils sont incapables de la faire naître, ils agissent à titre de causes prédisposantes. De ce nombre sont les climats, la chaleur, l'humidité, la direction des vents, la saison froide ou chaude, la nature des aliments et des boissons, les coutumes usitées dans le pays, etc., etc. On voit certaines endémies ne se manifester qu'au moment des chaleurs et des pluies, pendant l'hivernage, par exemple, dans les régions tropicales ; en septembre, après l'inondation du Nil pour la peste, etc. Les mêmes causes hygiéniques augmentent ou diminuent l'intensité et la durée des endémies.

Nous nous sommes efforcé de restreindre la liste des maladies endémiques, qui, dans certains ouvrages, celui d'Ozanam, par exemple, renferme presque toutes les maladies du cadre nosologique. Nous sommes convaincu qu'on pourrait en diminuer encore le nombre.

## V. Ordre de causes cosmiques. Influences sidérales.

5e Ordre. Causes cosmiques sidérales. Cette classe renferme l'étude des influences exercées sur l'organisme humain par la rotation terrestre. Celles que nous allons examiner dépendent de la succession des jours et des nuits, des saisons et des constitutions saisonnières et annuelles.

Nycthémère. *Influences du nycthémère* (de νὺξ, nuit, et de ἡμέρα, jour, à la fois subst. masc. et adjectif.) On connaît peu de chose du nycthémère et de ses effets sur les maladies ; on croit qu'elles se déclarent, en plus grand nombre, la nuit que le jour. Il est bien démontré que le nycthémère fait sentir son action sur la plupart des phénomènes morbides, particulièrement sur la fièvre qui augmente chaque soir, même dans la forme continue soit aiguë, soit chronique. En Afrique, les deux tiers des fièvres paludéennes ont leur accès de minuit à midi ; le maximum de fréquence des quotidiennes et des tierces est dix heures du matin : et le minimum neuf heures du soir (Maillot). A l'inverse de ce qu'on pourrait supposer *à priori*, l'excitation dans les maladies a lieu le soir, et la rémission le matin ; les douleurs, les névralgies, le trouble de l'intelligence, la sensibilité musculaire, les hémorrhagies nasales, acquièrent plus d'intensité et se montrent surtout le soir et pendant la nuit, pour diminuer le matin et pendant le jour. N'insistons pas plus longuement sur ces faits qui n'ont qu'un rapport indirect avec l'étiologie.

**Des saisons et des épidémies saisonnières.** On a dit que chaque saison pouvait être comparée à un climat, à l'altitude et à l'exposition des lieux; ainsi l'hiver ressemble aux contrées du nord et aux pays élevés; l'été aux terres équatoriales et aux régions situées au niveau de la mer. Voici en abrégé le tableau des effets que les épidémiographes attribuent généralement aux quatre saisons de l'année.

Des saisons.

Le printemps, qui a pour caractère météorologique de grandes variations de température, doit donner lieu à des maladies qui participent à celles de l'hiver et de l'été. On y observe des affections aiguës des voies respiratoires, la pneumonie, la bronchite, le catarrhe chronique, les angines, les exanthèmes, le rhumatisme, les états gastriques et bilieux commençants. Les organes

Effets du printemps ;

respiratoires et digestifs sont donc plus spécialement troublés pendant la constitution saisonnière du printemps.

de l'été; Durant l'été, la prédominance fonctionnelle s'établit plus fortement dans le tube digestif et ses appendices; de la proviennent un grand nombre de fièvres gastriques, simples ou bilieuses, soit continues, soit rémittentes, et surtout des flux intestinaux, des diarrhées et des dysenteries.

de l'automne; En automne, on voit reparaître, sous l'empire des vicissitudes atmosphériques, quelques-unes des maladies du printemps, des catarrhes, des bronchites, des pneumonies auxquels se mêlent encore des états bilieux et gastriques, des diarrhées et des fièvres intermittentes.

de l'hiver. L'hiver est surtout marqué par l'élément inflammatoire qui se présente dans un grand nombre d'affections internes. On observe alors la pneumonie, la bronchite, l'emphysème exaspéré par le retour des bronchites ou le passage de la forme chronique à la forme aiguë, puis les angines, pharyngées et tonsillaires de toute espèce, la grippe, etc.

Constitution annuelle. De la réunion des diverses maladies qui ont régné dans chaque saison, résulte une sorte de constitution moyenne, qui a reçu le nom d'*annuelle*. Si les qualités de l'atmosphère ont eu leur intensité et leur place, en quelque sorte, astronomiques, on ne voit prédominer aucune maladie plus particulièrement, et l'on serait fort embarrassé pour caractériser par l'une d'elles la constitution annuelle; mais le plus ordinairement, les agents atmosphériques d'une saison ont été plus intenses que de coutume, se sont prolongés plus longtemps, et ont empiété sur les autres; dans ce cas, la maladie d'un appareil,

Maladies prédominantes.

celui de la respiration ou du tube digestif, par exemple, dure plus longtemps, et l'on dit, en parlant des maladies régnantes, que les grippes, les états bilieux, les pneumonies ont effacé les autres affections et empiété sur elles.

Il faut remarquer que plus la marche des saisons est régulière et celles-ci intenses, plus les espèces nosologiques correspondantes sont bien dessinées; le contraire a lieu lorsque la marche des saisons a été irrégulière. On conçoit qu'alors la pathologie annuelle s'en ressent. *Aucune maladie ne prédomine.*

Depuis Hippocrate tous les grands observateurs, Sydenham, Pringle, Huxham, Lepecq, Stoll, ont remarqué que les maladies annuelles ont un rapport intime avec les phénomènes météorologiques de chaque saison.

On désigne sous le nom de *constitution épidémique saisonnière, temporaire ou annuelle*, le développement des maladies sous l'influence des altérations sensibles de l'atmosphère qui correspondent à chaque saison de l'année. *Définition de la constitution saisonnière.*

Quand ces saisons sont régulières, il peut y avoir quatre constitutions épidémiques, correspondant à chacune d'elles. On appelle les maladies régnantes, hivernales, printanières, estivales et automnales, suivant l'époque de l'année où on les observe. *Ses caractères.*

Lorsque les saisons sont régulières, on doit avoir, du moins dans nos contrées, un hiver froid, sec ou humide, un printemps chaud et humide, un été chaud, sec ou variable, un automne plus ou moins humide. Quand les qualités de l'air sont corrélatives, on dit que la constitution annuelle a été *régulière, légitime*. Les maladies qui leur correspondent offrent dans leur nature et leur marche la même régularité. Au contraire, le dérangement des saisons, les brusques variations de la température, modifient pro- *Régularité des saisons et des maladies.*

Ataxie.

fondément les constitutions saisonnières, et l'on s'en aperçoit au lit des malades. Enfin, quand la perturbation a été portée à un degré extrême, on voit naître des maladies essentiellement différentes de celles qu'on devrait rencontrer ; ou bien un groupe nosologique l'emporte sur tous les autres, dure très-longtemps, et donne son nom à la constitution saisonnière prédominante, ou même à la constitution annuelle.

Renversement des saisons et des maladies.

Un autre changement peut se faire dans les constitutions de la saison médicale : l'hiver est chaud, le printemps froid, l'été variable, l'automne chaud. Il résultera de ce déplacement, de cette interversion des saisons, des maladies toutes différentes de celles auxqu'elles on doit s'attendre. Ce cas est fréquent dans notre France et dans tous les pays à température variable ; au contraire les saisons comme les maladies affectent une marche régulière et pour ainsi dire invariable, dans les contrées uniformes, en Grèce par exemple. C'est ce qui a fait croire, avec juste raison, que les maladies saisonnières, décrites par Hippocrate, devaient avoir une marche régulière, des périodes fixes, et des terminaisons par crises qui servaient à juger les maladies. Nous nous étonnons parfois, mais à tort de ne pas retrouver ces mêmes périodes dans les affections de nos climats.

Développement des constitutions saisonnières dans les pays chauds.

Autre propriété de ces épidémies.

Une propriété remarquable des épidémies saisonnières est de tendre à diminuer le nombre des maladies intercurrentes. Voici comment il faut comprendre ce genre d'influence. Il règne pendant un hiver très-froid un grand nombre de grippes ou de pneumonies ; l'action des causes atmosphériques tend précisément à produire l'une ou l'autre de ces maladies chez la plupart des sujets prédisposés par une cause quelconque. La saison, dans ce cas,

joue le rôle de cause excitante ou occasionnelle ; plus elle
sera énergique ou en d'autres termes, plus l'agent atmosphérique sera actif, puissant, plus celui-ci réussira à provoquer le développement des maladies sporadiques qui
sont le plus en rapport, par leur nature et leur cause,
avec la saison. Nous considérons donc celle-ci comme
une cause occasionnelle.

Les maladies saisonnières ne sont, suivant nous, que les
maladies intercurrentes, sporadiques, devenues seulement plus fréquentes, plus communes à cause de l'intervention d'un modificateur puissant qui agit sans cesse.
La preuve nous est fournie par le nombre de ces maladies qui est en rapport avec l'intensité et la durée des
agents atmosphériques, c'est-à-dire de la saison. Si cette
dernière est fortement accusée, toutes les maladies sporadiques seront saisonnières, c'est-à-dire en rapport avec
la cause cosmique prédominante (froid, chaud, humidité).
On verra peu de maladies sporadiques échapper à cette
influence. Cependant nous ne croyons pas qu'on puisse
attribuer uniquement aux phénomènes météorologiques
appréciables à l'aide de nos instruments de physique, les
maladies qui appartiennent à chaque saison ; s'il en était
ainsi l'on verrait correspondre très-exactement à l'état de
l'atmosphère les maladies régnantes et réciproquement
celles-ci une fois connues, on pourrait reconstituer, le thermomètre et le baromètre en main, l'état de l'atmosphère.
Or les médecins qui ont pratiqué leur art, longtemps, sur
une population nombreuse, savent que cette corrélation
n'existe pas. Des années froides et pluvieuses comme celle
de 1860 ne produisent pas les maladies que l'on serait
en droit d'en attendre si l'on ne consultait que l'influence
des agents cosmiques. Il faut donc qu'il y ait autre chose

Manière d'agir de
la constitution
médicale.

dans le milieu ambiant que ce que nous y observons avec nos instruments.

**Différence entre la constitution saisonnière et la médicale.** On voit, d'après ce qui précède, qu'il faut se garder de confondre la constitution saisonnière avec la constitution médicale. Rappelons, en quelques mots, ce qui a été dit ailleurs. La constitution saisonnière, qu'on appelle aussi *constitution épidémique saisonnière, ou temporaire*, est en relation directe avec les conditions météorologiques propres à chaque saison. Elles ne sont régulières et périodiques qu'autant que les saisons, ou plutôt les qualités atmosphériques qui leur correspondent, sont-elles même régulières et périodiques. Elles ne peuvent donner aux maladies régnantes aucun caractère spécial; elles les font ce qu'elles sont; elles créent l'espèce nosologique, de toute pièce, soit une pneumonie, une angine, soit une diarrhée, une grippe, et voilà tout.

**Constitution médicale ou petite épidémie.** La *constitution médicale* ou *fixe* n'a pas de durée limitée; elle ne correspond pas aux saisons; elle ne dépend ni du chaud, ni du froid, ni du sec, ni de l'humide (Sydenham); elle ne tient pas aux qualités de l'air; elle ne détermine pas une espèce nosologique comme la saison, elle ne fait pas une pneumonie, une angine, une dysenterie. Elle leur impose, ainsi qu'à toute autre maladie sporadique, un élément morbide spécial (bilieux, inflammatoire, intermittent, gangréneux, etc.); elle leur imprime une marche, une durée, une terminaison particulières; elle change leur traitement. Elle domine, en un mot, les maladies intercurrentes et saisonnières, et les caractères que nous avons dessinés ailleurs la font aisément reconnaître. On pourrait, jusqu'à un certain point, en consultant les tables météorologiques de la saison, dire quelles ont été les maladies régnantes, tandis qu'elles ne peuvent pas même faire soupçonner la nature ni la durée de la petite épidémie ou épidémie fixe.

En résumé nous dirons que si l'on a beaucoup exagéré l'influence pathogénique des saisons, elle n'en est pas moins très-réelle, dans les pays à température peu variable, et qu'il faut en tenir compte dans la distribution nosologique des espèces qui caractérisent chaque contrée du globe. Cette étude, à peine ébauchée, pourrait rendre de grands services.

*Résumé.*

## VI. Ordre de causes cosmiques. Action complexe de plusieurs modificateurs a la fois.

Sous ce titre figurent des influences multiples parmi lesquelles il faut placer celles qui sont dues aux localités, aux habitations, aux usages et coutumes adoptés dans un pays, enfin aux climats. Nous ne pourrions, sans rentrer dans le domaine de l'hygiène, aborder l'étude des différents sujets que nous venons de nommer. Nous voulons seulement protester contre l'usurpation dont nous avons déjà parlé plus d'une fois, en montrant qu'à l'étiologie appartient l'examen des faits nombreux dont l'hygiène s'est emparée. Ainsi l'influence des habitations souterraines ou basses et humides sur le développement de la scrofule, du rachitisme et de la phthisie, celle de la privation du soleil dans ces mêmes lieux, l'intensité des miasmes paludéens, suivant l'exposition, la hauteur des habitations, etc. : voilà autant de causes de maladies dont l'appréciation doit être faite en étiologie. N'est-ce pas elle aussi qui doit rechercher les effets morbides de certaines pièces de l'habillement, du corset, de la cravate et du bonnet dont on entoure la tête des enfants, et qu'on accuse de

*6° ordre de causes cosmiques.*

*Quelques-unes de ces causes étudiées en hygiène.*

déterminer des déformations si marquées du crâne et si préjudiciables aux facultés de l'intelligence, etc. ?

Du climat.

*De l'influence du climat.* Ce mot sert à désigner un ensemble de causes cosmiques, les unes atmosphériques, comme la chaleur, le froid, l'humidité, les autres sidérales, comme les saisons, la durée des jours et des nuits, d'autres enfin telluriques, comme la nature des terrains, l'existence des marais, des cours d'eaux, l'exposition des lieux, la composition des eaux, etc. On comprend que l'action d'un milieu ambiant aussi puissant, mais aussi complexe, se fera sentir dans tout l'organisme, et se traduira bien souvent par des effets qui dépassent l'état physiologique.

Il n'agit pas seulement par sa température.

Le climat ne produit pas les maladies par sa température élevée, basse ou variable ; s'il en était ainsi, l influence qu'il exerce serait facile à prévoir et à déterminer avec le thermomètre ; or personne ne peut dire quelle est la cause de certains phénomènes pathologiques dus aux climats. On a prétendu que la phthisie ne se montre pas en Islande, qu'elle est très-rare en Norwége, au delà du 70° de latitude boréale ; que le climat de l'île de Taïti accélère la marche de la phthisie, et que Madère l'arrête. Le Caire et Alexandrie auraient aussi cet heureux privilége? (Celse et d'autres.) Ce que nous avons dit de l'endémie et des maladies endémiques peut être attribué aux climats : ce qui n'éclaire pas davantage l'origine si obscure de ces maladies.

Distribution géographique de quelques maladies.

On ignore pourquoi la scrofule se distribue, si inégalement, dans les différents départements de la France ; pourquoi la maladie est si fréquente dans la Nièvre, les départements du Rhône, de la Loire, de la Haute-Loire, du Cantal, de la Lozère, etc., tandis qu'elle est très-rare en

Bretagne et surtout dans le Pas-de-Calais, qui touche cependant le Nord, où elle est très-commune (1).

Nous sommes loin d'avoir épuisé la liste des questions à résoudre. Pourquoi la scrofule est-elle inconnue en Islande et aux îles Féroë? le goître si rare au Brésil, au Pérou, et en Égypte ? Pourquoi les fièvres intermittentes sont-elles si violentes sur la côte occidentale de l'Afrique, et moins fréquentes et plus bénignes sur d'autres points ; inconnues même au cap de Bonne-Espérance? Le choléra a respecté la Suisse, l'Islande, le Groënland, la Sibérie ; il n'a pas dépassé Archangel (64° latitude boréale), tandis qu'en Amérique il s'est propagé dans tout le Canada; sa limite méridionale a été 21° (latitude australe.) La pellagre, si commune en Lombardie, ne se manifeste pas en Sardaigne (??)

La distribution géographique des maladies à la surface du globe est une des parties les plus importantes de l'étiologie. On a commencé à s'en occuper depuis quelque temps ; mais on ne peut considérer que, comme des documents à consulter, les travaux qui ont été publiés jusqu'à ce jour. Il faut, pour qu'ils servent à édifier la science, que la nature et le siége exacts de chaque maladie soient nettement caractérisés. Dans ce cas la question de diagnostic prime toutes les autres. Tant qu'il restera quelques doutes sur ce point, il sera impossible de déterminer l'influence pathogénique des climats.

*Incertitude des documents publiés sur ce sujet.*

Les auteurs se sont efforcés de mettre le tableau des maladies en présence de celui des climats. Quand on jette les yeux sur ce travail, on voit que les unes sont liées à un

*Effets des climats chauds et froids.*

(1) Boudin, *Traité de géographie et de statistique médicales*, etc., t. II, p. 700.

agent atmosphérique ; ainsi la fréquence des érysipèles, de la congestion cérébrale, de l'ophthalmie, s'explique par l'intensité de la chaleur et de l'insolation ; d'autres maladies sont endémiques, telles que la fièvre intermit-

**Ils se bornent à ceux que produisent les localités.** mittente, la fièvre jaune, la peste, etc. Si nous examinons les effets des climats froids, nous trouvons également que la pathologie de ces contrées renferme ou des maladies causées par le froid, comme la congélation, les engelures, les phlegmasies des organes respiratoires, etc., ou des maladies endémiques. Ainsi pour l'étiologie des affections internes, la climatologie se réduit presque à l'étude des agents cosmiques plus ou moins prédominants dans chaque parage et aux influences endémiques qui y règnent.

**De l'acclimatement. Définition.** L'acclimatement est l'aptitude à subir, sans trouble notable de la santé, l'action des modificateurs cosmiques qui se font sentir dans un pays. Chaque pays a donc ses acclimatés, et les nouveaux venus achètent cette immu-nité par des maladies qu'on appelle *maladies d'acclimata-tion*. On perd cette immunité en allant habiter une autre contrée. L'acclimatation est souvent payée au prix d'une affection grave. Ainsi, après un long séjour à Ceylan, les étrangers deviennent aptes à contracter l'éléphantiasis des Arabes dont ils étaient exempts à leur arrivée. En Algérie, cette même affection est rare chez l'Arabe et fré-quente chez le Kabyle. Quelquefois on transporte dans une autre contrée la disposition qui engendre la maladie endémique, et celle-ci se déclare malgré le changement de lieu (bouton d'Alep, lèpre). Ajoutons que les maladies endémiques, loin d'épargner les indigènes, les frappent souvent avec plus de fureur que les étrangers.

## IIIᵉ Classe. Causes traumatiques des maladies internes.

On appelle *cause traumatique* d'une maladie l'action
d'un agent extérieur qui lèse, d'une façon passagère ou
durable, l'intégrité d'un ou de plusieurs tissus. Un coup,
une chute, déterminent la commotion cérébrale, l'hépatite, la pneumonie ou la pleurésie. L'introduction d'un
corps étranger dans le larynx et les bronches, d'une substance vénéneuse dans le tube digestif, y occasionne
des accidents qui diffèrent ordinairement de ceux que
provoquent les causes dites *internes*.

*Des causes traumatiques.*

On a appelé souvent *causes externes* les agents qui,
venus du dehors, déterminent une maladie interne. Cette
expression manque de justesse, puisqu'un grand nombre
de ces agents pénètrent dans les organes internes et n'a-
gissent que de cette manière ; les poisons et les corps
étrangers sont de ce nombre. Tous ont pour caractère de
léser la texture, y compris les corps étrangers qui oblitèrent les conduits naturels ou les dilatent, lorsqu'ils
n'altèrent pas leur continuité par leur contact direct.
Nous préférons donc la dénomination de *cause traumatique* (de τραῦμα, blessure), qui implique l'idée d'une
violence agissant sur des tissus sains dont la texture
est altérée. Nous n'avons rien à dire de général sur
cette classe de causes, si ce n'est que les maladies
qu'elles occasionnent diffèrent essentiellement par leur
marche, leur durée, leur gravité et leur traitement, des
maladies spontanées. Celles qui ont l'origine que nous
venons d'indiquer doivent prendre le nom de *maladies
traumatiques*, ou par cause vulnérante externe (pneumonie, entérite, érysipèle traumatique). Le médecin doit

en faire une étude approfondie. Il est regrettable qu'il l'abandonne au chirurgien, car il pourrait tirer une vive lumière de l'observation comparée des maladies survenues spontanément et de celles qui sont causées par une violence extérieure. Les différences essentielles qui existent dans les symptômes, la marche, la durée, le traitement de cet ordre de maladies ont déjà conduit à des remarques dignes d'intérêt.

---

## RÉSUMÉ.

*Résumé.* Le cosmos et l'homme, ou le macrocosme et et le microcosme, se trouvent sans cesse en présence, et tel est le rapport intime qui les unit qu'on ne peut les concevoir séparés, ni agissant indépendamment l'un de l'autre. Le premier, avec ses lois immuables, entraîne le second, et l'effet de cette force toute-puissante est de soumettre l'homme, comme les autres corps de la nature, à une rapide mutation, qui entraîne la matière, organisée comme l'autre, et qui, après l'avoir fait naître, changer et vivre, la pousse également vers la destruction. L'homme subit cette loi, et la maladie en est une des formes, ou plutôt une des nécessités. D'abord, comme matière organisée au repos à l'état statique, il est sujet à des maladies dont il apporte le germe en naissant, et qu'il transmet à ses descendants (maladies innées et héréditaires). Mis en présence du cosmos, l'organisme doué d'une activité propre, ou en d'autres termes la matière organisée en mouvement, devient passible d'un grand nombre de maladies. Elles tiennent à ce que l'homme, en vertu de sa spontanéité, se met trop souvent en guerre ouverte avec les nombreux modificateurs du cosmos, soit par ignorance, soit parce qu'il y est poussé par de funestes passions. De cette source féconde découlent un nombre considérable de maladies qui le font périr, avant l'époque fixée par la nature. Les rapports nombreux qu'il entretient avec les corps organisés ou inorganiques, l'exposent à des maladies qui lui sont données par ces deux sortes de matières. Les animaux avec lesquels il vit, et tous les corps qu'il fait servir à ses usages et à son existence sont une autre cause de maladie. Enfin, comme si ce n'était pas encore assez de tant de causes de mort, il se développe, à certaines époques, sur le globe terrestre, des agents de destruction dont la raison humaine n'a pu pénétrer l'origine ni la nature, et qui produisent les redoutables épidémies qui déciment notre espèce, à la manière de la famine et de la guerre. Ainsi, l'homme se meut librement dans le vaste cercle où le cosmos le tient renfermé; mais en le parcourant, il y trouve à la fois et la condition de son existence et la cause de sa fin nécessaire.

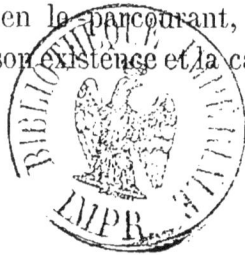

FIN DU TOME TROISIÈME ET DERNIER.

# TABLE DES MATIÈRES

## CONTENUES DANS LE TROISIÈME VOLUME.

**Des symptômes en général.** — Définition. Mode de de génération, 1. — Symptômes d'ordre physique, 2. — Chimique, 6. — Dynamique, 7. — Trouble de faculté, d'acte, 8; — de fonctions, 11. — Nature des symptômes, 13.—Division en idiopathiques, sympathiques, symptomatiques, 15. — Valeur des symptômes, 18. — Symptôme et signe, 21. — Séméiologie, 22. — Diagnostic, 22. — Symptômes prodromiques; intensité, 26. — Durée, 27. — Continuité, rémittence, intermittence, 27. — Destination et but de la séméiologie, 28.—Esprit, ordre et plan du traité, 29 et suiv. — Vices de quelques classifications, 32. —

Des symptômes dus aux altérations du système nerveux. — Généralités, 33. -- Divisions, 36.

Chap. I.— Symptômes fournis par le trouble des fonctions cérébrales, 36. — Déformation cranienne, 37.

Du délire, 39, —1° Symptomatique, 40; — des maladies du cerveau, 41 ;— des névroses, 46; — des altérations du sang, 47; — 2° Sympathique, 48; — 3° Idiopathique, 52; — nerveux, 52; — partiel ou monomanie, 53; — général, 55.

De l'hallucination, 57. — Distincte de l'illusion, 58. — Hallucination des sens externes et internes, 58; — physiologique, 60; — hypnagogique, 61. — 1° Symptomatique, 61; —2° sympathique, 64;—3° idiopathique, 65.

Troubles de l'attention, 67; — de la mémoire, 68.—De l'instinct de la conservation, 69.

Du vertige, 70. — Description, 70. — Symptomatique, 71. — Sympathique, 72. — Idiopathique, 72.

De la stupeur, 73. — Coma, somnolence, coma vigil, sopor, léthargie, carus, 74. — Coma symtomatique, 76; — sympathique, idiopathbique, 77.

Du sommeil, 78. — Insomnie, 79.

Des rêves, 81. — Cauchemar, 82. — Ses causes, 84.

Du somnambulisme, 87. — Hypnotisme, catalepsie, 88. — Extase, 89.

Chap. II. Symptômes fournis par les organes de sensations. — Divisions, 89. — Causes, 94 ; — Troubles symptomatiques, 94 ; — sympathiques, 96 ; — idiopathiques, 97. — De la sensibilité générale, 97. — De la douleur, 99 ; — de l'illusion, 102. — Des sensations morbides spéciales, cutanées, 103. — Hyperesthésie, 106 ; — générale, 108 ; — partielle, 109. — Dermatalgie, 110. — Sensation de chaleur et de froid, 112. — Anesthésie cutanée, 113. — Est-elle distincte de l'analgésie ? 113. — Son siége, 116. — Générale, partielle, 118 ; — symptomatique, 119 ; — sympathique, 123 ; — idiopathique, 124. — Sensations morbides diverses, de piqûres, de prurit, d'aura, 125.

De la douleur étudiée dans diverses parties du corps, 127. — Céphalalgie : symptomatique, 128 ; — sympathique, 133 ; — idiopathique, 134. — Pleuralgie, 157. — Epigastralgie, 158.

Sensations fournies par les organes spéciaux, 159. — I. Sensibilité rétinienne, 140. — Troubles divers de la vision : berlue, 141 ; — bluettes, 142 ; — myopie, presbytie, 142 ; — amaurose, 145, etc. — II. Troubles de l'audition, 147. — III. De l'olfaction, 151. — IV. De la gustation, 153. — V. Sensations morbides fournies par les muscles, 155. — Hyperesthésie et douleurs, 156. — Lésion du sentiment d'activité musculaire, 160.

Symptômes fournis par les sensations de besoins et d'autres sensations internes, 161 ; — de faim, de soif ; besoin de respirer, 162 et suiv.

Chap. III. Symptômes fournis par les organes du mouvement, 166. — Lésions des propriétés physiques ; hypertrophie et atrophie, 167. — Lésions des propriétés vitales, 169. — Troubles des mouvements coordonnés, 171. — Décubitus, 172. — Station verticale ; expression faciale, 174. — Face grippée, 175. — Rire sardonique, 176. — Spasme cynique, 176.

Des convulsions, 177. — I. Toniques, 180 ; — A. Externes ; symptomatiques, 181 ; — sympathiques, 182 ; — B. Convulsions internes 182 ; — de l'œsophage, 183 ; — de l'estomac, de l'intestin, 184 ; — des voies aériennes, 185 ; — des organes génito-urinaires, 186. — II. Convulsions cloniques, 187. — A. Générales, hystériques, épileptiques, 188 ; — hystéro-épileptiques, 189 ; — éclamptiques, 190 ; — choréiques, 191 ; — oscillatoires, 192 ; — fibrillaires, 194. — B. Cloniques partielles, 195 ; — rhythmiques, 195. — Tic douloureux, 197. — III. Convulsions cloniques internes, 197.

De la paralysie. — Caractères communs, 198. — État de la sensibilité, 202 ; — électro-musculaire, 205. — De la contractilité électrique, 205. — Valeur des signes tirés des effets de l'électricité, 206. — Des mouvements réflexes, 208. — De l'atrophie et de l'amaigrissement, 211.

I. Des paralysies symptomatiques, 213 ; — cérébrales, 214 ; — spinales, 219 ; — par maladie des nerfs, 222 ; — par altération du sang, 224 ; — des névroses, 226.

II. Sympathiques, 228.

III. Idiopathiques, 230 ; — du sens d'activité musculaire, 230 ; — atrophiques, rhumatismales, 231 ; — ascendante aiguë ; — apoplexie nerveuse, 233 ; — progressive, puerpérale, 234 ; — des enfants. — Paralysies partielles, 235. — Paralysie interne ; — du diaphragme, de la vessie, etc., 236.

Chap. IV. Symptômes fournis par l'appareil vasculaire, 238.

§ I. Symptômes fournis par la circulation cardiaque, 242. — Causes, 247 ; — 1° Impulsion cardiaque, 250 ; — son intensité, son étendue, 254. — Affaiblissement du pouls cardiaque, 256 ; — syncope, 257 ; — symptomatique, 258 ; — sympathique et idiopathique, 259. — 2° Altérations du rhythme des battements, 260 ; — leur nombre, 261 ; — irrégularité, 263 ; — intermittence, vraie, fausse, 265. — Palpitations, 266.

Symptômes tirés de l'altération de la sensibilité cardiaque, 270.

Des bruits du coeur. — A l'état physiologique, 272. — Leur cause, 274. — A l'état pathologique, 278. — Altération de ton et de timbre, 278. — Valeur séméiotique, 284. — Altération de siége et d'étendue, 289.

Symptômes tirés de l'étude du péricarde et de la région précordiale, 291. — Voussure, 293.

§ II. Symptômes fournis par la circulation artérielle. — Généralités, 294. Pouls, 296. — Causes de ses altérations, 298. — Divisions, 302. — Nombre des pulsations, 303 ; — fréquent ou rare, 303 ; — grand, 307 ; — petit, 308 ; — nul, 309 ; — rapide ou lent, 510 ; — fort ou faible, 510 ; — dur ou mou, 512 ; — égal ou inégal, 313 ; — différent, 314 ; — redoublé, 314 ; — irrégulier, 315 ; — intermittent, 316.

Des bruits artériels, 319. — Bruits anormaux, 321 ; — de souffle, 322. — Frémissement vibratoire, 327.

§ III. Symptômes tirés de la circulation veineuse, 329. — Reflux du sang, 332. — Pouls veineux, 333. — Dilatation, 334. — Bruits veineux, 337. — Bruits de courant sanguin, leur cause, leur mode de production, 338.

Chap. V. Symptômes fournis par la circulation capillaire, 344.

Cause de ses troubles, 347. — Colorations morbides, 351. — Pâleur et rougeur, 352. — Cyanose, 354 ; — par altération du sang, 356 ; — par gêne de la circulation, 360 ; — par trouble de l'innervation, 361. — Hémorrhagies, 363. — Ecchymoses et pétéchies, 363. — Hydropisies, 367. — Gangrène, 369.

CHAP. VI. SYMPTÔMES TIRÉS DE L'ÉTUDE DU SANG. — Divisions, 371. — Propriétés physiques, 372. — Quantité, 372. — Couleur, 373. — Température, 376. — Consistance, 377. — Coagulation, 378. — Caillot, 380 ; — sa consistance, 382. — Couenne, sa formation, 384. — Globules rouges et matière colorante, 386. — Globules blancs, 387.

CHAP. VII. SYMPTÔMES FOURNIS PAR L'APPAREIL RESPIRATOIRE, 388. — Généralités, 388. — Divisions, 590.

§ I. SYMPTÔMES TIRÉS DES PHÉNOMÈNES DYNAMIQUES, 591. — Respirations, nombre, 392. — Fréquence, 395. — Durée, 396. — Costale, 599 ; — abdominale, 400. — Dyspnée, 401 ; — ses symptômes, 402 ; — ses formes, orthopnée, 403. — Asthme, 404 ; — symptomatique, 407 ; — sympathique, 410 ; — idiopathique, 411.

Du rire, 412. — Sanglot, soupir, bâillement, 413. — Éternumènt, 415. — Hoquet, 415.

De la toux, 417. — De l'expectoration, 426. — Hémoptysie, 429. — Des crachats, 430.

Douleurs thoraciques, 437.

§ II. SYMPTÔMES TIRÉS DES PHÉNOMÈNES PHYSIQUES DE LA RESPIRATION, 440.

Conformation thoracique, 441. — Vibrations sonores pectorales, 445. — Son thoracique, 446 ; — naturel, 449 ; — exagéré, 450. — Bruit de pot fêlé, 453. — Matité, 454.

Bruit respiratoire, 457 ; — normal, 458. — Sa cause, 460. — Bruits morbides, 463. — Rhythme, 463. — Durée, 464. — Intensité, 465.

Respiration râpeuse, 468. — Souffle bronchique, 468 ; — caverneux, 473 ; amphorique, 474.

Râles, 476. — Division des, 477. — Râle vésiculaire, 480 ; — bronchique, 483 ; — caverneux, 487 ; — amphorique. — Tintement métallique, 489.

*Altération de la voix*, 493. — Aphonie, 494. — Du cri, 497. — Auscultation de la voix, 498. — Bronchophonie, 502. — Égophonie, 503. — Pectoriloquie, 505.

*Auscultation de la toux*, 507.

*De la vibration thoracique*, 509. — Du frottement pleural, 519. — Bruit de flot thoracique, 521.

§ III. SYMPTÔMES TIRÉS DE L'ALTÉRATION DES ACTES CHIMIQUES DE LA RESPIRATION. — Spirométrie. — 524.

CHAP. VIII. SYMPTÔMES FOURNIS PAR LES TROUBLES DE LA CIRCULATION. 529.

De la température dans les maladies, 531. — Ses rapports avec la circulation et la respiration, 532. — Normale, 537 ; — augmentée, 538 ; — diminuée, 540.

CHAP. IX. SYMPTÔMES TIRÉS DES TROUBLES DE L'APPAREIL DIGESTIF, 542.

§ I. SYMPTÔMES FOURNIS PAR LA CAVITÉ BUCCALE. — Lèvres, 544. — Gencives, 547, etc. — Langue, 549. — Salive, 559. — Ptyalisme, 560.

§ II. MASTICATION ET DÉGLUTITION, 562. — Dysphagie, 563. — Buccale, 563 ; pharyngienne, 564 ; — œsophagienne, 567.

§ III. TROUBLE DES FONCTIONS GASTRIQUES, 569.

1° Symptômes physiques : — Son mat ou clair, 571.

2° Symptômes dynamiques : — Vomissement, 572. — Régurgitation, 579. Éructation, 580. — Matières vomies, 581. — Crampes, 587. — Faim, 589. — Anorexie, 590. — Perversion de l'appétit, boulimie, etc., 592. — Soif, 594. — Troubles de la sensibilité gastrique. — Gastralgie, 597. — Dyspepsie, 602.

Configuration et volume du ventre, 604. — Évacuations alvines, 605. — Diarrhée, 606. — Ses causes, 608. — Matières alvines, 611. — Méléna, 617. — De la constipation, 622. — Divisions et causes, 624. — Gaz de l'intestin ; — tympanite, 630.

De la colique et de l'entéralgie, 634. — Frottement péritonéal, 637. — Ascite, 638.

CHAP. X. SYMPTÔMES TIRÉS DES ORGANES DE SÉCRÉTION ET D'EXCRÉTION, 641.

§ I. De la sécrétion biliaire ; — volume et dimensions du foie, 642. — Matité hépatique, 643. — Troubles de la sensibilité hépatique ; douleurs, 647. Colique hépatique, 650. — De l'ictère, 652 ; — ses symptômes, 655. — Divisions : — symptomatique, 658 ; — sympathique, 661 ; — idiopathique, 663.

§ II. DE LA SÉCRÉTION ET DE L'EXCRÉTION URINAIRES. — DE L'URINE, 667. — 1° *Altération de sa composition chimique*, 669. — De la quantité d'eau, 674 ; — d'urée, 676 ; — d'acide urique et d'urates, 678. — Cystine, acide hippurique, etc., 682.

2° *Altération due à un produit morbide homologue*, 684. — Sang, 685. — Hématurie, 686. — Albumine, 687. — Glycose, 691 ;

3° *Altération due à la présence d'un produit hétérologue.* — Pus, 696. — Tubercule, cancer, organismes vivants, 697. — Végétaux, 698.

4° *Altération par une substance venue du dehors*, 698.

5° *Altération des propriétés physiques*, 698. — Quantité, 699. — Densité, 700. — Colorations, 701. — Nuage, énéorème, sédiment, 702.

§ III. SYMPTÔMES FOURNIS PAR LA PEAU CONSIDÉRÉE COMME ORGANE DE SÉCRÉTION ET D'EXCRÉTION, 706.

De la sueur, 707. — Générale, 709 ; — partielle, 713 ; — de sang, (hématidrose), 716. — Coloration de la peau, 716. — Sudamina', 720.

§ IV. SYMPTÔMES FOURNIS PAR LES CHEVEUX, LES POILS, LES ONGLES, 723 ; — par les capsules surrénales, 725 ; — le corps thyroïde, 725.

CHAP. XI. SYMPTÔMES FOURNIS PAR L'APPAREIL GÉNITAL, 726.

I. Chez l'homme. — Testicules, 726. — Scrotum, 728. — Sensibilité, 729. — Troubles de la copulation, 730. — Anaphrodisie, 731.

II. SYMPTÔMES FOURNIS PAR L'APPAREIL GÉNITAL CHEZ LA FEMME, 736. — Examen de la vulve, 740 ; — du vagin, 742 ; — de l'utérus, 745. Altération de situation, 745 ; — de volume, 748 ; — de forme, 749. — Douleurs, 752.

Symptômes dus aux troubles de la menstruation, 753. — Symptômes tirés des altérations de la fécondation, 759. — Des altérations de la sécrétion, 762. — Leucorrhée, 762.

CHAP. XII. SYMPTÔMES TIRÉS DES TROUBLES DE LA NUTRITION GÉNÉRALE, 765. — Anomalies congénitales, 768. — Taille, 768. — Maigreur, 769 — Embonpoint, 775.

**Du pronostic dans les maladies**, 777.

Du pronostic chez les anciens, 778. — Tirés des symptômes, 783; — de la marche des maladies, 787 ; — de la durée, 788 ; — de la nature, 789 ; — de l'état statique et dynamique, 792 ; — des causes, 795 ; — des effets de la médication, 798.

**Étiologie des maladies**, 800.

Idées générales, 800. — Classification des causes, 812.

Iʳᵉ CLASSE. CAUSES SOMATIQUES, 813.

Iᵉʳ ORDRE. CAUSES SOMATIQUES STATIQUES, 815. — I. Age, 816. — II. Sexe, 824. — III. Tempérament, 825. — IV. Constitution, 831. — V. Idiosyncrasie, 833. — VI. Races, 834. — VII. Prédominances organiques, 835. — Influence des côtés droit et gauche, 838. — VIII. De l'hérédité pathologique, 840. — IX. Des diathèses, 850. — X. De la prédisposition, 859. — XI De la constitution stationnaire, 862. — XII. De l'immunité et de la susceptibilité pathologiques, 865.

II<sup>e</sup> ORDRE. CAUSES SOMATIQUES FONCTIONNELLES, 869. — I. Action pathogénique des fonctions cérébrales, 869. — De l'imitation, 874. — II. Action pathogénique des sensations, 876. — III. Des mouvements, 876. — IV. Des fonctions génitales chez l'homme et la femme, 878. — De la masturbation, 879. — Excès vénériens, 880. — Continence, 881. — Menstruation, 881. — Conception, 884. — Lactation, 885. — V. Influence des fonctions digestives. — VI. Des sécrétions et des excrétions, 887.

III<sup>e</sup> ORDRE. ACTION PATHOGÉNIQUE EXERCÉE PAR L'ORGANISME HUMAIN MALADE, 889.

§ I. ACTION PATHOGÉNIQUE DE L'HOMME MALADE SUR LUI-MÊME. — Maladies développées par voie de sympathie, 891. — Antagonisme entre deux maladies, 896; — entre la fièvre typhoïde, la phthisie, la fièvre paludéenne, etc., 899.

§ II. ACTION PATHOGÉNIQUE DE L'HOMME MALADE SUR L'HOMME SAIN, 903.

1° DE L'INFECTION, 903. — Son véritable sens; maladies qu'on a comprises à tort sous ce nom, 904. — Différences entre l'infection, la contagion et l'endémie, 905. — Classification, 907.

2° DE LA CONTAGION. — Divisions, 908. — Maladies contagieuses, 908. — Leurs caractères, 911. — Incubation, 915. — Du contage et de ses propriétés, 915. — Mode de propagation, 917. — Conditions de réceptivité, 920. — Pseudo-contagions, 923.

II<sup>e</sup> CLASSE. CAUSES COSMIQUES. — Divisions, 923.

I<sup>er</sup> ORDRE. MODIFICATEURS GÉNÉRAUX. — I. Pesanteur, 925. — II. Chaleur et froid, 927. — III. Lumière, électricité, 933.

II<sup>e</sup> ORDRE. AIR ATMOSPHÉRIQUE. — Propriétés physiques, 933. — Vents, 933. — Humidité, 935. — Altération de l'air par des substances solides, liquides ou gazeuses, 937. — Du tabac, 944.

1° DES CONSTITUTIONS MÉDICALES, 942. — Ses caractères, 943. — Ses causes, 947.

2° DE L'ÉPIDÉMIE, 948. — Ses caractères, 949. — Marche et durée, 950. — Son action sur les maladies, 952. — Maladies épidémiques, 954. — Différence entre l'épidémie, l'endémie et la contagion, 956. — Des causes, 957.

III<sup>e</sup> ORDRE. INGESTA, 961. — De l'alimentation uniforme, 961. — De la réplétion, 963. — De l'alimentation insuffisante, 965. — Des boissons, 968.

IV<sup>e</sup> ORDRE. MODIFICATEURS TELLURIQUES, 971. — Altitude, eaux, marais, 972. Constitution géologique, 974.

ENDÉMIE et maladies endémiques, 975. — Leurs caractères, 976. — Maladies endémo-épidémiques, 981 ; — endémiques et contagieuses, 982. — Causes, 985.

ORDRE. INFLUENCES SIDÉRALES, 986. — Nycthémère, 986. — Saisons, 987. Vᵉ — Épidémies saisonnières, 987.

VIᵉ ORDRE. ACTION COMPLEXE DE PLUSIEURS MODIFICATEURS A LA FOIS, 993. — Influence du climat, 994.

IIIᵉ CLASSE. CAUSES TRAUMATIQUES DES MALADIES INTERNES, 997.

RÉSUMÉ, 998.

FIN DE LA TABLE DES MATIÈRES DU TROISIÈME VOLUME.

# TABLE

## ALPHABÉTIQUE ET RAISONNÉE DES MATIÈRES

### CONTENUES DANS LE TOME III.

---

### A

Acclimatement, 994.
Achromatopsie, 145.
Age (étiologie), 816.
Albuminurie, 689.
Aliments (étiologie), 961.
Alvine (évacuation), 605.
Amaurose, 143.
Anamnestiques (symptômes), 21.
Anaphrodisie, 731.
Anesthésie cutanée (de l'), 113.
Anorexie, 590.
Antagonisme (étiologie), 896.
Artériel (bruit), 319.
Asthme, 404.
Attention (troubles de l'), 67.
Audition (troubles de l'), 147.
Aura (sensation d'), 125.

### B

Baillement, 413.
Boissons (étiologie), 968.
Boulimie, 592.
Bronchophonie, 502.

III.                                        64

## C

CAILLOT ; — son mode de formation, 378.

CAPILLAIRE (symptômes tirés de la circulation), 344.

CARDIAQUES (symptômes), 242. — Pouls, 250. — Nombre des battements, 261. — Intermittences, 265.

CARPHOLOGIE, 50.

CARUS, 74.

CATALEPSIE, 88.

CAUCHEMAR, 82.

CAUSES DES MALADIES, 800. — Idées générales. — Classifications, 812. — Somatiques ou corporelles, 815. — Cosmiques, 813, 923.

CÉPHALALGIE. — Symptomatique, 128. — Sympathique, 133 — Idiopatique, 134.

CHALEUR ET FROID (étiologie), 927.

CHORÉIQUE (convulsion), 191.

COEUR (bruits du), 272. — A l'état physiologique, 272. — Leur cause, 274. — A l'état pathologique. 278. — Altération de ton et de timbre, 278. — Valeur séméiotique, 284. — Altération de siége et d'étendue, 289.

COLIQUE, 634.

COMA, 74. — Symptomatique, 76. — Sympathique, 77. — Idiopatique, 77.

CONCEPTION (influence de la), 884.

CONSERVATION (instinct de la), 69.

CONSTIPATION, 622.

CONSTITUTION (force de la) (étiologie), 851. — Médicale ou épidémique, 942. — Stationnaire, 862.

CONTAGION et CONTAGIEUSES MALADIES, 908. — Leur caractère, 911. — Incubation, 913. — Du contage et de ses propriétés, 915. — Mode de propagation, 917. — Condition de réceptivité, 920. — Pseudo-contagion, 923.

CONTINENCE (étiologie), 881.

CONVULSIONS (des), 177. — I. Toniques, 180. — Symptomatiques, 181. — Sympathiques, 182. — Convulsions internes, 182. — De l'œsophage, 183. — De l'estomac; de l'intestin, 184. — Des voies aériennes, 185. — Des organes génitaux urinaires, 186. — II. Convulsions cloniques, 187. — A. Générales, hystériques, épileptiques, 188. — Hystéro-épileptique, 189. Éclamptiques, 190. — Choréiques, 191. — Oscillatoires, 192. — Fibrillaires, 194. — B. Cloniques partielles, 195. — Rhythmiques, 195. — Tic douloureux, 197. — Convulsions cloniques internes, 197.

COSMIQUES (causes), 923.

COUENNE (du sang). — Sa formation, 383. — Couenne vraie, fausse, 384.

CRACHATS, 430.

CROCIDISME, 50.

CYANOSE, 354.


## D

DÉCUBITUS, 172.

DÉLIRE, 39. — 1° Symptomatique, 40; — des maladies du cerveau, 41; — des névroses, 46; — des altérations du sang, 47. — 2° Sympathique, 48. — 3° Idiopathique, 52. — Nerveux, 52. — Partiel ou monomanie, 53. — Général, 55. — Des sens, 57.

DÉMENCE, 57.

DERMATALGIE, 110.

DIAGNOSTIC, 22.

DIARRHÉE (séméiotique), 606.

DIATHÈSE, 850.

DIPLOPIE, 145.

DIPSOMANIE, 55.

DOULEUR (en général), 99.

DYSPEPSIE, 602.

DYSPHAGIE, 563. — Buccale, pharyngienne, 564. — OEsophagienne, 567.

DYSPNÉE, 401. — Ses symptômes, 402. — Ses formes, 403. — Symptomatique, 407. — Sympathique, 410. — Idiopatique, 411.


## E

ECCHYMOSE, 565.

ÉGOPHONIE, 503.

EMBONPOINT, 778.

ENDÉMIE et MALADIES ENDÉMIQUES, 975. — Leurs caractères, 976. — Endémo-épidémiques, 981. — Endémiques et contagieuses, 982. — Causes, 985.

ÉPIDÉMIE, 948. — Ses caractères, 949. — Marche et durée, 950. — Son action sur les maladies, 952. — Maladies épidémiques, 954. — Différence entre l'épidémie, l'endémie et la contagion, 956. — Ses causes, 957. — Épidémie saisonnière, 987.

ÉPIGASTRALGIE, 158.

ÉROTOMANIE, 55.

ÉRUCTATION, 580.

ÉTERNUMENT, 115.

ÉTIOLOGIE, 800.

EXPECTORATION, 126.

EXTASE, 89.

**F**

FACE GRIPPÉE OU HIPPOCRATIQUE, 175.
FAIM (séméiotique), 589.
FROTTEMENT PLEURAL, 519.

**G**

GASTRALGIE, 597.
GÉNITAL (appareil) chez l'homme, 726. — Chez la femme, 736 (séméiologie).
GLYCOSURIE, 691.
GUSTATION, 153.

**H**

HALLUCINATION, 57. — Distincte de l'illusion, 58. — Hallucination des sens, externe et interne, 58 ; — physiologique, 60 ; — hypnagogique, 61. — 1° Symptomatique, 61. — Sympathique, 64. — Idiopathique, 65.
HÉMATURIE (séméiotique), 686.
HÉMOPTYSIE, 429.
HÉRÉDITAIRES (maladies), 840.
HOQUET, 415.
HUMIDITÉ (étiologie), 955.
HYPERESTHÉSIE, 106.
HYPNOTISME, 88.
HYPOCONDRIE, 55.

**I**

ICTÉRE (séméiotique), 652.
IDIOTIE, 57.
IDIOSYNCRASIE (étiologie), 833.
ILLUSION (de l'), 102.
IMITATION, 874.
IMMUNITÉ MORBIDE, 865.
IMPUISSANCE, 751.
INFECTION, 8.
INSOMNIE, 79.

**L**

LACTATION (influence de la), 885.
LANGUE (séméiologie de la), 545.
LEUCORRHÉE, 762.
LIPOTHYMIE, 257.
LYPÉMANIE, 56.

# M

Marais, 973.

Marasme, 769.

Masturbation, 879.

Mélancolie, 56.

Méléna, 617.

Mémoire (trouble de la), 68.

Menstruation (étiologie), 881.

Menstruation (trouble de la) séméiotique, 755.

Météorisme, 631.

Monomanie (suicide, homicide), 55.

Mouvement (troubles du) (séméiologie), 166. — Lésion des propriétés physiques des organes du mouvement, 167. — Des propriétés vitales, 169. — Troubles des mouvements coordonnés, 171, — Décubitus, 172. — Station verticale, expression faciale, 174. — Face grippée, 175. — Rire sardonique, 176. — Spasme cynique, 176. — Convulsions, 177. — Paralysie, 198.

Muscles (sensations morbides fournies par les), 155.—Hyperesthésie et douleur, 156.—Lésions du sentiment d'activité musculaire, 160.

# N

Nosomanie, 55.

Nycthémère, 986.

Nymphomanie, 54.

# O

Olfaction (troubles de l'), 151.

Orthopnée, 405.

# P

Palpitations, 266.

Paralysie. Caractères communs, 198. — État de la sensibilité, 202.—Électro-musculaire. 203. — De la contractilité électrique, 205. — Valeur des signes tirés de l'action de l'électricité. 206. — Des mouvements réflexes, 208.—De l'atrophie et de l'amaigrissement, 211.

I. Des paralysies symptomatiques, 213; — cérébrales, 214; — spinales, 219; — par maladie des nerfs, 222; — par altération du sang, 224; — des névroses, 226. — II. Sympathiques, 228. — III. Idiopathiques ou essentielles, 250. — Du sens d'activité musculaire, 250; — atrophique, rhumatismale, 231. — Ascendantes aiguës ; — Apoplexie nerveuse, 233. — Progressive, 234. — Puerpérale, 234. — Des enfants, 235. — Paralysie partielle, 235. — Paralysie externe, 236.

Pathognomoniques (symptômes), 19.

Pectoral (son), 445. — Vibration, 509.

Pectoriloquie, 505.

Pesanteur (effets de la) (étiologie), 925.

Pétéchies, 363.

Phosphènes, 141.

Photophobie, 140.

Pleuralgie, 137.

Pleurodynie, 439.

Pot fêlé (bruit de), 453.

Pouls, 296.—Causes de ses altérations, 298.—Divisions, 302.—Nombre des pulsations, 303.—Fréquent ou rare, 303.—Large, grand, 307.—Petit, 308. —Nul, 309.—Rapide ou lent, 310.—Fort ou faible, 310.—Dur ou mou, 312.—Égal ou inégal, 313.—Différent, 314.—Redoublé, 314.—Irrégulier, 315.—Intermittent, 316.—Veineux, 353.

Poussière (étiologie), 938.

Prédisposition (de la), 859.

Prédominance organique, 835.

Prodromiques (symptômes), 24.

Pronostic, 777. — Généralités, 777. — Tiré des symptômes, 785 ; — de la marche de la maladie, 787 ; — de la durée, 788 ; — de la nature, 789 ; — de l'état statique et dynamique, 792 ; — des causes, 795 ; — des effets de la médication, 798.

## R

Races, 834.

Rales, 476. — Division, 477.—Râle vésiculaire, 480.— Bronchique, 485. — Caverneux, 487.—Amphorique ou tintement métallique, 489.

Réplétion (effets de la), 963.

Résolution des membres, 75.

Respiratoires (bruits normaux), 458. — Leur cause, 460.— Bruits morbides, 463.—Rhythme, 463.—Durée, 464.—Intensité, 465.—Respiration râpeuse, 468. — Souffle bronchique, 468. — Caverneux, 473. — Amphorique, 474.

Respirations.—Nombre, 392. — Fréquence, 393. —Durée, 396. — Costale, 399.—Abdominale, 400.

Rêves (des), 81.

Rire sardonique, 176, 412.

# S

SALIVE ET SALIVATION (séméiotique), 559.

SANG (symptômes tirés de l'étude du). — Propriétés physiques, 372. — Quantité, couleur, 373. — Température, 376. — Consistance, 377. — Coagulation, 378. — Caillot, 380. — Sa consistance, 382. — Couenne; sa formation, 384, — Globules rouges et matières colorantes, 386. — Globules blancs, 387.

SANGLOT, 415.

SATYRIASIS, 54.

SÉMÉIOLOGIE, 22.

SENSATIONS, 89. — Morbides en général, 90. — Division, 89. — Causes, 94. — Symptomatiques, 94. — Sympathiques, 96. — Idiopathiques, 97. — De la sensibilité générale, 97. — Douleur, 99. — Illusion, 102. — Des sensations morbides spéciales; cutanées, 103. — Hyperesthésie, 106. — Générale, 108. — Partielle, 109. — Dermatalgie, 110. — Sensation de chaleur et de froid, 112. — Anesthésie cutanée, 113. — Est-elle distincte de l'analgésie? 113. — Son siége, 116. — Générale, partielle, 118. — Symptomatique, 119. — Sympathique, 125. — Idiopathique, 124. — Sensations morbides diverses, de piqûre, de prurit, d'aura, 125. — Dans les organes des sens spéciaux, 139 et suiv. — Sensation interne ou de besoin, 161. — D'activité musculaire, 160.

SOMATIQUES (causes), 815.

SOIF (séméiotique), 594.

SOMMEIL, 78.

SOMNAMBULISME, 87.

SOMNOLENCE, 74.

SOPOR OU CATAPHORA, 74.

SOUFFLE CARDIAQUE (bruits de), 322 et 337. — Souffle bronchique, 468. — Caverneux, 473. — Amphorique, 474.

SOUPIR, 415.

STÉRILITÉ, 759.

STUPEUR, 73.

SUCCUSSION HIPPOCRATIQUE, 521.

SUCRE DIABÉTIQUE, 691.

SUDAMINA, 720.

SUEUR, 707. — Générale, 709. — Partielle, 713. — De sang (hématidrose), 716.

SUSCEPTIBILITÉ MORBIDE, 865.

DES SYMPTÔMES EN GÉNÉRAL. — Définition. — Mode de génération, 1. — Symptômes d'ordre physique, 2. — Chimique, 6. — Dynamique, 7. — Troubles de faculté, d'acte, 8. — De fonction, 11. — Nature des symptômes, 13.— Division en idiopathiques, sympathiques, symptomatiques, 15. — Valeur des symptômes, 18. — Symptômes et signes, 21. — Séméiologie, 22. —Diagnostic, 22. — Symptôme prodromique. —Intensité, 26.— Durée, 27. — Continuité. — Rémittence. — Intermittence, 27. — Destination et but de la séméiologie, 28. — Esprit, ordre et plan du traité, 29 et suiv. — Vices de quelques classifications, 52.

Syncope, 257.

# T

Tabac (effets du), 944.

Tempérament (étiologie), 825.

Température (séméiologie), 529 ; — normale, 537 ; — augmentée, 538 ; — diminuée, 540.

Toux, 417.

Tympanite, 631.

# U

Urine (séméiologie), 667 ; —albumineuse, 687 ;—sanglante, 685 ; — sucrée, 691 ; — purulente, 696. — Quantité, 699. — Densité, 700. — Coloration, 701. — Nuage énéorème, sédiments, 702.

# V

Veines (symptômes fournis par les), 529. — Reflux, 332. — Pouls, 338. — Dilatation, 334. — Bruits veineux, 337. — Cause et mode de production, 338.

Vénérien (excès, étiologie), 880.

Vents (Étiologie), 933.

Vertige (description), 70 ; — symptomatique, 71 ; — sympathique, 72 ; — idiopathique, 72.

Voix (altération de la), 493. — Aphonie, 494. — Du cri, 497. — Auscultation de la voix, 498. — Bronchophonie, 502. — Égophonie, 503.

Vomissement et matières vomies (séméiotique), 572, 581.

Voussure du péricarde, 293.

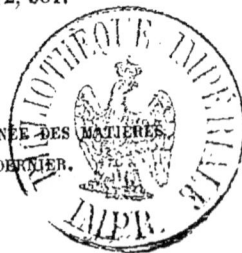

Paris.—Imprimé par E. Thunot et Cᵉ, 26, rue Racine.

www.ingramcontent.com/pod-product-compliance
Lightning Source LLC
Chambersburg PA
CBHW031611210326
41599CB00021B/3134